MONIKA DREXEL

# GEHEIMNISSE AUS MEINER NATURHEILPRAXIS

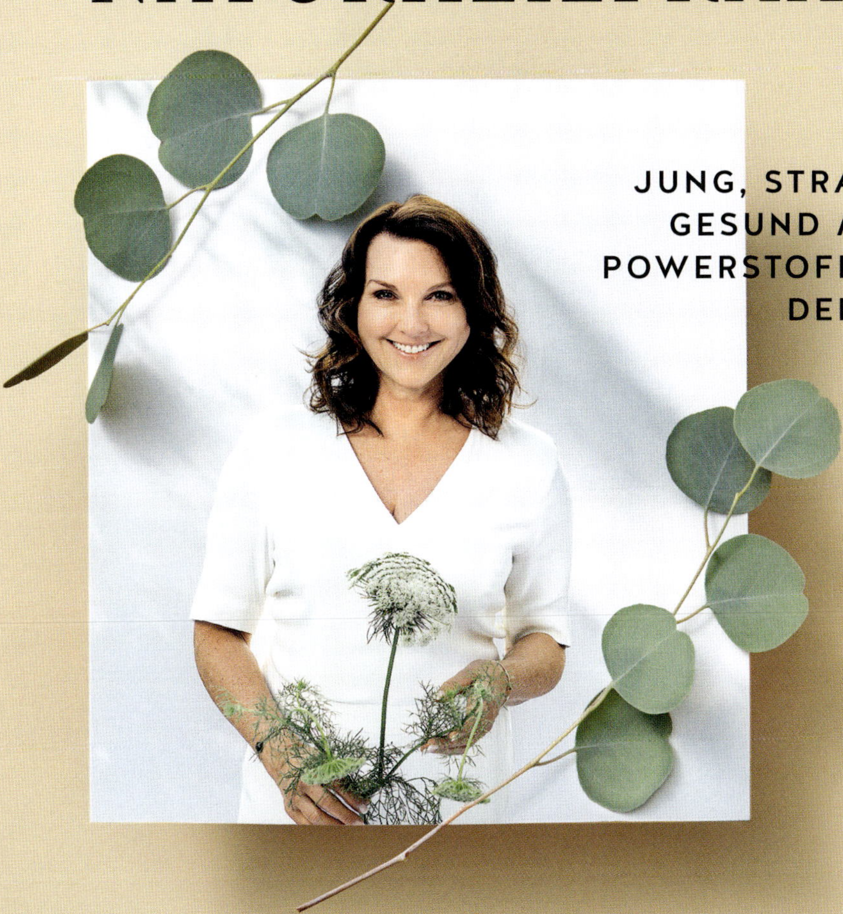

JUNG, STRAHLEND, GESUND MIT DEN POWERSTOFFEN AUS DER NATUR

MIT REZEPTEN VON MARTINA KITTLER

# INHALT

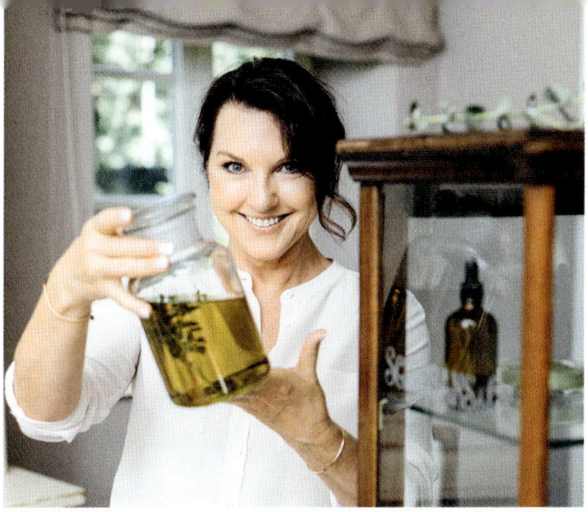

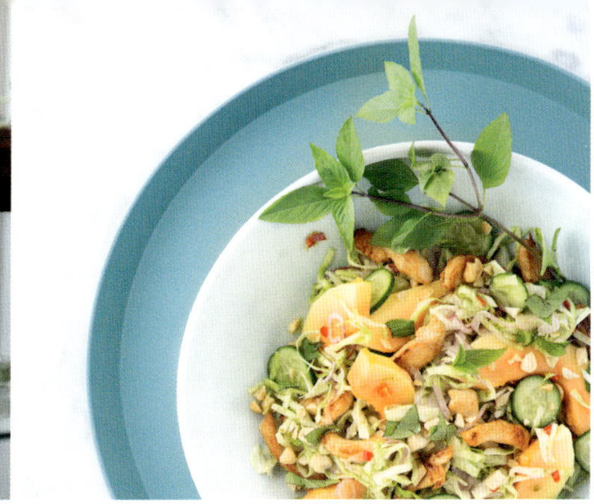

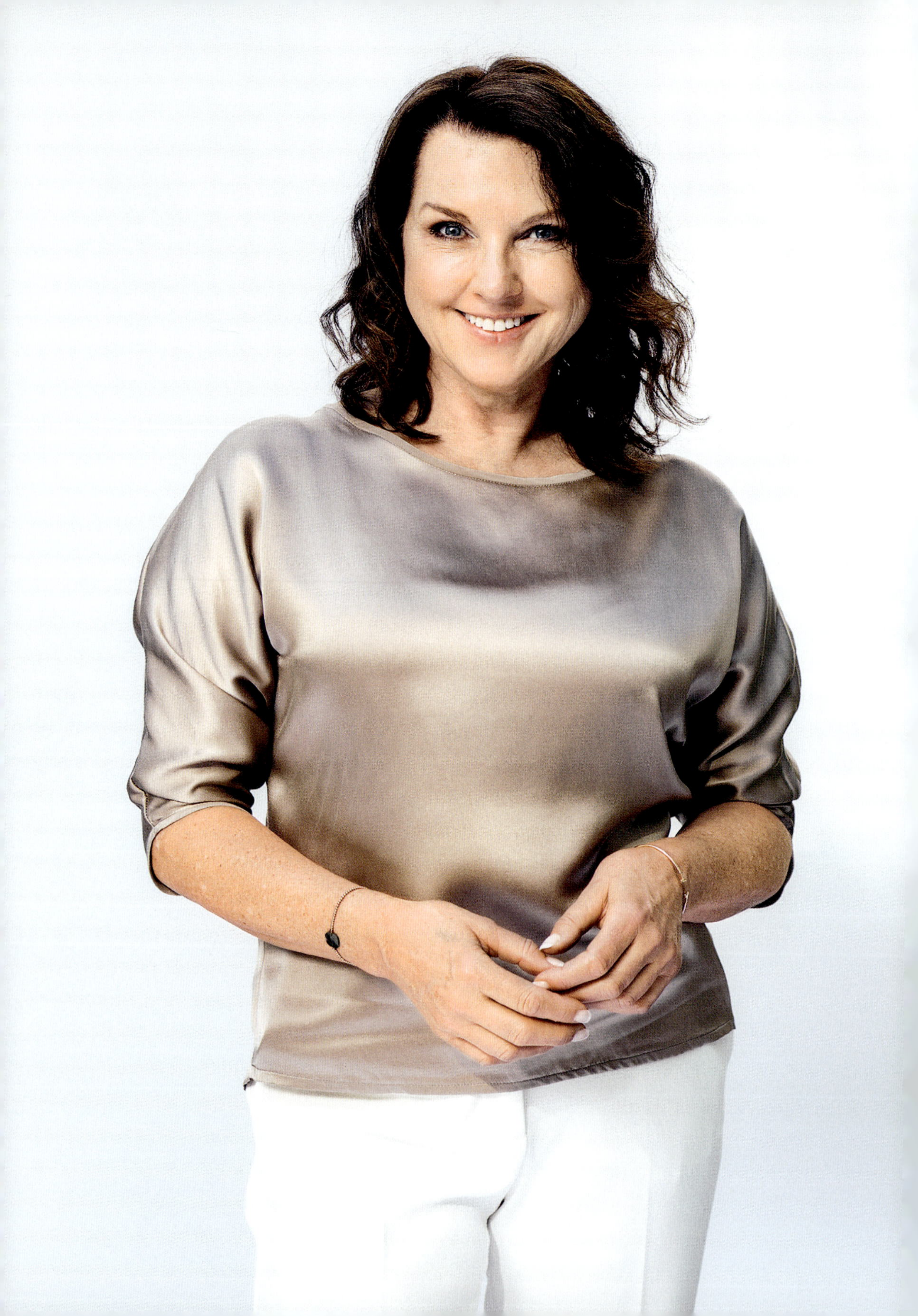

# VORWORT

Wie gerne wären wir doch alle ewig jung, sähen fit, strahlend und gesund aus. Und wie schön wäre es, auch mit zunehmendem Alter stets leistungsfähig zu sein und mit straffer Haut, glänzenden Haaren und ohne Knirschen in den Gelenken noch tanzen oder joggen zu gehen! Sie halten das für ein Märchen? Ganz sicher nicht! In meiner Naturheilpraxis erlebe ich seit Jahren, was die richtige Ernährung bei Menschen verändert, die abgekämpft und müde, mit fahlem Teint und beginnenden körperlichen Beschwerden zu mir kommen. Warum das so ist? Zum einen wirken hier unsere ungesunden, aber doch so liebgewonnen Gewohnheiten und zum anderen die hierzulande erhältlichen Lebensmittel, die tatsächlich immer weniger Nährstoffe aufweisen. Zudem wissen die wenigsten, was die einzelnen Vitalstoffe wirklich in und mit unserem Körper machen. Dabei kann ich Ihnen versprechen: Die Zusammenhänge sind ebenso komplex wie spannend! Meist verfolgen wir zwar den richtigen Grundgedanken – endlich fitter, gesünder, schlanker werden – setzen jedoch immer wieder auf kurzfristige Trends oder machen Crashdiäten. Die Folgen: Müdigkeit, rasch alternde Haut, schlechter Schlaf oder dünne Nerven. All das sind häufige Symptome bei Nährstoffmangel. Und diese sind tatsächlich weit verbreitet, weil wir es mit unserer modernen Ernährung kaum schaffen, unseren Körper optimal mit allen Nährstoffen zu versorgen.
In diesem Buch verrate ich Ihnen viele Geheimnisse aus meiner Naturheilpraxis mit einer innovativen Mischung aus wirklich gesundem Essen mit einem Mix aus sinnvollen Nahrungsergänzungsmitteln und einem gelungenen Lifestyle. Mit den 12 wichtigsten Themenbereichen wie etwa Detox, Immunsystem, Inner Beauty oder Hormone bekommen Sie einen wertvollen Leitfaden an die Hand. Er sorgt dafür, dass Sie sich tagtäglich gesund, fit und strahlend fühlen. Und auch genauso aussehen! Lesen Sie über die wahren »Superfoods«, die Sie wirklich oft und viel essen dürfen. Entdecken Sie, für was unser Körper welche Nährstoffe in welchen Mengen benötigt. Dazu dürfen Sie sich auf jede Menge leckere und fantasievolle Gerichte freuen, die Sie das ganze Jahr hindurch begleiten.

Ich wünsche Ihnen viel Freude und tolle Erfolge. Legen Sie los!

Herzlichst,
Ihre Monika Drexel

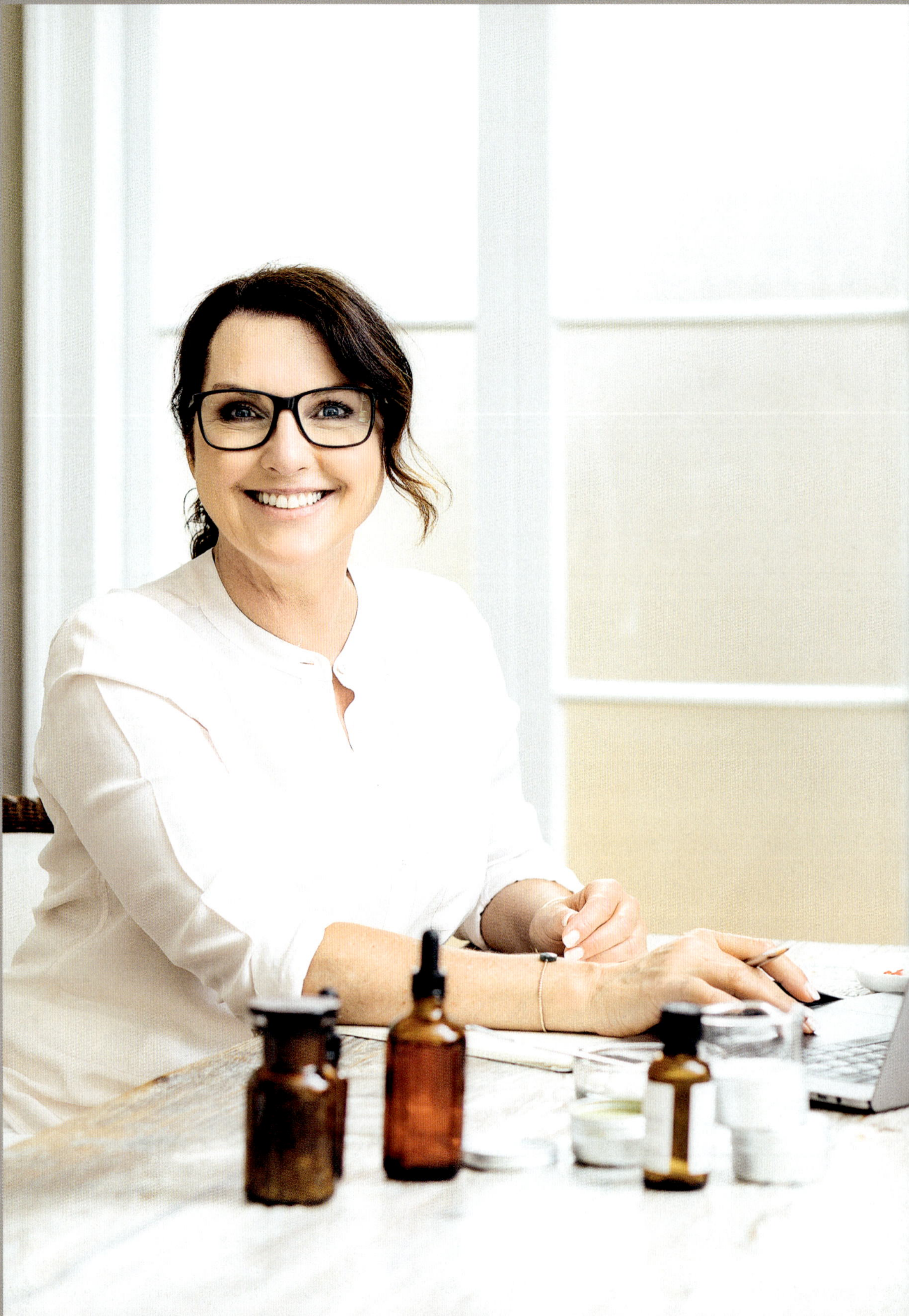

# 12 THEMEN FÜR IHRE LEBENSKRAFT

Warum bin ich ständig so schlapp? Wieso möchten die lästigen Pfunde nicht purzeln? Stellen Sie sich solche Fragen rund um Ihre Gesundheit immer wieder? Hier finden Sie viele Antworten darauf und einen Überblick über die verschiedenen Ansatzpunkte. Die Power der Natur und meine Erfahrung aus der Naturheilpraxis helfen Ihnen dabei, sich bald fitter, gesünder und jünger zu fühlen.

# DAS PLUS FÜR GESUNDHEIT UND WOHLBEFINDEN

In der Naturheilkunde betrachten wir den Menschen ganzheitlich. Es steht alles miteinander in Verbindung, unser Körper und unser Geist bilden eine Einheit. Wenn Sie vermehrt Beschwerden an sich feststellen oder vor bestimmten Herausforderungen stehen, ist es für die Verbesserung entscheidend, diese nicht als einzelnes Symptom beziehungsweise als Problem anzusehen, sondern die Wechselwirkungen zu entdecken. Wenn Sie zum Beispiel ständig müde sind, kann das die unterschiedlichsten Ursachen haben – von Eisenmangel über zu wenig erholsame Nächte bis hin zu hormonellen Schwankungen. Manchmal ist es auch eine Kombination aus allem.

Doch wo setzen Sie am besten an, fragen Sie sich bestimmt gerade? Damit Sie sofort loslegen können, habe ich Ihnen in diesem Buch die 12 häufigsten Gesundheitsthemen zusammengestellt. Damit ist es für Sie ganz leicht, sich rasch einen Überblick zu verschaffen und die wertvollen Zusammenhänge zu entdecken, auf die es ankommt. Starten Sie am besten gleich mit dem Thema, das Sie momentan ganz besonders interessiert, herausfordert oder in dem Sie sich Verbesserungen wünschen. Und keine Sorge, Sie müssen nicht gleich am ganz großen Rad drehen. Innerhalb der Kapitel gibt es auch jede Menge Tipps, die Sie sofort ausprobieren können. So bekommen Sie mit der Zeit ein immer besseres Gefühl dafür, was Ihr Körper gerade benötigt, und können dann Schritt für Schritt mehr im Alltag für sich umsetzen.

**MEIN GESUNDHEITSTIPP**

Machen Sie im jeweiligen Kapitel zunächst den Test. So können Sie Ihren Bedarf gleich besser einschätzen und beim Lesen berücksichtigen.

Ich habe mit meinen Patienten in der Praxis sehr gute Erfahrungen damit gemacht, wenn sie sich jeden Monat ein Thema vornehmen und die neuen Erkenntnisse nach und nach zu neuen Gewohnheiten werden lassen.

## DIE BEDÜRFNISSE DES KÖRPERS ACHTEN

Mein Buch soll ein treuer Begleiter für Sie sein, denn Ihre persönlichen Bedürfnisse unterliegen aufgrund vielfältiger Einflüsse einem stetigen Wandel. Diese variieren schon allein im Laufe eines Jahres – und schließlich ganz besonders im Laufe der Jahre, zum Beispiel in den Wechseljahren. Nur mit dem nötigen Know-how können Sie Ihren Körper dabei unterstützen, weiterhin gesund und vital zu bleiben. Wussten Sie zum Beispiel, dass der Nährwert unserer Nahrung in den letzten Jahrzehnten stark gesunken ist? Von frischem Gemüse beispielsweise müssen wir die dreifache Menge essen wie unsere Großeltern, um ausreichend Vitamine, Mineralstoffe und Spurenelemente aufzunehmen. Tatsächlich brauchen wir heute sogar noch mehr gute Nährstoffe als früher, denn Stress und andere Umweltbelastungen sind wahre Nährstoffräuber.

Die größten Erfolge werden Sie sehen und spüren, wenn Sie Ihren Körper und Ihren Geist jederzeit gut im Blick haben, auf ihre Signale hören und dafür Sorge tragen, dass Sie die notwendige Energie und Fürsorge erhalten.

## SO DRASTISCH HAT SICH DER NÄHRSTOFFGEHALT UNSERER LEBENSMITTEL REDUZIERT

Innerhalb von wenigen Jahren ist der Nährstoffgehalt bei Obst und Gemüse drastisch zurückgegangen. Die Gründe hierfür liegen in den Veränderungen bei den Anbaumethoden, dem Reifezeitpunkt, der Lagerung und dem Transport sowie dem Klima.

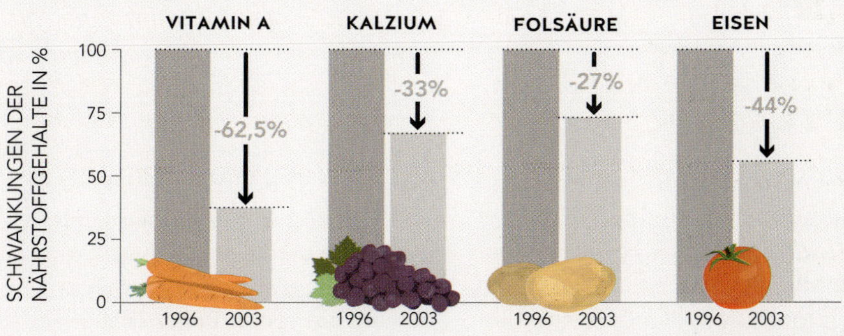

# NEUE ENERGIE & VITALITÄT

Ertappen Sie sich öfter dabei, wie Sie abends lieber auf dem Sofa sitzen, als noch etwas zu unternehmen? Sind Sie häufig müde und vermissen Ihre Lebensfreude? Manchmal versuchen wir, uns die fehlende Energie durch Kaffee, Traubenzucker oder Schokolade zu holen. Doch wenn Sie sich wirklich fit und vital fühlen wollen, kommt es auf andere Dinge an. Und welche sind das, fragen Sie jetzt? Nun, dafür blicken wir zunächst einmal tief in unseren Körper hinein – bis in unsere Zellen.

## WOHER NIMMT UNSER KÖRPER ENERGIE?

Unser Organismus ist ein wahres Wunderwerk. Und dieses Wunderwerk benötigt täglich eine große Menge an Energie, um die Stoffwechselprozesse im Körper am Laufen zu halten. Denn nur, wenn diese reibungslos funktionieren, fühlen wir uns richtig fit. Um diese Vorgänge zu verstehen, müssen wir ganz genau hinschauen: In unseren Zellen stecken kleine Kraftwerke, die sogenannten Mitochondrien (siehe rechts). Sie gewinnen aus den Nährstoffen der Nahrung, vor allem Kohlenhydrate und Fette, Energie. Und diese fließt zu 70 Prozent in die Aufrechterhaltung der grundlegenden Körperfunktionen wie Verdauung, Herzschlag und Atmung.
Und worauf entfällt der Rest? Er wirkt sich auf unsere Vitalität aus. Wenn einer der Nährstoffe fehlt, hat das Konsequenzen für unsere Gesundheit und unser Wohlbefinden. Und es heißt im Umkehrschluss aber auch: Je mehr wir auf das achtgeben was wir unserem Körper zuführen, desto besser kann unser Organismus arbeiten. Oder kurz: Je hochwertiger die Nährstoffe sind, die die Mitochondrien zur Energiegewinnung erhalten, über umso mehr Power verfügen Sie.
Sorgen Sie also täglich für eine ausreichende Versorgung mit Makro- und Mikronährstoffen. Welche das genau sind und

in welchen Lebensmitteln sie stecken, können Sie ab Seite 120 lesen. Und auf eine ausgewogene Ernährung sollten Sie insbesondere dann achten, wenn Sie unter Stress oder unter Krankheiten leiden. Ein dauerhaft hoher Stresspegel und Medikamente sind nämlich wahre Nährstoffräuber.

Viele von uns ernähren sich hauptsächlich von Lebensmitteln, die zwar reich an den Makronährstoffen Kohlenhydrate, Fett und Eiweiß sind, aber viel zu wenig Mikronährstoffe aufweisen. Sie sind die wahren Stars einer gesunden und ausgewogenen Ernährung und nehmen in diesem Buch daher eine besondere Rolle ein. Wenn Sie spüren, dass Sie sich ständig müde fühlen, ist das ein klares Warnsignal.

## DIE ZELLKRAFTWERKE

Sie ahnen es schon: Vitalität beginnt bei gesunden Zellen. Und diese brauchen wiederum starke Mitochondrien, die für reichlich Energie sorgen. Wie das funktioniert? Die Mini-Kraftwerke produzieren aus den Nährstoffen der Nahrung Adenosintriphosphat, kurz ATP – die Energie für alle Prozesse in unserem Körper.

### Glukose ist ein Strohfeuer

Ein schneller Brennstoff für Ihre Zellen ist Glukose (Zucker). Ihr Körper gewinnt sie aus den Kohlenhydraten der Nahrung oder holt sie sich aus seinen Glukoselagern in Muskeln und Leber. Wenn Sie ihm jedoch Glukose in Form von Süßigkeiten, Milchzucker und Weißmehlprodukten zuführen, steigt Ihr Blutzuckerspiegel schnell an, die Glukose wird rasch in die Zellen transportiert und dort von den Mitochondrien zur Energiegewinnung genutzt. Ein schneller Energiekick, der sich aber leider negativ auswirkt: Denn kurz darauf bekommen Sie wieder Heißhunger, die Zellen brauchen Nachschub. Und es gibt noch einen Nachteil: Bei der Verbrennung von Glukose entstehen viele freie Radikale, die Ihre Zellen schneller altern lassen.

### Wie können Sie nachhaltig Energie erzeugen?

Gesunde Fette ist das Zauberwort! Diese wandelt der Körper nämlich nicht in Glukose, sondern in Fettsäuren um, und aus diesen können die Mitochondrien doppelt so viel Energie gewinnen wie aus Glukose. Es dauert allerdings etwas länger, bis der Brennstoff in den Mitochondrien ankommt, weil das Fett erst mithilfe von Enzymen (siehe Seite 14) aufgespalten werden muss. Fazit: Gesunde Fette schenken ein langanhaltendes, gleichmäßiges Energielevel und sättigen prima.

### Das pusht die Mitochondrien

Leider sinkt die Zahl der Mitochondrien in unseren Zellen mit dem Alter. Doch wir können etwas dagegen tun! Je mehr Energie wir verbrauchen, desto mehr neue Mitochondrien bildet der Körper. Die effektivste Methode: **Bewegung allgemein und Sport im Besonderen** (vor allem Ausdauertraining). Steigern Sie dabei das Tempo langsam, damit Ihr Körper ständig Anreize bekommt, neue Mitochondrien zu bilden.

**Sauna und Wechselduschen** sind eine prima Unterstützung, um den Körper über die Haut zu entgiften, denn die Mitochondrien reagieren empfindlich auf Gifte (Toxine). Die Infrarotsauna ist besonders zu

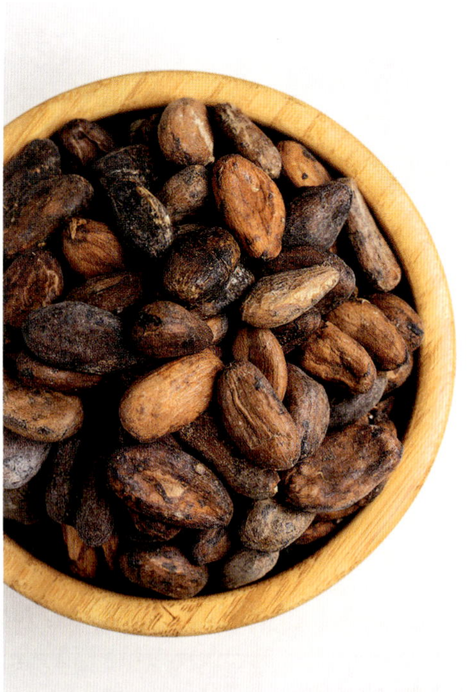

empfehlen, da das Infrarotlicht tief ins Gewebe eindringt und so auch die Temperaturen in den tiefen Bereichen von Muskeln und Haut steigen. Die Folge: Der Körper versucht nun den Temperaturanstieg durch das Weiten der Blutgefäße und den Anstieg des Pulses zu verhindern. Das kurbelt die Blutzirkulation an und erhöht die Sauerstoffzufuhr im Gewebe, was letztendlich zu einem erhöhten Ausscheiden der Toxine führt.

**Intervallfasten**, also längere Esspausen (siehe Seite 75), ist auch für Mitochondrien super: Verdauen kostet den Körper viel Energie. Fasten Sie, hat er mehr Power für andere wichtige Stoffwechselprozesse, wie das Reparieren der Zellen. So profitieren auch die Mitochondrien.

**Das Lymphsystem** ist für die körpereigene Entgiftung unverzichtbar. Die Lymphflüssigkeit transportiert Abfallprodukte des Stoffwechsels, Gifte und Krankheitserreger aus den Zellzwischenräumen zu den Lymphknoten. Dort wird das »Abwasser« gereinigt und wieder ins Blut transportiert. Wenn Sie länger als eine Stunde sitzen, fließt die Lymphe nicht mehr richtig, stehen Sie daher immer wieder auf und bewegen Sie sich etwas.

## SUPERFOOD-FAVORITEN FÜR MEHR ENERGIE

Der Name ist Programm: Super + Food = Lebensmittel, die besonders wertvoll sind, da sie einen sehr hohen Nährstoffgehalt aufweisen. Ich stelle Ihnen hier meine Lieblings-Energiespender vor.

**Maca** hilft dem Körper ins Gleichgewicht zu kommen. Die südamerikanische Knolle wird auch Peru-Ginseng genannt. Sie gehört zur Gattung der Kressen und wird seit rund 2000 Jahren als Heilpflanze genutzt. Was Maca kann? Sie erhöht den Sauerstoffgehalt im Blut und unterstützt so die Mitochondrien. Bei uns ist die Knolle als Pulver oder in Kapselform erhältlich.

**Spirulina** Vitamin A, B-Vitamine, Kalzium, Eisen und vieles mehr steckt in der Süßwasseralge. Spirulina besteht zu 70 Prozent aus Proteinen, die unser Körper nicht selbst herstellen kann. Sie können die Alge als Pulver oder als Presslinge kaufen.

**Chlorella**, ebenfalls eine Süßwasseralge, ist perfekt zum Entgiften. Die Alge liefert Mineralstoffe, Omega-3-Fettsäuren, Antioxidanzien und reichlich Vitamin $B_{12}$. Steigern Sie die Zufuhr nur allmählich, sonst können Sie Entgiftungssymptome wie Kopfschmerzen entwickeln. Achtung: Bei Gicht oder Nierensteinen sollten Sie Chlorella nicht einnehmen!

**Camu Camu**, die Beere aus dem westlichen Amazonasgebiet, ist die Frucht mit dem höchsten Vitamin-C-Gehalt. Das Vitamin stärkt das Immunsystem, hilft bei Stress und Erschöpfung. Ich bin ja ein großer Fan von einheimischen Superfoods, doch die südamerikanische Camu Camu gehört zu den wenigen exotischen Ausnahmen, da sie so ein toller Vitamin-C-Lieferant ist. Sie ist als Pulver oder Presslinge erhältlich.

**Rohkakao** ist sehr nährstoffreich und schmeckt auch noch herrlich. Das braune Gold der Ureinwohner Südamerikas liefert reichlich Magnesium, Eisen, Chrom, Mangan, Zink, Kupfer und ist gut für Blutgefäße, Blutdruck und Cholesterinspiegel. Kakao enthält außerdem die Serotonin-Vorstufe Tryptophan, die für gute Stimmung sorgt.

**Bienenpollen** sind eigentlich Bestandteil der Ernährung der Bienen. In den Pollen stecken 18 verschiedene Vitamine, darunter Vitamin C, D und E sowie alle B-Vitamine bis auf Vitamin $B_{12}$.

**Wasser** Viel Wasser zu trinken, ist die leichteste Art, an Energie zu kommen. Wenn wir müde sind oder meinen, Hunger zu haben, fehlt uns oft nur Wasser. Wenn Sie genug trinken, zirkuliert Ihr Blut besser und Sauerstoff sowie Nährstoffe werden leichter zu den Körperzellen transportiert.

## WEITERE ENERGIE-PUSHER

**Astaxanthin** ist der Wirkstoff aus der Poweralge Haematococcus pluvialis. Sie stellt den Stoff her, wenn sie eigentlich aufgrund von Nährstoffmangel absterben müsste, und kann so 40 Jahre ohne eine Versorgung von außen überleben. Astaxanthin wirkt als Antioxidans, Zellschutz und Energiespender.

**Q10** wird in den Mitochondrien hergestellt und ist enorm wichtig für eine gute Energieproduktion. Zudem schützt das Coenzym als Antioxidans vor freien Radikalen. Ein Q10-Mangel ist häufige Ursache für Erschöpfung und Muskelschmerzen. Der Q10-Gehalt sinkt mit dem Alter, ich empfehle daher ab 45 Jahren Q10 in Kapselform zuzuführen.

**Vitamin $D_3$** (siehe Seite 140) wird über die Sonneneinstrahlung auf der Haut hergestellt und im Körper zu einem Hormon umgewandelt, das für die Zellgesundheit wichtig ist.

**Omega-3-Fettsäuren** (siehe Seite 26) sind besonders wichtig, da die Zellmembranen viele Fettsäuren enthalten. Nur wenn sie schön geschmeidig sind, können Nährstoffe und Sauerstoff gut in die Zellen transportiert werden.

**B-Vitamine** (siehe Seite 136) sind an der Energiegewinnung beteiligt. Lassen Sie ihren Vitamin-$B_{12}$-Wert kontrollieren, wenn Sie häufig müde sind.

**Glutathion** ist ein körpereigenes Antioxidans, das der Körper aus den Aminosäuren herstellen kann. Bei falscher Ernährung, Stress oder Krankheit reicht der Vorrat im Körper oft nicht aus. Glutathion schützt die Zellen und entgiftet den Körper, sodass wir mehr Energie haben.

**L-Carnitin** Ohne L-Carnitin können keine Fette im Körper verbrannt werden. Wir können es aus Aminosäuren bilden, den größten Teil nehmen wir aber über die Nahrung auf. Gute Quellen für Carnitin sind zum Beispiel Rindfleisch (95,5 mg/100 g) und getrocknete Steinpilze (38,8 mg /100 g). Eine Zufuhrempfehlung der Deutschen Gesellschaft für Ernährung (DGE) gibt es nicht.

**Eisen** Das Spurenelement spielt eine wichtige Rolle beim Sauerstofftransport und bei der Energiebereitstellung. Wenn Ausdauer und Kraft sinken, kann ein Eisenmangel dahinterstecken.

**Butyrat und Acetat** Aus den unverdaulichen Pflanzenteilen der Nahrung kann Ihr Darm Butyrat und Acetat herstellen. Das sind kurzkettige Fettsäuren, die den Mitochondrien als prima Brennstoffe dienen. Mit Butter, Ghee oder Kokosöl nehmen Sie diese Fettsäuren sogar direkt auf.

## ENZYME – WICHTIGE HELFER

Kennen Sie das, wenn Ihnen beim Duft von leckerem Essen das Wasser im Mund zusammenläuft? Dieser Speichel ist voller Enzyme, die bereit sind, das bald ankommende Essen aufzuspalten. Hier beginnt bereits die Verdauung. Das ist gut zu wissen, denn so können Sie einiges für Ihren Körper tun: Je länger Sie das Essen kauen, umso mehr Enzyme werden gebildet und umso besser kann die Nahrung schon im Mund aufgespalten werden. Ihr Körper muss dann deutlich weniger Energie für die Verdauung aufwenden.
Es gibt verschiedene Verdauungsenzyme, darunter Amylasen in Mund und Magen für die Kohlenhydratverdauung, Lipasen aus der Gallenflüssigkeit für die Spaltung von Fetten und Peptidasen für die Verdauung von Eiweiß (Proteine). Sie arbeiten alle daran, dass die Nahrungsmoleküle so klein werden, dass sie durch die Darmwand ins Blut gelangen. Nur wenn das gut funktioniert, kommt die volle Power bei den Zellen an.
Auch Lebensmittel können Enzyme enthalten. Manche Lebensmittel sind leicht verdaulich, ein Steak kann aber schon mal 6 Stunden im Magen liegen. Wenn Ihnen öfter Essen schwer im Magen liegt, sollten Sie besonders enzymhaltige Lebensmittel essen (Obst, Gemüse, Oliven, kalt gepresste Öle, Kräuter, Nüsse). Leider werden Enzyme beim Kochen größtenteils zerstört. Fehlen Ihrem Körper Enzyme, scheidet er wichtige Nährstoffe ungenutzt wieder aus.

### MEIN GESUNDHEITSTIPP

Der »Bulletproof Coffee« ist perfekt, um eine Intervallfastenzeit vormittags auszudehnen und Ihren Körper dennoch mit wertvoller Energie zu versorgen. 1 Tasse Kaffee und 1 TL Ghee oder Kokosöl im Mixer kurz auf höchster Stufe mixen.

# TEST

Haben Sie genug Energie?

**JA NEIN**

1. Fühlen Sie sich oft erschöpft und müde?
2. Leiden Sie unter Schlafstörungen?
3. Rauchen Sie?
4. Können Sie sich schlecht konzentrieren?
5. Sind Sie häufig erkältet oder leiden Sie an Allergien?
6. Sind Sie oft nervös, gereizt und/oder unruhig?
7. Leiden Sie oft an Kopfschmerzen?
8. Verspüren Sie zunehmend Gelenk- und/oder Muskelschmerzen?
9. Haben Sie eine chronische Krankheit?
10. Nehmen Sie regelmäßig Medikamente ein?
11. Leiden Sie an Hautproblemen, frühzeitiger Hautalterung und/oder Cellulite?
12. Trinken Sie öfter als zweimal die Woche Alkohol?
13. Haben Sie Übergewicht oder nehmen Sie kontinuierlich an Gewicht zu?
14. Schaffen Sie es nicht, täglich fünf Portionen Obst und Gemüse zu essen?

Ergebnis

Haben Sie drei oder mehr Fragen mit Ja beantwortet? Das könnte ein Hinweis darauf sein, dass Sie nicht optimal mit Nährstoffen versorgt sind.

# WIDERSTANDSFÄHIGES IMMUNSYSTEM

Jede Sekunde unseres Lebens werden wir von Keimen attackiert – und wir wären ihnen schutzlos ausgeliefert, hätten wir nicht unser Immunsystem! Unser körpereigenes Abwehrsystem schützt uns aber nicht nur vor Erregern von außen, sondern geht auch gegen Störenfriede im Inneren vor. Es ist ein komplexes System mit vielen Akteuren: Thymusdrüse, Knochenmark, Milz, Mandeln, Lymphknoten, Darm und zahlreiche weiße Blutkörperchen und Antikörper gehören dazu. Letztere patrouillieren ständig in Blut und Lymphe, um Fremdkörper unschädlich zu machen. Ob Stoffwechselabfallprodukte, Grippeviren oder schädliche Bakterien, all das muss unser Körper eliminieren. Im Idealfall merken Sie von der großartigen Arbeit Ihrer Immunpolizei gar nichts. Wie gut sie arbeiten kann, hängt maßgeblich von einer gesunden Ernährung ab. Mit zunehmendem Alter wird eine gute Nährstoffversorgung immer wichtiger, denn das Immunsystem bildet dann immer weniger Antikörper.

## STARKES TRIO

**Haut und Schleimhäute** in Nase und Mund sind die erste Hürde, die Bakterien und Viren überwinden müssen, um in den Körper zu gelangen. Durch eine ausreichende Versorgung mit Nährstoffen können Sie diese Pförtner unterstützen. Denken Sie außerdem daran, Ihre Hände oft und gründlich zu waschen und sich möglichst nicht ins Gesicht zu fassen!

Im Körperinneren übernehmen dann **Plasmaproteine** die Aufgabe, schädliche Eindringlinge abzufangen. Sie zirkulieren im Blut und werden wie alle Körperproteine aus verschiedenen Aminosäuren zusammengebaut. Die Aminosäuren wiederum gewinnt unser Körper durch die Zufuhr von Nahrungseiweiß (siehe Seite 18).

Der Dritte im Bunde sind die **Immunzellen**, allen voran die große Gruppe der sogenannten Leukozyten. Sie sind die Akuthelfer des Immunsystems. Sie töten befallene Zellen ab, räumen Trümmer auf und senden Botenstoffe an die Spezialabwehr. Diese **Spezialzellen** reagieren gezielt auf bestimmte Viren und Bakterien.

Alle drei Teile des Immunsystems arbeiten zusammen und greifen wie Zahnräder ineinander. Hakt es aber an einer Stelle, funktioniert das ganze System nicht mehr reibungslos.

## DIE SUPERHELDEN FÜRS IMMUNSYSTEM

Vitamin C unterstützt unser Immunsystem auf vielerlei Weise. Das kostbare, hitzeempfindliche Vitamin fördert die Produktion von Antikörpern, unterstützt die Bildung von Immunzellen, schützt das Bindegewebe und damit die Abwehrbarriere im Mundraum, es stimuliert die Abwehrzellen im Darm und steigert die Aktivität der weißen Blutkörperchen.
Da unser Körper Vitamin C nicht herstellen oder speichern kann, braucht er täglich Nachschub durch die Nahrung (siehe Seite 139). Der Immunbooster ist nur in pflanzlichen Lebensmitteln zu finden. Spitzenreiter darunter sind Paprika, Kohl, Zitrusfrüchte und Schwarze Johannisbeeren.
Messbar wirksam wird Vitamin C erst in einer deutlich höheren Dosierung als der von der DGE empfohlenen Tagesdosis von 100 mg. Bei einer akuten Erkrankung empfehle ich bis zu 1000 mg über den Tag verteilt einzunehmen.

### SO LASSEN SICH ERKÄLTUNGEN VERHINDERN

Je mehr Vitamin C wir zu uns nehmen, desto weniger häufig sind wir von Erkältungsphasen betroffen. Eine Studie hat dabei die Vitamin-C-Zufuhr von 50 mg im Vergleich zu 500 mg getestet.

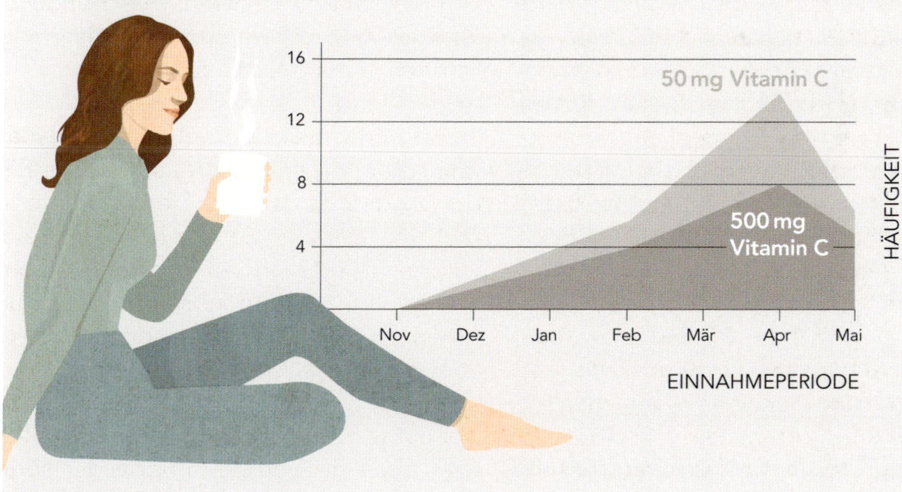

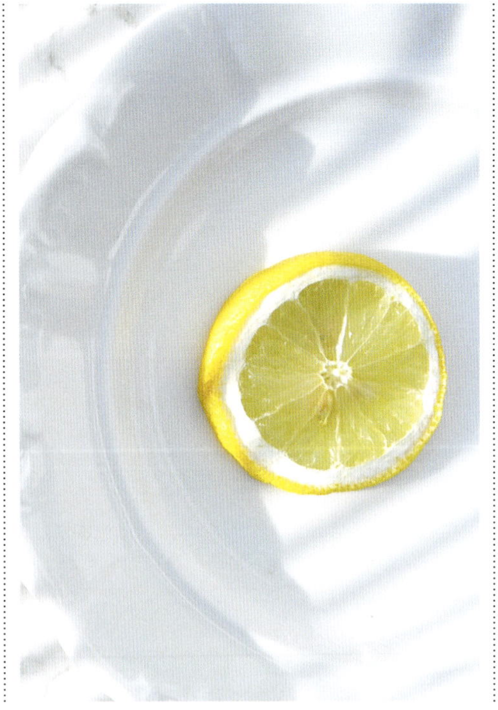

**Zink** ist das Immunwunder schlechthin: Es repariert die Abwehrzellen und hilft bei der Wundheilung (Zinksalbe). Eine zusätzliche Zufuhr ist auch dann sinnvoll, wenn eine Erkältung bereits im Anmarsch ist. Darüber hinaus verringert Zink nachweislich die Dauer sowie die Intensität der Symptome einer Erkältungserkrankung, wenn diese bereits wütet. Im Akutfall empfehle ich über 4–5 Tage hinweg 25 mg Zink täglich zuzuführen. Unser Körper muss Zink über die Nahrung aufnehmen (siehe Seite 152). Vegetarier leiden übrigens häufiger an Zinkmangel, da der Körper das Zink aus Pflanzen schlechter aufnehmen kann als aus tierischen Produkten.

**Eiweiß** steckt in Plasmaproteinen, Globulinen und antimikrobiellen Proteinen – sie alle sind wichtig für starke Abwehrkräfte. Auch das wichtigste körpereigene Antioxidans Glutathion besteht aus drei Aminosäuren.
Die Psyche profitiert ebenfalls von einer guten Eiweißzufuhr: Dopamin für gute Laune sowie das entspannende Serotonin werden aus Aminosäuren gebildet. Geht es unserer Seele gut, wirkt sich das auch positiv auf das Immunsystem aus (siehe rechts). Sowohl die direkte Immunabwehr und die psychische Stabilität als auch der Schutz vor freien Radikalen ist also unmittelbar an eine gute Eiweißversorgung gekoppelt. Der Eiweißbedarf liegt pro kg Körpergewicht bei 0,8–1 g täglich.

**Vitamin $D_3$** produziert unser Körper mithilfe von Sonnenstrahlen, die auf unsere Haut treffen. Wenn Sie im Sommer regelmäßig draußen sind, kann Ihr Körper etwa 80 Prozent des Bedarfs selbst decken. Aber gerade in den Wintermonaten reicht dies meist nicht aus, und auch über unsere Nahrung können wir kaum Vitamin $D_3$ beziehen (siehe Seite 140). Laut Studien haben rund 85 Prozent der Deutschen einen Vitamin-$D_3$-Mangel. Dabei fördert das Sonnenvitamin die Bildung antibakterieller Stoffe im Blut und ist somit essenziell fürs Immunsystem. Auch im Knochenstoff-

| EIWEISSGEHALT PRO 100 GRAMM LEBENSMITTEL | |
|---|---|
| Leinsamen | 24,4 g |
| Linsen | 23,5 g |
| Hering | 18,2 g |
| Walnusskerne | 14,4 g |
| Haferflocken | 12,5 g |
| Brokkoli | 2,8 g |

wechsel spielt es eine tragende Rolle. Mit zunehmendem Alter wird die Haut dünner und kann dadurch weniger Vitamin $D_3$ bilden. Ich empfehle Ihnen, mindestens einmal im Jahr Ihren Vitamin-D-Spiegel im Blut messen zu lassen, dann können Sie bei Bedarf das Vitamin gezielt zuführen. Besprechen Sie die individuelle Dosierung mit Ihrem Arzt oder Heilpraktiker.

**Selen** (siehe Seite 150) unterstützt die Schilddrüse, hemmt die Virenbildung und ist an der Bildung von Antikörpern beteiligt. Zusammen mit Zink wird das Spurenelement im Körper zur Produktion von Glutathion (siehe links) benötigt.

## STÖRQUELLEN

Es wird Sie kaum verwundern, ich wiederhole es trotzdem gerne immer wieder: Zucker ist schlecht für die Gesundheit. Beim Verbrennen von Zucker produzieren unsere Zellen freie Radikale, die unsere Immunabwehr sehr beschäftigen. Sie steht dann für andere Abwehraufgaben nicht mehr so gut zur Verfügung.
Aus der Neuroimmunologie weiß man, dass auch Gedanken und Gefühle unser Immunsystem beeinflussen. **Stress, Trauer und emotionale Belastungen** können es schwächen und uns anfälliger für Krankheiten machen. Bei kurzen Stressphasen läuft das Immunsystem zu Höchstform auf, aber für dauerhaften Stress ist es einfach nicht geschaffen. Unser Körper braucht nach jeder stressigen Phase Erholung. Eine gute Möglichkeit, um Stresshormone abzubauen, ist regelmäßige Bewegung, die Ihnen Spaß macht (siehe Kasten) oder auch Meditationsübungen.

**MEIN GESUNDHEITSTIPP**

Suchen Sie sich für Ihr Bewegungsprogramm ein grünes Umfeld: Walken im Park ist viel besser als an der stark befahrenen Straße und Schwimmen im See ist gesünder als im gechlorten Schwimmbecken.

## GESUND IM MUND

Unsere Mundhöhle ist eine einladende Pforte für Krankheitserreger wie Bakterien, Viren oder Pilze. Eine intakte Mundflora ist daher ein wichtiger Schutz gegen diese Erreger.

### Ölziehen

Beim Ölziehen geht es darum, schädliche Mikroorganismen im Mund durch Öl zu binden, sodass diese gar nicht erst weiter in unseren Körper eindringen können. Durch das Hin-und-her-Bewegen des Öls im Mundraum werden Zähne und Zahnfleisch gespült. Das Öl verwandelt sich dabei in eine Emulsion (ein Wasser-Fett-Gemisch) und kann die wasserlöslichen Erreger binden. Machen Sie das Ölziehen am besten vor dem Frühstück, da der Körper über Nacht entgiftet und der Effekt dann besonders gut ist.

### So geht's:

1 TL bis 1 EL Öl (ich empfehle Kokosöl) im Mund 10–15 Minuten durch die Zähne ziehen. Das Öl wird allmählich weißlich und dünnflüssig. Dann das Öl in den Mülleimer ausspucken und den Mund im Anschluss gründlich mit Wasser ausspülen.

**AUS MEINER PRAXIS**

Zahnfleischentzündungen werden immer häufiger. Bei fast der Hälfte aller Erwachsenen ist das Zahnfleisch angegriffen. Ich empfehle zweimal jährlich eine professionelle Zahnreinigung beim Zahnarzt.

### Zahnhygiene

Häufig verstecken sich stille Entzündungsherde (siehe auch Seite 39) im Mund (etwa entzündetes Zahnfleisch). Solche Entzündungen können sich im ganzen Körper ausbreiten und sind eine Herausforderung für Ihr Immunsystem. Wenn eine zusätzliche Belastung hinzukommt, kann das die Abwehr schwächen. Daher ist eine sorgfältige Zahnhygiene wichtig für Ihre Gesamtgesundheit. Ich empfehle Ihnen, eine Bio-Zahnpasta ohne Tenside und scharfe Stoffe zu verwenden. Konventionelle Pasten können die Mundflora schwächen.

Die Deutsche Gesellschaft für Zahnheilkunde empfiehlt einen Test zur Feststellung von kollagenabbauenden Enzymen im Mundraum. Diese sind oft die Ursache für stille Entzündungen. Einen solchen aMMP-Test können Sie beim Zahnarzt machen oder online bestellen.

## NASE FIT, ALLES FIT

Damit die Schutzbarriere in unserem Riechorgan reibungslos funktioniert, müssen die Schleimhäute gut durchfeuchtet sein. Ab und zu eine kleine Extradusche für die Nase kann hier hilfreich sein.

### Nasenspülung

Das Spülen der Nase mit Salzwasser reinigt die Nasengänge, die Schleimhäute werden befeuchtet und die Durchblutung der Nasenschleimhaut wird angeregt. Das Salz wirkt desinfizierend. Um den Spülvorgang zu vereinfachen, gibt es spezielle Nasenduschen. Ich empfehle eine Nasenspülung bei angehendem oder bestehendem Schnupfen und in den Wintermonaten vorbeugend etwa einmal die Woche.

### So geht's:

Die Salzlösung, mit der die Nase gespült wird, sollte isotonisch (0,9 %) sein, das heißt, die Salzkonzentration sollte der des Bluts entsprechen, um ein Austrocknen oder ein Anschwellen der Nasenschleimhaut zu verhindern. Dazu ⅓ TL Kochsalz in 250 ml lauwarmem Wasser auflösen. Alternativ eine fertige Emser-Salz-Mischung (aus der Apotheke oder Drogerie) verwenden. Die Mischung aus der hohlen Hand oder einem Becher abwechselnd durch jeweils ein Nasenloch hochziehen oder mit Nasendusche arbeiten. Wichtig ist in beiden Fällen, dass Sie die Zunge nach oben an den Gaumen anlegen, damit das Salzwasser nicht in den Rachen laufen kann.

**MEIN GESUNDHEITSTIPP**

Im Winter trocknen die Schleimhäute durch die Heizungsluft leicht aus und können dann nicht mehr optimal Bakterien und Viren abwehren. Ich bin ein großer Fan von Luftbefeuchtern, die ein gesundes Raumklima fördern.

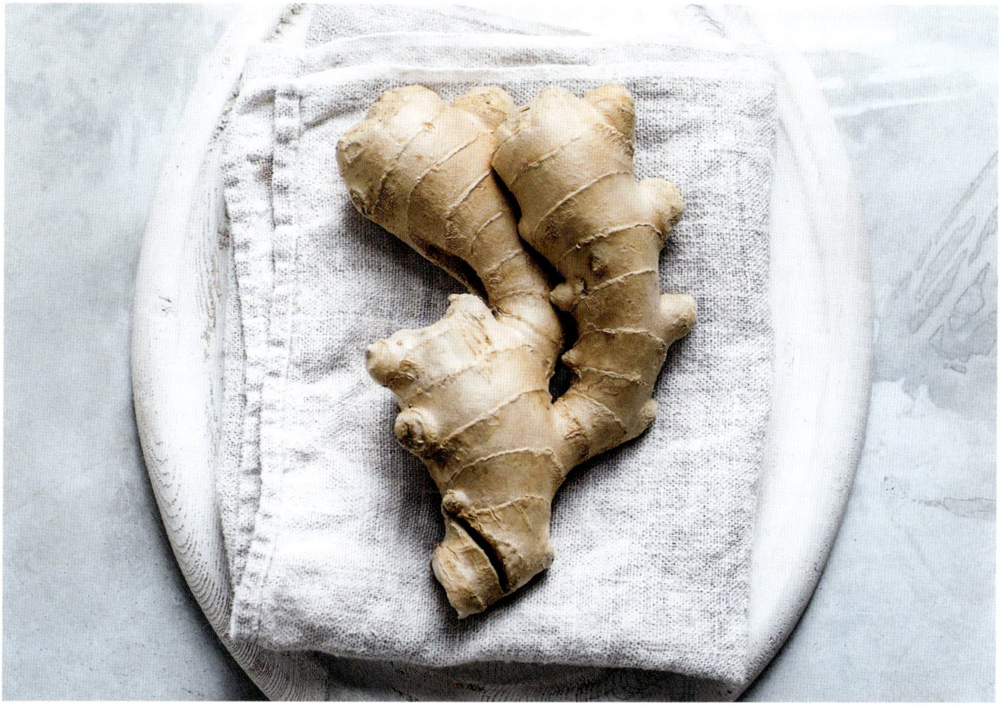

## EXTRAS FÜR EIN STARKES IMMUNSYSTEM

**Astaxanthin** wird aus der Alge *Haematococcus pluvialis* gewonnen (siehe Seite 13) und ist eines der stärksten Antioxidanzien. Es ist vor allem in Form von Kapseln erhältlich.

**Beta-Carotin** wird im Körper zu Vitamin A umgewandelt. Dieses stärkt wichtige Immunzellen sowie die Schleimhäute in Mund und Nase. Beta-Carotin steckt in Möhren oder Spinat und kann, anders als Vitamin A, nicht überdosiert werden.

**Sanddorn** enthält viel Vitamin C, das die Abwehrkräfte stärkt. Zudem ist Vitamin C ein wichtiger Radikalfänger.

**Ingwer** ist reich an Vitamin C, er wirkt anregend auf Verdauung und Abwehrkräfte. In der Traditionellen Chinesischen Medizin gilt er als erwärmend. Trinken Sie regelmäßig Ingwertee (ein paar Scheiben Bio-Ingwer auf 1 l kochendes Wasser). Schälen Sie bei einem drohenden Effekt ein etwa daumengroßes Stück Ingwer, reiben Sie es fein und gießen Sie es mit 1 l kochendem Wasser auf. Lassen Sie den hochdosierten Ingwertee 10 Minuten ziehen und süßen Sie ihn mit Honig.

**Propolis** ist ein von Bienen produziertes Kittharz, um mit seiner antibakteriellen sowie antiviralen Wirkung Erreger im Bienenstock abzutöten. Es hilft auch wunderbar bei Erkältungen. Finger weg jedoch bei einer Bienen- oder Wespenallergie.

Tee aus **Zistrosen** wirkt wie ein Blocker gegen Keime. Die Wirkstoffe bilden im Mund einen Schutzfilm. Sie können damit auch vorhandene Symptome lindern.

**Leberwickel** steigern die Durchblutung unseres wichtigsten Entgiftungsorgans. Arbeitet sie nicht richtig, funktionieren auch Verdauung und Blutreinigung nicht richtig. Für einen Leberwickel heißes Wasser in eine Wärmflasche füllen (nicht voll). Legen Sie ein Baumwoll-, ein Frottee- und ein Wolltuch bereit. Falten Sie das Baumwolltuch auf A4-Größe, tauchen es in heißes Wasser und wringen es gründlich aus. Legen Sie sich auf den Rücken, Ihr Bauch ist unbedeckt. Platzieren Sie die Kompresse auf dem rechten Oberbauch und schlagen das Frottee- sowie das Wolltuch darüber. Legen Sie nun noch die Wärmflasche darauf. 20–30 Minuten ruhen.

Ein **warmes Fußbad** beugt Erkältungen vor und hilft bei Erschöpfung. Baden Sie dafür Ihre Füße 10–15 Minuten in körperwarmem Wasser. Sie können Meersalz oder Natron zur Entsäuerung zugeben.

**Massagen** bieten wohl die angenehmste Art, etwas für die Gesundheit zu tun. Eine Studie des Cedars Sinai Medical Center in Los Angeles belegt, dass die Zahl der weißen Blutkörperchen nach einer 45-minütigen Massage deutlich steigt, gleichzeitig geht das Stresshormon Cortisol runter.

**Fußmassagen** stimulieren die sogenannten Reflexzonen, die in Verbindung zu verschiedenen Regionen im Körper stehen. So kann man gezielt die Immunabwehr stärken, wenn man bei Erkältungen den Vorderfuß mit den Zehen massiert.

**Saunabesuche** verbessern die Thermoregulation des Körpers. Der Stoffwechsel wird angeregt und die Schleimhäute werden besser durchblutet. Keime können sich nicht so leicht ansiedeln und schädliche Stoffe werden besser abtransportiert.

## EBENFALLS WICHTIG

70 Prozent unserer Immunzellen sitzen im Darm. Wird die Darmflora gestört, ist die körpereigene Krankheitsabwehr geschwächt. Das kann etwa passieren, wenn Antibiotika nicht nur die schädlichen, sondern auch wertvolle Bakterien zerstören. Probiotika, gesunde Mikroorganismen, bringen die Darmflora wieder ins Lot (mehr dazu ab Seite 78).

Eine chronische **Übersäuerung** (siehe Seite 31) führt zu einem vermehrten Abbau von Körpereiweißen und schwächt so die Antikörper-Produktion. Auch steuern Eiweiße biochemische Vorgänge in unserem Organismus, die durch Übersäuerung gestört werden. Viele Enzyme, die bei der Nährstoffverwertung tätig sind, können in einem sauren Milieu nicht gut arbeiten.

**Guter Schlaf** ist enorm wichtig für ein intaktes Immunsystem, da Ihr Körper sich in der Nacht regeneriert. Für einen ruhigen Schlaf sollten Sie nicht zu spät essen (am besten nicht mehr nach 17 Uhr), denn Insulin hemmt die Produktion des Schlafhormons Melatonin. Auch wichtig: Lüften Sie Ihr Schlafzimmer gut und dunkeln Sie es richtig ab. Die Melatoninproduktion beginnt erst im Dunkeln. Das Hormon wird aus dem Eiweißbaustein Tryptophan zusammen mit Zink hergestellt.

# TEST

Wie stark ist Ihr Immunsystem?

**JA NEIN**

1. Sind Sie häufig krank?
2. Fühlen Sie sich sehr erschöpft und müde?
3. Rauchen Sie?
4. Haben Sie eine chronische Krankheit?
5. Fühlen Sie sich trotz ausreichend Schlaf häufig müde und erschöpft?
6. Sind Sie über 45 Jahre alt?
7. Nehmen Sie regelmäßig Medikamente (zum Beispiel Pille, Schilddrüsenhormone) ein?
8. Sind Sie Allergiker?
9. Leiden Sie unter vielen körperlichen und/oder seelischen Belastungen?
10. Trinken Sie öfter als zweimal die Woche Alkohol?
11. Leiden Sie an Schlafstörungen?
12. Wohnen Sie in der Stadt?

Ergebnis

Haben Sie drei oder mehr Fragen mit Ja beantwortet? Dann sollten Sie sich um die Stärkung Ihrer Abwehrkräfte kümmern.

# FITTER KOPF & STARKE NERVEN

Sie möchten konzentriert arbeiten, leichter neue Dinge lernen, geistig fit sein? Die richtige Ernährung bringt unsere kleinen grauen Zellen auf Trab und schenkt uns Nerven wie Drahtseile. Auf lange Sicht können wir mit Brainfood sogar das Risiko für Demenz und Depressionen reduzieren.

## SO ZÜNDEN SIE IHREN GEISTIGEN TURBO

Unser Gehirn bekommt die nötige Energie in Form von **Glukose**, die Botenstoffe für konzentriertes Arbeiten bildet es aus **Aminosäuren, den Eiweißbausteinen,** und ein wichtiges Element unserer Nervenzellen sind **Fettsäuren**. All diese Bestandteile der Makronährstoffe Kohlenhydrate, Fette und Eiweiß sind also wichtig. Darüber hinaus unterstützen Vitamine, Mineralstoffe und Spurenelemente unseren Energiestoffwechsel. Bei psychischer Belastung, Stress, konzentriertem Arbeiten und mit dem Alter steigt der Nährstoffbedarf. Die Aufnahme der Nährstoffe im Gehirn kann jedoch nur dann optimal erfolgen, wenn unsere Gefäße frei von Ablagerungen sind. Daher sollten wir auch ein Auge auf die Gefäßgesundheit haben.

### DIE VORTEILE VON HIRNNAHRUNG

Hirngesunde Kost bringt schnelle, mittelfristige und langfristige Vorteile: Kurzfristig schenkt sie mehr Energie, bessere Konzentration, erholsamen Schlaf und gute Laune. Mittelfristig sorgt sie für starke Nerven, höhere Stressresistenz, bessere Merkfähigkeit. Und langfristig besitzen Sie ein geringeres Risiko für Depressionen und Demenzerkrankungen wie Alzheimer.

## DIE TOP-VITALSTOFFE FÜR GEHIRN & NERVEN

**Magnesium** ist ein wahres Anti-Stress-Mineral. Bei Stress verbraucht unser Körper deutlich mehr davon, um die Nervenanspannung abzubauen. Wenn wir unter Magnesiummangel leiden, sind wir nervös, schlafen schlecht und können uns nicht konzentrieren. Reich an Magnesium sind zum Beispiel Weizenkleie, Sonnenblumenkerne und Haferflocken (siehe Seite 149). Migränepatienten haben häufig eine zu niedrige Sättigung an Magnesium im Blut. Mit der Einnahme von zweimal 300 mg am Tag können Häufigkeit und Intensität der Anfälle oft verringert werden.

**B-Vitamine** (siehe Seite 136) sind Anti-Stress-Vitamine. Bei psychischer Anspannung und wenn wir geistig gefordert sind, benötigen wir sie besonders. Sie erhöhen unsere Belastbarkeit und Konzentrationsfähigkeit und verhindern, dass wir in Stimmungstiefs geraten. Die Familie der B-Vitamine arbeitet am besten im Team. Für Nerven und Gehirn sind $B_2$ (Riboflavin) und $B_3$ (Niacin) wichtig. Durch eine Gabe von Vitamin $B_9$ (Folsäure) kann die altersbedingte Verschlechterung der Denkgeschwindigkeit gemindert werden (empfohlene Tagesdosis für Senioren 500–600 µg). Bei älteren Menschen herrscht häufig ein $B_{12}$-Mangel. Das kann sich in Symptomen wie Müdigkeit, Depression und nervöser Unruhe zeigen. Ich empfehle einen naturreinen Vitamin-B-Komplex mit allen acht B-Vitaminen einzunehmen. Es besteht keine Gefahr der Überdosierung.

**Vitamin C** (siehe Seite 139) schützt die Nervenzellen im Gehirn vor Angriffen durch freie Radikale. Diese entstehen schon beim ganz normalen Stoffwechsel, jedoch vermehrt bei Stress. Bei geistiger Belastung erhöht sich der Vitaminverbrauch deutlich. Mithilfe von Vitamin C werden die Neurotransmitter Serotonin und Dopamin gebildet: Serotonin beruhigt die Nerven und verbessert die Stimmung, Dopamin sorgt für Antrieb und steigert die Konzentrationsfähigkeit.

## STRESS ERHÖHT UNSEREN MAGNESIUMVERBRAUCH

Unter Stress benötigen wir deutlich mehr Magnesium. Eine Studie hat getestet, wie sich allein durch Lärmbelastung die Magnesiumausscheidung erhöht.

**MAGNESIUMAUSSCHEIDUNG VOR UND NACH DER LÄRMBELASTUNG**

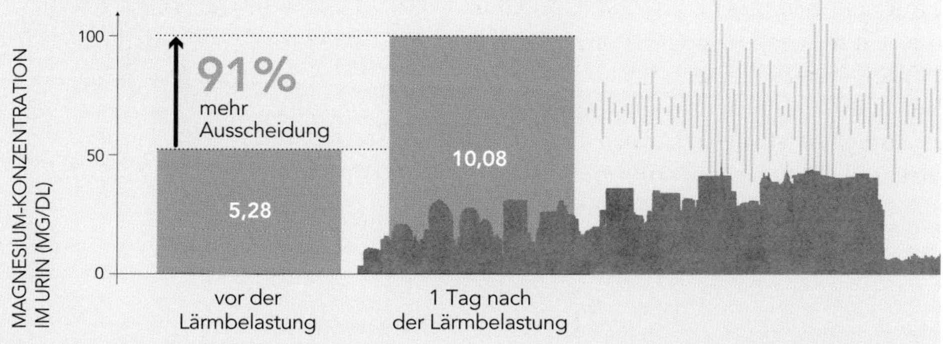

**MEIN GESUNDHEITSTIPP**

Eine optimale Sauerstoff- und Nährstoffversorgung im Gehirn funktioniert nur, wenn unsere Gefäße frei von Ablagerungen sind. Verkalkungen stören diesen Transport enorm und führen zu Konzentrations- und Gedächtnisstörungen bis hin zur Demenz. Bluthochdruck und Diabetes sind häufige Auslöser für diese Durchblutungsstörungen. Zur Therapie sind Antioxidanzien, Omega-3-Fettsäuren und B-Vitamine wichtig.

**Eisen** Das Ferritin (unser Eisenspeicher) ist entscheidend für die Sauerstoffversorgung des Gehirns. Reichlich Eisen steckt in Fleisch. Gute pflanzliche Lieferanten sind Linsen, Haferflocken und Leinsamen (mehr dazu auf Seite 143).

**Omega-3-Fettsäuren** regulieren die Informationsübertragung im Gehirn, fördern die Gedächtnisleistung und wirken stimmungsaufhellend. Außerdem kräftigen sie die Myelinscheiden (die fetthaltige Hülle unserer Nervenzellen). Gute Quellen sind fettreiche Seefische, Leinöl oder ein Nahrungsergänzungsmittel aus Fischöl (mehr dazu auf Seite 59).

## DARMGESUND

Hören Sie auf Ihr Bauchgefühl – das ist ein ernst gemeinter Rat, denn die Bakterien in unserem Darm kommunizieren mit unserem Gehirn. Und das geht so: Substanzen, die von den Darmbakterien hergestellt werden, gelangen über das Blut und den Vagusnerv direkt ins Hirn. Dort helfen sie uns dabei, mit Stress und Angst umzugehen. Sie sind auch für unser Wohlbefinden zuständig. Leider ist unsere Ernährung oft einseitig, dadurch werden nur bestimmte Bakterien genährt. Ist der Artenreichtum an guten Darmbakterien jedoch reduziert, hat das weitreichende Folgen im ganzen Körper. Wir können unsere Darmbakterien aber auch gezielt füttern, indem wir auf eine ausgewogene Ernährung achten. Das Duo, das wir brauchen, besteht aus Präbiotika und Probiotika:

**Präbiotika** sind Ballaststoffe, die nur von den Darmbakterien verstoffwechselt werden können und aus denen Fettsäuren gebildet werden. Gute Quellen sind zum Beispiel Vollkorngetreide und Linsen.

**Probiotika** sind Kleinstlebewesen wie Laktobazillen oder Bifidobakterien, die die mikrobielle Balance des Darms unterstützen. Darüber hinaus wirken sie sich nach neuesten Erkenntnissen positiv auf Stimmung und Wohlbefinden aus. Probiotische Lebensmittel sind Naturjoghurt, Kefir, Buttermilch oder Sauerkraut.

**AUS MEINER PRAXIS**

Antibiotika zerstören im Darm wertvolle Bakterien. Nach der Einnahme empfehle ich daher, den Darm durch eine Kur zu sanieren. Lassen Sie sich in der Apotheke oder vom Heilpraktiker beraten.

## DOPING FÜR DEN KOPF

Unser Gehirn produziert aus Nährstoffen Botenstoffe. Diese steuern Emotionen, sorgen für einen guten Schlaf und halten uns geistig fit. Hier die wichtigsten:

**Dopamin** ist wichtig für Motorik und Konzentration. Mit steigendem Alter brauchen wir eine Extraportion davon. Dopamin wird aus der Aminosäure Tyrosin hergestellt. Sie steckt zum Beispiel in Käse oder Nüssen.

**Noradrenalin** macht uns wach und konzentriert. Es wird aus Dopamin, B-Vitaminen, Magnesium und Aminosäuren gebildet. Gute Quellen sind Bananen, Fenchel, Vollkornbrot und Fisch.

**Acetylcholin** ist für die Signalübertragung im Gehirn zuständig und fördert damit das schnelle Denken. Bei Alzheimererkrankungen sind die Nervenzellen geschädigt, die diesen Botenstoff herstellen. Für die Produktion braucht unser Körper Cholin und B-Vitamine, die in Soja, Nüssen, Käse und Eigelb vorkommen.

**Melatonin** lässt uns gut schlafen. Unser Körper bildet Melatonin aus Serotonin, B-Vitaminen, Vitamin C, Eisen und Zink. Im Alter sinkt der Melatoninspiegel, dann wird die Versorgung mit diesen Bausteinen noch wichtiger. Quellen sind Reis, Pfifferlinge, Weizen, Cranberrys.

**Serotonin** entspannt und verbessert die Stimmung. Wichtigster Baustein für Serotonin ist Tryptophan, eine Aminosäure, die in Roten Beten, Fisch, Hülsenfrüchten, Spinat und Bananen steckt.

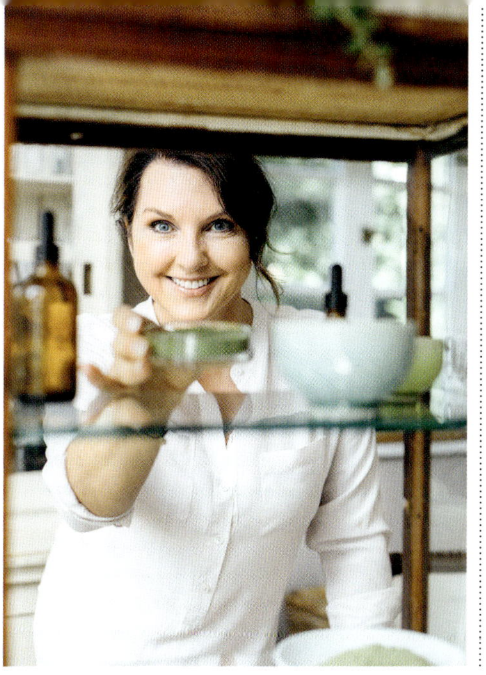

## BRAINFOOD

**Kurkuma** wirkt gegen Entzündungen: Diese können Nervenzellen schädigen und so Auslöser für psychische und neurologische Störungen sein. Das enthaltene Curcumin stärkt die Gedächtnisleistung. Ich empfehle hochdosierte Pflanzenextrakte.

**Kaffee** enthält Phenylindane, die verhindern, dass sich toxische Eiweiße im Gehirn ablagern. Mindestens drei Tassen täglich sind für die geistige Fitness und ein geringeres Demenzrisiko notwendig.

**Ingwer** enthält Gingerol und ätherische Öle, die den Stoffwechsel ankurbeln und auch den Nerven guttun. Mein Tipp: Einige Ingwerscheiben in 1 l heißem Wasser ziehen lassen, über den Tag trinken.

**Grüner Tee** stimuliert das zentrale Nervensystem. Seine Wirkstoffe sollen den Informationsfluss im Gehirn unterstützen.

**Walnusskerne** sind pure Nervennahrung. Das Lecithin wird im Körper zu Acetylcholin umgewandelt, einem wichtigen Botenstoff. Damit können wir uns besser Informationen merken und haben eine höhere Aufmerksamkeit.

Unser Gehirn braucht außerdem viel **Wasser**, um gut arbeiten zu können. So können Nährstoffe ins Gehirn gebracht und Stoffwechselabfälle abtransportiert werden. Fehlt Wasser, sinken Konzentration und Hirnleistung.

### Die MIND-Diät

Forscher am Rush University Medical Center haben die sogenannte MIND-Diät entwickelt. Diese Variante der Mittelmeerdiät unterstützt speziell die Gehirngesundheit und basiert auf einer Studie aus dem Jahr 2015: Die Forscher untersuchten über fünf Jahre hinweg 960 Erwachsene im Durchschnittsalter von 81,4 Jahren. Diese mussten einmal jährlich einen Gedächtnistest durchführen. Das Ergebnis: Der Teil der Probanden, die sich strikt an den Ernährungsplan der MIND-Diät hielt, hatte ein 7,5 Jahre jüngeres Gedächtnis als diejenigen, die sich nur teilweise an den Ernährungsplan hielten.

Der MIND-Diätplan lautet wie folgt:

- sechsmal die Woche grünes Blattgemüse
- einmal täglich anderes Gemüse
- jeden zweiten Tag Bohnen
- dreimal täglich Vollkornprodukte
- fünfmal die Woche eine Handvoll Nüsse
- mindestens zweimal die Woche Beeren
- Olivenöl nach Belieben

Das klingt nicht nach strenger Diät, ja sogar 1 Glas Wein täglich ist erlaubt.

## PSYCHE UND SCHLAF

Burn-out ist ein Krankheitsbild unserer modernen Gesellschaft. Die Ursache: Stress. Warnsignale für die Erschöpfungskrankheit sind: Müdigkeit, Nervosität, Konzentrations- und Schlafprobleme, Unwohlsein, Leistungsabbau, Motivationsprobleme. Mit einer Extraportion der wichtigsten Nährstoffe lassen sich viele Symptome lindern und die Leistungsfähigkeit wieder stärken. Wenn Sie merken, dass Sie Ihren Alltag nur noch mit Mühe bewältigen können, suchen Sie sich unbedingt professionelle Hilfe.
Das Gehirn kann sich im Schlaf regenerieren: Was wir tagsüber erlebt haben, wird sortiert und gespeichert. Bei Schlafmangel sind wir vermindert leistungsfähig und schlecht gelaunt. Auf Dauer erhöht sich das Risiko für Depressionen und Herz-Kreislauf-Erkrankungen. Es können sich in den Zellen Stoffwechselabfälle ansammeln, die das Gehirn schädigen. Faktoren, die den Schlaf stören, können sein: Stress, Bildschirmarbeit, Medikamenteneinnahme, falsches Essen oder Alkoholkonsum.
Das Gute-Nacht-Hormon Melatonin können Sie mit einem Glas heißer Milch mit Honig locken. Milch enthält Tryptophan, die Vorstufe von Melatonin, und der Zucker aus dem Honig wirkt wie ein Türöffner am Gehirn, sodass das Tryptophan hineingelangt. Unser Körper produziert Melatonin, sobald wir über die Augen Dunkelheit wahrnehmen (siehe Seite 22).
Baldrian, Hopfen und Melisse lassen uns besser schlummern, helfen bei nervöser Unruhe und stoppen das Gedankenkarussell. Pflanzenarzneien dürfen Sie nach Rücksprache mit Ihrem Arzt gegebenenfalls auch über längere Zeit einnehmen.

# TEST

Müssen Sie Gehirn und Nerven füttern?

**JA NEIN**

1. Vergessen Sie häufiger Dinge und Namen?
2. Leiden Sie unter innerer Unruhe?
3. Haben Sie öfter Stimmungsschwankungen?
4. Können Sie sich nur schwer konzentrieren?
5. Fühlen Sie sich trotz ausreichend viel Schlaf häufig müde und erschöpft?
6. Sind Sie über 45 Jahre alt?
7. Hat Ihre Merkfähigkeit nachgelassen?
8. Leiden Sie unter Schlafstörungen?
9. Können Sie sich sehr schwer entspannen und grübeln stattdessen?
10. Regen Sie sich schnell auf?
11. Haben Sie häufig Kopfschmerzen?

Ergebnis

Haben Sie drei Fragen oder mehr mit Ja beantwortet? Dann empfehle ich gezielt mehr Nährstoffe für Gehirn und Nerven in Ihre Ernährung einzubauen.

# SÄUREN & BASEN IM GLEICHGEWICHT

Schon der Volksmund sagt: »Ich bin sauer!« – ein Anzeichen dafür, dass etwas nicht im Lot ist. Genau darum geht es beim Säure-Basen-Haushalt, denn dieser muss in Balance sein, damit Sie gesund bleiben. Von zentraler Bedeutung ist der pH-Wert des Blutes (er sollte bei etwa 7,4 liegen), denn nur in einem bestimmten Milieu funktionieren die lebensnotwendigen biochemischen Prozesse.

Glücklicherweise verfügt unser Körper über Regulationsmöglichkeiten, sodass dieses Milieu nicht durch falsches Essen oder andere Dinge wie Stress aus der Bahn gerät: Nieren, Haut, Lunge und Lymphe helfen bei diesem Balanceakt mit. Doch diese Ausgleichmechanismen unseres Organismus sind nicht unerschöpflich: Der permanente Kampf gegen Säuren schwächt unser System. Wenn die Ressourcen zum Säurenabbau erschöpft sind, führt das letztendlich zur Übersäuerung. Unser Körper wird dann anfälliger für Krankheiten, wir haben keine Energie und altern schneller. Ein ausgeglichener Säure-Basen-Haushalt wirkt dagegen für Gesundheit, Schönheit und Wohlbefinden wie ein Jungbrunnen. Es macht also absolut Sinn, auf unseren Säure-Basen-Haushalt zu achten. Die Vorteile, die sich daraus ergeben, sind bestechend:

- ein stabiles Immunsystem
- mehr Energie und Leistungsfähigkeit
- ein verfeinertes Hautbild
- gesunde und starke Knochen
- ein straffes Bindegewebe

## BASISCH GEWINNT

Beim Abbau von Inhaltsstoffen aus Lebensmitteln entstehen im Körper **Säuren und Basen**. Ob ein Lebensmittel dabei eher **säurebildend oder basenbildend** ist, hat allerdings nichts mit dem Geschmack zu tun, denn sauer schmeckende Lebensmittel (zum Beispiel Zitrusfrüchte) können durchaus Basen bilden. Man

**WIESO SIND WIR ÜBERSÄUERT?**

Säuren nehmen wir über unsere Nahrung (tierische Produkte, Zucker, Alkohol, Weißmehl) auf. Außerdem tragen Störfaktoren wie Stress, Schlafmangel, zu wenig Bewegung sowie Krankheiten (Diabetes, Nierenschwäche, Erbrechen und Durchfall) zur Übersäuerung bei. Unsere Erbanlagen spielen ebenso eine Rolle.

kann also nicht schmecken, ob ein Lebensmittel eine saure oder basische Wirkung im Körper hat. Um ein säurebildendes Lebensmittel zu neutralisieren, muss der Körper Basen bereitstellen. Ernähren wir uns nun hauptsächlich von säurebildender Nahrung, kommt unser Körper an seine Grenzen – überschüssige Säuren werden dann im Gewebe eingelagert und wir übersäuern.

**Sollzustand:** Die durch Nahrung und Stoffwechsel anfallenden Säuren werden durch reichliche basische Nahrung (siehe dazu Seite 32) neutralisiert und ausgeschieden.

**Leichte Übersäuerung:** Durch zu viele saure und zu wenige basische Lebensmittel müssen die Puffersysteme Leber, Lunge, Haut und Darm aktiv werden. Die Balance ist gestört, der Körper baut Knochensubstanz ab, um mit den Mineralien die Säuren zu neutralisieren und auszuscheiden.

**Anhaltende Übersäuerung:** Die körpereigenen Puffersysteme sind zusehends erschöpft. Es verbleiben zu viele Säuren im Körper. Sie schwächen ihn und machen ihn anfällig für Krankheiten wie Diabetes, Herz-Kreislauf-Erkrankungen, Osteoporose, Rheuma und Migräne.

Mit basischen Lebensmitteln können Sie einer Übersäuerung erfolgreich entgegenwirken. Darin stecken besonders viele Mineralstoffe, die den pH-Wert in den einzelnen Organen wiederherstellen. Um auf der sicheren Seite zu sein, sollten Sie auf eine basenüberschüssige Ernährung setzen. Das heißt, das Verhältnis von basen- zu säurebildenden Nahrungsmitteln sollte bei etwa 80 Prozent zu 20 Prozent liegen. Beachten Sie, dass es unter den Säurebildern wiederum gute und schlechte gibt. Wenn eigentlich sauer wirkende Lebensmittel wie Vollkornprodukte gleichzeitig besonders reich an Nährstoffen sind, spricht man von guten Säurebildnern.

**DIE ANZEICHEN FÜR EINE ÜBERSÄUERUNG UNSERES KÖRPERS**

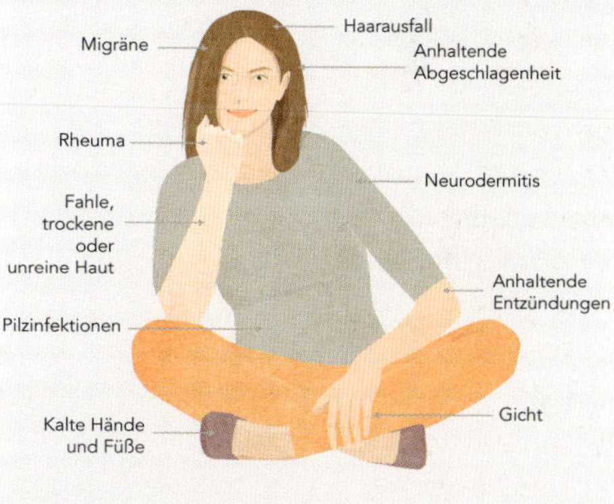

| stark basenbildend | schwach basenbildend | schwach säurebildend | stark säurebildend |
|---|---|---|---|
| frische Kräuter | Molke | Milch, Sahne | Fleisch, Wurst |
| getrocknete Kräuter | Trockenobst | Quark, Naturjoghurt | Fisch, Meeresfrüchte |
| Blattsalate | Pilze | Vollkornprodukte | Käse, Eier |
| das meiste Gemüse | Hülsenfrüchte | Spargel, Rosenkohl | Weißmehlprodukte |
| Obst | Honig | manche Nüsse | Reis |
| Kartoffeln | Sauerkraut | Erbsen, Linsen | Alkohol |
| frisch gepresste Säfte | Kräutertee | Sojabohnen | Süßes |

## DIE TOP 10 BASENBILDNER

**Blattspinat** enthält große Mengen an Kalium und Magnesium, daür aber keine säurebildenden Aminosäuren – die perfekte Zusammensetzung, um den Säure-Basen-Haushalt auszugleichen. Spinat kann jedoch Nitrat enthalten, das sich vor allem beim langen Warmhalten in giftiges Nitrit umwandelt. Kaufen Sie am besten Bio-Spinat, der ist deutlich weniger belastet. Baby-Spinat schmeckt prima roh als Salat oder in einem frischen Smoothie.

**Löwenzahn** ist für seine gesunden Bitterstoffe bekannt. In der Naturheilkunde gilt er als entgiftend. Diese Wirkung macht sich auch bei anfallenden Säuren bemerkbar. Löwenzahn hat von Mai bis September Saison und schmeckt als Salat, Pesto oder Tee. Blüte, Blätter und Wurzeln werden als Arznei verarbeitet.

**Obst** ist eine wertvolle Basenquelle. Äpfel, Beeren, Aprikosen, Johannisbeeren, Trauben und Birnen enthalten hohe Mengen der basischen Mineralstoffe Magnesium und Kalium. Achtung: Nicht voll ausgereiftes Obst wirkt dagegen sauer.

**Kartoffeln** sind reich an Vitaminen und Mineralstoffen und enthalten auch wertvolles pflanzliches Eiweiß. Außerdem sättigen Kartoffeln langanhaltend und haben wenig Kalorien, wenn man auf fettarme Zubereitung achtet. Zudem sind die Knollen gut verdaulich.

**Gurken** liefern trotz ihres hohen Wassergehalts jede Menge Vitamine und basische Mineralstoffe. Bitte nicht schälen, denn die Nährstoffe stecken vor allem in und unter der Schale. Kaufen Sie am besten Bio-Ware, damit Sie die Schale unbedenklich genießen können.

**Petersilie** enthält viel Kalium und hat dadurch eine entwässernde Wirkung. Auch sein Gehalt an Vitaminen – allen voran Vitamin C – und sekundären Pflanzenstoffen (vor allem Chlorophyll) kann sich sehen lassen. Kauen Sie etwas Petersilie auch einfach mal zwischendurch oder geben Sie die Blätter in den Salat.

**Rosinen** sind einer der besten Kaliumlieferanten überhaupt. Der basische Mineralstoff kann Säuren schnell neutralisieren. Achten Sie auf ungeschwefelte Rosinen.

**Apfelessig** wirkt trotz seines sauren Geschmacks basenbildend (das Gleiche gilt übrigens für Limetten, Zitronen und Orangen). Verwenden Sie nichtpasteurisierten Apfelessig – er enthält viele Enzyme.

**Nüsse und Kerne** sind teilweise säurebildend, teilweise basenbildend. Bei Mandeln und Walnusskernen dürfen Sie gerne zugreifen, ebenso bei Leinsamen, Hanfsamen und Kürbiskernen. Meine Empfehlung: Um das Kalorienkonto nicht zu überziehen, knabbern Sie am besten einmal am Tag eine Handvoll der wertvollen, aber eben auch sehr fettreichen Kraftpakete.

**Pflanzliche Öle** wie Kokosöl, Olivenöl und Leinöl sind gesund und gelten als basisch.

## HELFERLEIN ZUM AUSGLEICH

Steigen Sie doch mal wieder in die Wanne! Mit einem **Basenbad** können wir über die Haut überschüssige Säuren ausleiten. Die Wanne mit 38 °C warmem Wasser füllen und 200 g Basenpulver (Drogerie) auflösen. Das Wasser sollte nicht zu heiß sein, um den Kreislauf zu schonen – am besten mit einem Badethermometer messen. Baden Sie mindestens 40 Minuten, damit die Poren sich öffnen und die Säure ausgeleitet werden kann. Lassen Sie dabei immer wieder warmes Wasser zulaufen, um die Temperatur zu halten.

Gesund schwitzen: Bei **Saunagängen und Dampfbädern** öffnen sich unsere Poren und wir schwitzen die Säuren heraus. Danach bitte unbedingt viel trinken, um den Flüssigkeitsverlust auszugleichen.

Legen Sie hin und wieder einen **Basentag** ein. Trinken Sie 2–3 l basischen Tee (Apotheke) und essen Sie nur basische Lebensmittel (80 Prozent Gemüse, 20 Prozent Obst). Rohkost und Obst bitte nur vormittags essen, wenn Ihre Verdauungsleistung besser ist. Verbringen Sie zudem 1 Stunde an der frischen Luft und nehmen Sie abends ein Basenbad.

**Heißes Wasser** ist ein wahres Wundergetränk. Morgens füllt heißes Wasser die Wasserspeicher auf und regt die Verdauung an. Dazu stilles Mineralwasser auf etwa 70 °C erhitzen (nicht kochen, da sonst die Mineralsalze ausfallen und im Topf zurückbleiben). Trinken Sie das Wasser in kleinen Schlucken. Leitungswasser ist hierfür nicht geeignet, da es kaum Mineralstoffe enthält. Bevorzugen Sie Wasser, das einen hohen Anteil von Hydrogencarbonat hat (etwa 600 mg/l).

## DAS SOLLTEN SIE MEIDEN

Auf **Kochsalz** sollten Sie so gut wie möglich verzichten, da es Wasser im Körper bindet. Greifen Sie stattdessen zu vielen frischen oder getrockneten Kräutern, um Ihr Essen zu würzen. Wenn Sie doch mal Salz nehmen, dann bitte Jodsalz.

**Alkohol** belastet den Körper mehrfach. Da die Leber den Alkohol abbauen muss, entsteht hier ein stark saures Milieu. Ist sie damit überlastet, können zahlreiche Stoffwechselvorgänge nicht optimal ablaufen und es bleiben viele Gifte im Körper. Der Alkohol schädigt zudem die Leber und entzieht dem Körper Wasser, wodurch auch Mineralstoffe verloren gehen.

## ENTSÄUERN SIE IHRE SEELE

Gehören Sie auch zu den Menschen, die alles in sich reinfressen, anstatt ihrem Ärger oder Frust auch mal Luft zu machen? Dann sollten Sie (auf sich) aufpassen, denn Stress und Ärger sind als Säurebildner nicht zu unterschätzen.

### So kommen Sie in 5 Schritten zu mehr Ausgeglichenheit

1. Gehen Sie jeden Tag an die frische Luft. Es gibt einen Zusammenhang zwischen einem Mangel an Tageslicht und depressiven Verstimmungen. Licht macht gute Laune!
2. Gönnen Sie sich genügend Schlaf. Wenn Sie erschöpft sind, legen Sie zwischendurch ein Nickerchen ein. Das ist Balsam für die Seele.
3. Nehmen Sie sich täglich Zeit, um über die Dinge nachzudenken, für die Sie dankbar sind. Dafür reichen schon 5 Minuten, zum Beispiel abends nach dem Essen.
4. Eigenlob bringt's: Denken Sie einmal darüber nach, worin Sie richtig gut sind. Schreiben Sie sich einen kleinen Erinnerungszettel für Momente, in denen es nicht so rund läuft.
5. Blocken Sie einen Abend, an dem Sie gar nichts tun, außer vielleicht ein schönes Basenbad zu nehmen.

### Den pH-Wert messen

Im Urin können wir Schwankungen unseres pH-Werts im Tagesverlauf feststellen. Mit einem Urin-Teststreifen können Sie Ihren Wert messen. Dafür den Streifen in den Urinstrahl halten. Anhand der Farbveränderung können Sie mithilfe der beigelegten Farbskala den pH-Wert ablesen. Um einen Überblick zu bekommen, sollten Sie über mehrere Tage hinweg siebenmal täglich messen. Tun Sie dies vor und nach jeder Mahlzeit und kurz vor dem Schlafengehen. Anhand der gemessenen Werte können Sie Ihren mittleren pH-Wert ablesen. Der optimale pH-Wert liegt bei 7,38–7,42. So könnte Ihre Kurve aussehen:

## SO VERÄNDERT SICH UNSER PH-WERT IM LAUFE DES TAGES

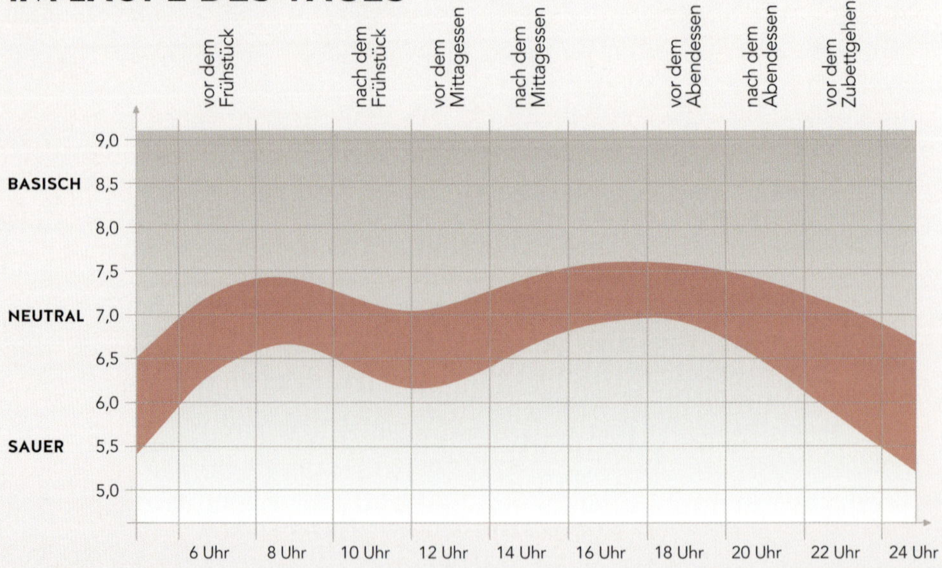

# TEST

Sind Sie übersäuert?

**JA NEIN**

1. Haben Sie schwache Abwehrkräfte und sind häufig krank?
2. Fühlen Sie sich oft abgeschlagen und müde?
3. Leiden Sie unter depressiver Verstimmung, schlechter Laune oder Ängsten?
4. Nehmen Sie nicht oder nur sehr schwer ab?
5. Essen Sie viele tierische Lebensmittel?
6. Haben Sie eine Stoffwechselstörung wie Diabetes Typ 2?
7. Leiden Sie an Hautunreinheiten und/oder Cellulite?
8. Haben Sie Karies oder chronisches Zahnfleischbluten?
9. Leiden Sie an Gelenkschmerzen oder Arthrose?
10. Leiden Sie unter brüchigen Nägeln oder Nagelpilz?
11. Essen Sie viel Zucker und einfache Kohlenhydrate wie Weißbrot?

Ergebnis

Haben Sie drei Fragen oder mehr mit Ja beantwortet? Dann empfehle ich Ihnen, mehr basische Lebensmittel in Ihre Ernährung einzubauen.

# WIRKSAMES ANTI-AGING

15 bis 20 Jahre jünger aussehen? Das ist absolut realistisch! Zu den wichtigsten Faktoren, die für unser Altern verantwortlich sind, gehören: oxidative Belastung (freie Radikale), (stille) Entzündungen im Körper (siehe Seite 39) und die sogenannte Glykosylierung (Verklebung durch Zucker, siehe Seite 41). Die besten Gegenmaßnahmen lauten: gute Ernährung, gesunder Lebensstil, mehr Bewegung. So lassen sich Schäden minimieren und die Reparaturmechanismen des Körpers stärken.

Für immer jung zu sein, ist auf die Dauer sicher langweilig. Aber viel zu früh altern muss nun auch nicht sein. Was begünstigt den natürlichen Alterungsprozess und welche Folgen hat das für uns? Und wie lässt sich den Prozess verlangsamen? Eine gute Nachricht schon vorab: Mit einfachen Veränderungen im Lebensstil können Sie den Alterungsprozess verlangsamen und teilweise sogar rückgängig machen. Das nennt sich Anti-Aging.

## DAS LÄSST UNS ALTERN

Oxidation – das, was Eisen rosten und Butter ranzig werden lässt – passiert auch in unserem Körper. Freie Radikale schädigen dabei die Zellen, denn sie sind negativ geladen, ihnen fehlt ein Teilchen. Um wieder ganz zu werden, entreißen sie anderen Molekülen Teile. In der Folge altern die Zellen.

Im Gegensatz zum Eisen, das dem Rost schutzlos ausgeliefert ist, kann unser Körper auf die schädlichen Einflüsse jedoch reagieren und Schutzmechanismen entwickeln. Das Zauberwort heißt Hormesis (Anpassungsfähigkeit). Leider sind die Belastungen für unseren Körper oft hoch, die zusätzliche freie Radikale freisetzen: negative Umwelteinflüsse, psychischer Stress, Infektionen, Ernährungsmängel, Medikamenteneinnahme, Entzündungen. Unser Körper kann das Übermaß an freien Radikalen nicht mehr ausgleichen. In der Folge leiden immer mehr Menschen unter Bluthochdruck, einem hohen Cholesterinspiegel, Übergewicht und Arteriosklerose. Letztere erhöht das Risiko von Herzinfarkten und Schlaganfällen. Daneben gibt es noch Arthrose, Osteoporose und Alzheimer … alles Erkrankungen und Leiden, die unseren Körper und uns schnell alt aussehen lassen. Glücklicherweise können wir unseren Körper im Kampf gegen diese »Alterskrankheiten« unterstützen.

## BELASTENDER ZELLMÜLL

Bei der Energiegewinnung in den Mitochondrien (siehe Seite 11) fallen Abfallprodukte und Schadstoffe an. Ein Teil davon wird über die Entgiftungsprozesse ausgeschieden. Ein Teil davon bleibt aber in den Zellen »liegen«. Die Menge der Abfallprdoukte schwankt dabei je nach Alter. Alte Mitochondrien liefern weniger Energie und setzen mehr freie Radikale frei. Weniger Energie heißt automatisch weniger Kraft für den Organismus, und mehr freie Radikale richten mehr Schäden an. In der Folge werden auch die energieabhängigen Zellfunktionen schlechter. Die Zelle vermüllt zusehends.

Ein Zeichen für Zellalterung sind Altersflecken (eine Oxidation von Lipiden). Auf der Haut sind sie harmlos, doch diese Lipidablagerungen gibt es auch im Inneren, etwa am Herz oder an den Augen. Dort können sie die Funktion der jeweiligen Organe schwächen. Altersflecken sind also ein Zeichen dafür, dass sich auch in unserem Körper oxidative Prozesse abspielen.

## DAS SIND DIE URSACHEN UND FOLGEN VON OXIDATIVEM STRESS

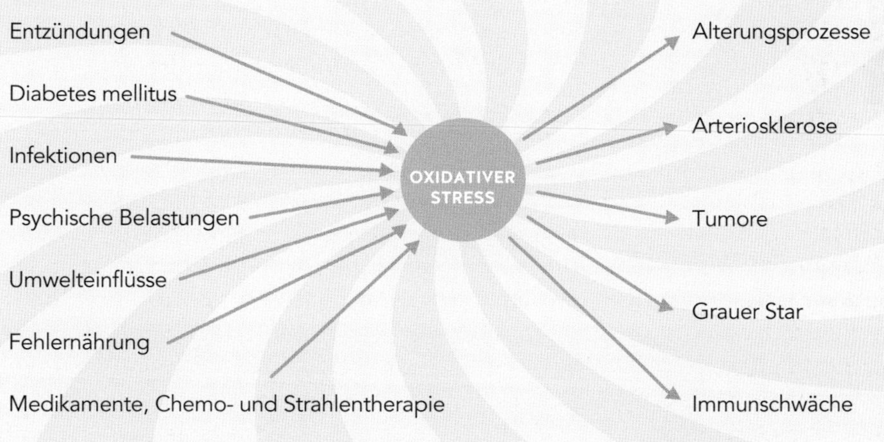

## ANTI-AGING-FOOD

Die gute Nachricht: Sie haben es zum großen Teil selbst in der der Hand, den Alterungsprozess entscheidend zu verlangsamen. Wie das geht? Kombinieren Sie eine ausgewogene Ernährung mit längeren Esspausen – am besten mit einer intermittierenden Kalorienreduzierung, dem sogenannten Intervallfasten (mehr darüber siehe Seite 75).

Und damit unsere Zellen nicht so schnell altern, brauchen sie die richtigen Vitalstoffe. Kurz gesagt, geht es darum, dem Körper weniger Zucker, dafür aber reichlich hochwertiges Eiweiß, gesunde Fette sowie sekundäre Pflanzenstoffe zuzuführen.

Menschen, die zu wenig **Eiweiß** zu sich nehmen, altern unverhältnismäßig schnell. Proteine sind wichtige Bestandteile für den Aufbau und die Erneuerung unserer Körperzellen. Auch für die Hormonproduktion sind sie essenziell wichtig.

Um der Zerstörung durch freie Radikale entgegenzuwirken, braucht unser Körper Antioxidanzien. Sie fangen die freien Radikale ein. Zu den wichtigsten Radikalvernichtern zählen Vitamin C und E sowie Carotinoide (sie gehören zu den sekundären Pflenzenstoffen). Nahrungsmittel mit einem hohen ORAC-Potenzial *(oxygen radical absorption capacity)* sind reich an Antioxidanzien (Tagesbedarf: 5000–7000 ORAC-Einheiten je nach Belastung). Dazu zählen Gemüse, Obst und auch Kräuter und Gewürze. Ich empfehle Ihnen, fünfmal am Tag Obst und Gemüse zu essen, davon 3 Portionen Gemüse und 2 Portionen Obst. So nehmen Sie auch nicht zu viel Fruchtzucker auf.

Süßes, Weißmehl und vor allem Fleisch (besonders Schweinefleisch) sind reich an der Omega-6-Fettsäure Arachidonsäure, die entzündungsfördernd wirkt. Fisch steckt im Gegensatz dazu voller gesunder **Omega-3-Fettsäuren**, den Gegenspielern der Omega-6-Fettsäuren. Sie wirken entzündungshemmend und wirken positiv auf den Fettstoffwechsel. Auch Leinöl ist reich an Omega-3-Fettsäuren (siehe Seite 26). Für einen optimalen Zellschutz sollten Sie also möglichst wenig Omega-6-Fettsäuren zu sich nehmen, dafür reichlich Omega-3-Fettsäuren. Laut DGE gilt ein Verhältnis von Omega 6 zu Omega 3 kleiner als 5:1 als ideal.

| **ORAC-Werte von je 100 g/100 ml Lebensmittel/Getränk** | | | |
|---|---|---|---|
| **Lebensmittel** | **ORAC** | **Getränk** | **ORAC** |
| Goji-Beeren | 10 000 | Holundersaft | 5500 |
| Pflaumen | 5000 | Granatapfelsaft | 3000 |
| Granatapfel | ca. 3000 | Heidelbeersaft | 2400 |
| Grünkohl | 1700 | Cranberrysaft | 2400 |
| Blattspinat | 1000 | Sauerkirschsaft | 2300 |
| rote Paprika | 800 | Brombeersaft | 1200 |
| Linsen | 700 | grüner Tee | 900 |
| Kirschen | 500 | Rote-Beten-Saft | 800 |

## POWERNÄHRSTOFFE

Die meisten freien Radikale (etwa 80 Prozent) entstehen im Körper, nur 20 Prozent durch Einflüsse von außen. Deshalb besitzt unser Körper auch großartige Strategien, um sich zu schützen: Er kann Enzyme wie **Glutathionperoxidase** (ein wichtiges Antioxidans) selbst herstellen, um die freien Radikale unschädlich zu machen. Fehlen allerdings Mikronährstoffe, funktioniert die körpereigene Abwehr von freien Radikalen nicht und wir altern schneller.

Viele Menschen sind nicht ausreichend mit den Spurenelementen **Zink und Selen** versorgt. Auf den Seiten 150 und 152 finden Sie eine Übersicht, wie Sie Ihren Bedarf an den beiden Nährstoffen gut decken können.

Glutathionperoxidasen sind mit zunehmendem Alter immer weniger aktiv, doch Sie können die Produktion mit dem natürlichen Stoff **N-Acetylzystein** (NaC) als Nahrungsergänzungsmittel stimulieren (500 mg täglich).

Das Coenzym **Q10** ist ein besonders wirkungsvolles Antioxidans, das die freien Radikale gleich dort abfängt, wo sie entstehen: bei der Zellatmung. Der körpereigene Stoff nimmt mit zunehmendem Alter ab. Ich empfehle die Einnahme als Einzelsubstanz (50–100 mg täglich).

**L-Carnitin** gehört zu den lebenswichtigen Aminosäuren (Eiweißbausteine). In den Mitochondrien unterstützt es den Transport der Fettsäuren und verbessert dadurch die Energiebilanz. Ich empfehle eine tägliche Dosis von 1000 mg.

**Folsäure** (Vitamin $B_9$) wird für die Herstellung des Antioxidans Glutathionperoxidase benötigt und hat auch eine wichtige Aufgabe bei der Reparatur der Zellen und der DNA. Lassen Sie vom Arzt Ihren Folsäurespiegel messen. Wenn er zu niedrig ist, empfehle ich eine Nahrungsergänzung (siehe Seite 137).

## SILENT INFLAMMATION

Wenn Keime wie Bakterien oder Viren in den Körper eindringen, löst unser Organismus eine Entzündungsreaktion aus. Unser Immunsystem wird jetzt sofort aktiv: Weiße Blutkörperchen und viele andere Abwehrzellen bekämpfen die Krankheitserreger. Bei einer »normalen« Entzündung zeigt unser Körper Reaktionen in Form von geröteter, erwärmter Haut, Schwellung der betroffenen Stelle und Schmerzen.

Entzündungsreaktionen können sich jedoch verselbstständigen und auf einem niederschwelligen Niveau weiter bestehen. Solche stillen Entzündungen (Silent Inflammations) verlaufen dann häufig ohne Symptome und fallen auch bei einer Blutuntersuchung nicht unbedingt auf. Der gemessene CRP (Entzündungsstatus) kann also im normalen Bereich liegen, obwohl kleine Brandherde im Körper schwelen, die sich allmählich ausbreiten. Ich empfehle daher einen hochsensitiven Test, der auch niederschwellige Entzündungen erkennt.

Durch dauerhaft erhöhte Entzündungswerte befindet sich unser Immunsystem permanent in Aufruhr und versucht gegenzusteuern. Das schwächt unsere Abwehrkräfte und ist eine große Belastung für den Organismus.

Je länger die Entzündungen andauern, desto wahrscheinlicher wird es, dass unsere Zellen angegriffen werden. Außerdem können sich als Folge von langanhaltenden Entzündungen auch die inneren Wände unserer Blutgefäße verändern und so Arteriosklerose fördern – ein Vorbote für Herz-Kreislauf-Erkrankungen. Zahlreiche weitere Erkrankungen werden durch stille Entzündungen begünstigt, darunter Diabetes, Krebs, Demenz, Allergien, nichtalkoholische Fettleber, chronische Schmerzen und vorschnelle Alterung. Entzündungen können übrigens auch im Gehirn auftreten. Manche Forscher sehen einen Zusammenhang mit Depressionen.

### Woher kommen die Entzündungen?

Stille Entzündungen können Folge einer akuten Entzündung sein, die nicht richtig abgeheilt ist. Oft stecken Entzündungsherde im Mund- oder Rachenraum dahinter. Achten Sie daher auf Ihre Mundhygiene. Auch Fett spielt eine Rolle: Vor allem Körperfett ist ein richtiger Brandstifter, denn es produziert viele ungünstige Zytokine (Entzündungsbotenstoffe). Als besonders ungesund ist das Bauchfett einzustufen, vor allem das viszerale Fett (im Bauchinnenraum liegendes Fett). Speck an Po, Hüften und Oberschenkeln ist dagegen reines Speicherfett, das zwar ein ästhetisches Ärgernis darstellen mag, aber für Entzündungen unbedenklich ist. Aber auch durch falsche Ernährung können stille Entzündungen entstehen: Als eine Hauptursache gilt hier die Aufnahme von zu vielen Omega-6-Fettsäuren. Wie Sie bereits auf Seite 38 lesen konnten, zählen diese mehrfach ungesättigten Fettsäuren zu den Entzündungstreibern. Schützende, anti-entzündliche Zytokine werden aus den mehrfach ungesättigten Omega-3-Fettsäuren hergestellt. Mit einem Omega-Fettsäuren-Status können Sie bei Ihrem Arzt Ihren genauen Index bestimmen lassen und dementsprechend Ihre Ernährung anpassen.

### Der Anti-Entzündungs-Speiseplan

So werden Sie zum »Brandlöscher«: Achten Sie bei Ihrer Ernährung darauf, reichlich Lebensmittel wie Gemüse, Beeren, Hülsenfrüchte, Nüsse, Kaltwasserfische (Hering, Lachs, Thunfisch, Makrele) und kalt gepresste Öle in Ihren Speiseplan einzubauen. Viele in Obst und Gemüse enthaltenen **sekundären Pflanzenstoffe** haben neben ihrer antioxidativen auch eine entzündungshemmende Wirkung. Von der positiven Wirkung der **Omega-3-Fettsäuren**, die in Nüssen, Fischen und Ölen vorkommen, habe ich Ihnen ja schon erzählt.

Fleisch- und Wurstwaren sowie Milch und Milchprodukte sollten Sie dagegen nur in Maßen genießen. Finger weg auch von Produkten mit raffiniertem Zucker, künstlichen Zusatz- und Konservierungsstoffen. Übrigens: Auch Umweltgifte, Feinstaub

#### MEIN GESUNDHEITSTIPP

Niedrig dosiertes ASS (Acetylsalicylsäure) wird häufig zur Anti-Aging-Therapie genutzt, da es antientzündlich wirkt. Eine Minidosis von 70 mg täglich wird meist sehr gut vertragen. Sprechen Sie sich hier bitte mit Ihrem Arzt ab.

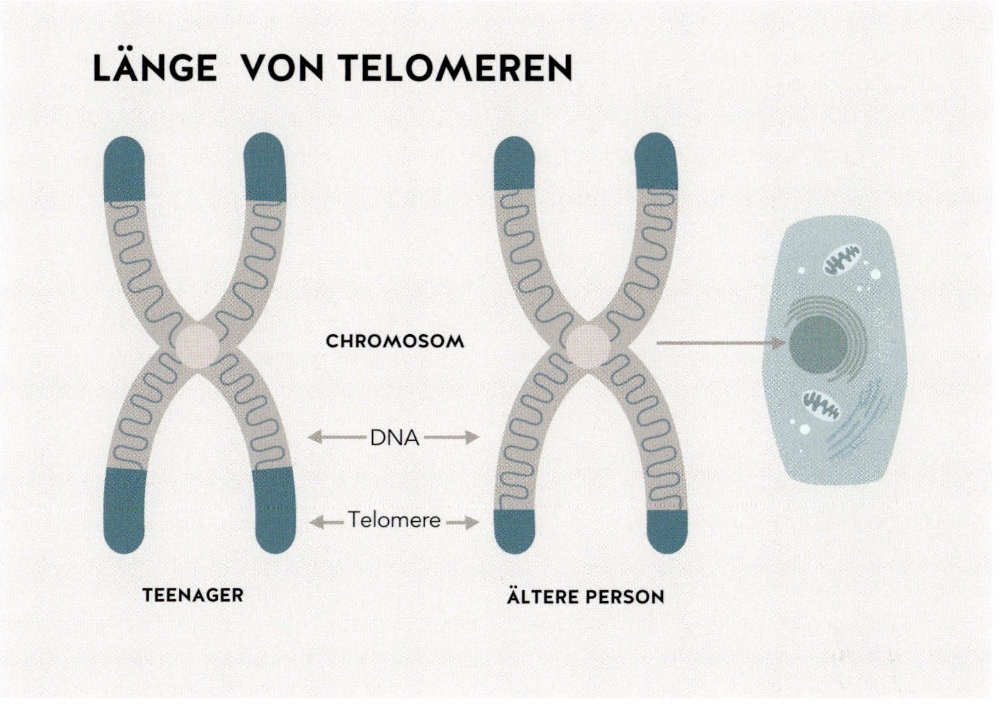


und Nikotin sowie Rückstände von Pestiziden gelten als Entzündungsförderer.

## WEITERE FAKTOREN

### Unsere biologische Uhr

Ticken wir richtig? Telomere bestimmen die Lebenszeit unserer Zellen. Sie sind Teil der DNA, sitzen an den äußersten Enden der Chromosomen und schützen die Stränge (Sie können sich das vielleicht wie die Plastikhülsen an den Enden von Schnürsenkeln vorstellen). Das ist bei der Zellteilung von größter Bedeutung, da dabei das Erbgut kopiert wird. Bei jeder Zellteilung werden die Telomere kürzer – und damit auch unsere Lebenszeit. Die Länge der Telomere ist also im Grunde das Maß für unser biologisches Lebensalter – unsere biologische Uhr. Oxidation, chronischer Stress, falsche Ernährung, Übergewicht und Rauchen beschleunigen diesen Prozess. Wie Ihre biologische Uhr tickt, hängt sehr stark davon ab, wie gut Sie es schaffen, Schäden durch Oxidation, Inflammation und Glykosylierung zu minimieren und die körpereigenen Reparaturmechanismen zu mobilisieren.

Das körpereigene Enzym Telomerase kann die Telomere regenerieren. Besonders die Stammzellen, die sich sehr häufig teilen und aus denen der Körper je nach Bedarf andere Zellen bauen kann, verfügen über eine hohe Konzentration an Telomerase. Eine Studie der Universität Kalifornien ergab, dass eine pflanzenbasierte Ernährung mit sehr wenigen Koh-

lenhydraten die Aktivität der Telomerase enorm erhöht. Als ergänzende Maßnahme machten die Probanden täglich einen 30-minütigen Spaziergang.
Zusätzlich zur körperlichen Verjüngung verringerten sich bei den Studienteilnehmern der BMI (Body Mass Index), der Cholesterinspiegel, der Blutdruck sowie die Leber- und Entzündungswerte.

### Eine klebrige Angelegenheit

Zucker ist nicht nur ein Brennstoff für die Zellen, sondern auch ein Klebstoff. Er kann im Köper Proteine so miteinander verkleben, dass diese Verbindungen nicht mehr lösbar sind. Man nennt das Glykosylierung. Sie beeinträchtigt die Funktion der Proteine und schwächt damit den Organismus, da die Proteine nicht weiter als Baumaterial genutzt werden können.
Diese »Verzuckerung« ist ein Alt- und Krankmacher. Allein in Deutschland gibt es mehr als acht Millionen Menschen, die an Diabetes Typ 2 leiden, eine Krankheit, die weitreichende Folgen für die Gesundheit des gesamten Körpers hat. Die Verzuckerung kann aber auch bei gesunden Menschen stattfinden und wird primär durch unsere moderne Ernährung vorangetrieben.
Früher war Honig die einzige Möglichkeit, Nahrung zu süßen, doch er war selten. Heute ist Zucker ein billiges Gut, kommt viel zu häufig auf den Tisch und steckt in vielen Lebensmitteln. Die Therapie ist in diesem Fall einfach: Reduzieren Sie den Konsum von Zucker, zuckerhaltige Lebensmitteln (alles, was bei den Inhaltsstoffen auf -ose endet, ist verdächtig) sowie von Kohlenhydraten (Brot, Gebäck, Nudeln), aus denen Ihr Körper Zucker gewinnt. Orientieren Sie sich stattdessen an Nahrungsmitteln, die einen niedrigen glykämischen Wert haben (siehe Seite 81). Sie sind sowohl zum Abnehmen als auch fürs Anti-Aging wertvoll, da sie den Blutzuckerspiegel nicht oder nur sehr wenig erhöhen und somit die Zellen nicht mit zu viel Zucker belastet werden.

### Powerstoff Wachstumshormon

Das Wachstumshormon HGH (Human Growth Hormone) ist wichtig für Leistungsfähigkeit, Knochendichte und Libido. Es hält somit den Körper jung. Seine Produktion können Sie prima mit Sport (Intervalltraining) und durch das Aussetzen des Abendessens stimulieren. Wenn Sie nach 17 Uhr nichts mehr essen, gerät Ihr Körper in der Nacht in eine leichte Unterzuckerung. Das hilft beim Abnehmen und regt die Hirnanhangdrüse an, in den Morgenstunden mehr vom Wachstumshormon auszuschütten.

### Sport = Mitochondrienpower

Wenn wir viel Energie verbrauchen, wird der Körper dazu angeregt, mehr Mitochondrien, also die Minikraftwerke, die uns die Energie liefern, zu bilden. Die beste Methode dafür ist Sport, vor allem Ausdauersport wie Laufen und Walken. Zudem verbrennen die Mitochondrien durch das Plus an Bewegung mehr Kalorien und erzeugen so mehr Energie – wir bleiben fit und jung.

### Sirtuine – echte Super-Proteine

Die effektivste und am besten untersuchte Maßnahme zur möglichst langen Erhaltung eines jugendlichen Körpers ist wohl, weniger zu essen. Durch eine Kalorienrestriktion von etwa 30 Prozent werden im Körper Sirtuine aktiviert. Diese speziellen

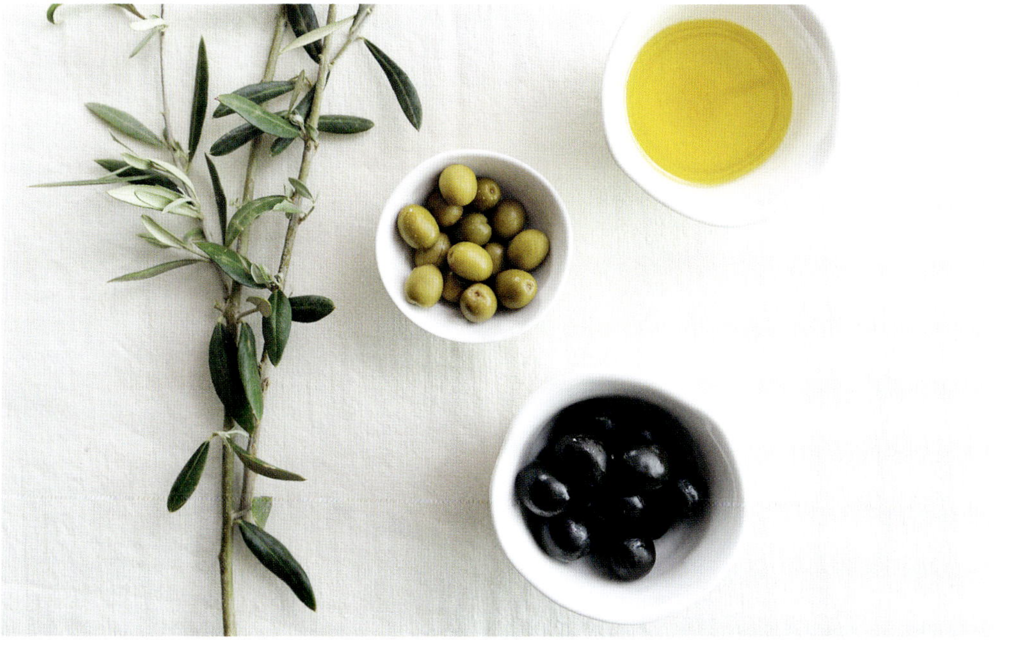

Proteine helfen beim Muskelaufbau und der Fettverbrennung und stärken unser Immunsystem. Darüber hinaus schützen sie vor Entzündungen und sorgen dafür, dass der Zellstoffwechsel abnimmt. Außerdem können sie Schäden in Zellen und an der DNA reparieren. Der Alterungsprozess wird verlangsamt.

30 Prozent weniger Nahrung zu sich zu nehmen, ist kein Klacks, und Sie müssen natürlich dennoch darauf achten, dass Sie weiterhin mit allen notwendigen Nährstoffen versorgt sind. Daher ist es bei dieser Art der Diät besonders wichtig, sich sehr gesund zu ernähren. Eine weniger radikale Alternative besteht darin, nach 17 Uhr keine Nahrung mehr zu sich zu nehmen (auch bekannt als »Dinner-Cancelling«). Für einen ersten positiven Effekt genügt es schon, dies an nur zwei Tagen in der Woche zu machen.

Aber auch durch eine spezielle Form der Ernährung kann man die wertvollen Sirtuine aktivieren: Das Zauberwort heißt SIRT-Food. Dabei wird ein besonderes Augenmerk auf sekundäre Pflanzstoffe gelegt. Sie sind die neuen Stars der Ernährungstherapie, gelten sie doch als die besten Schutzstoffe vor Entzündungen, Krankheitserregern und sogar Krebs. Zu SIRT-Food zählen Obst wie Äpfel, Heidel- und Erdbeeren und Datteln, Gemüse- und Kräutersorten wie Brokkoli, Sellerie, Grünkohl, rote Zwiebeln, Rucola und Petersilie, zudem Buchweizen, Walnusskerne, Kapern, kalt gepresstes Olivenöl, Gewürze (Kurkuma, Knoblauch, Chilischoten), Soja, grüner Tee, Kaffee und Zartbitterschokolade (Kakaogehalt mindestens 85 Prozent). Damit der Körper von dem positiven Effekt profitiert, sollten sirtuinhaltige Lebensmittel täglich konsumiert werden.

# INNER BEAUTY BOOSTER

Seien wir doch mal ehrlich: Jede Frau will ihn – den perfekten »Glow«! Dieses Strahlen von innen heraus, das einen fast alterslos erscheinen lässt, weil die Haut so schön prall, rosig und glatt wirkt. Dabei ist interessant, dass nur etwa 30 Prozent der Hautalterung genetisch bedingt sind. Den größten Teil können wir mit der richtigen Ernährung und einem gesunden Lebensstil beeinflussen. Die Haut »strahlt« dann, wenn sie gut durchblutet und optimal mit Feuchtigkeit und Nährstoffen versorgt ist. Machen Sie mit und verwöhnen Sie Ihre Haut, Haare und Nägel mit kostbaren Nährstoffen. Ich bin mir sicher, Sie werden von den Ergebnissen begeistert sein.

## UNSERE HAUT

Die oberste Hautschicht (Epidermis) funktioniert als Schutzschild und bewahrt die Haut vor Schadstoffen und Austrocknung. Die Hornzellen (Keratinozyten) sind wie die Ziegel einer Mauer ineinander verschachtelt und in einen Mix aus Eiweißen und Fetten (Ceramiden) eingebettet, quasi den Mörtel. Dieser dichtet die Zwi-

**AUS MEINER PRAXIS**

Wir alle lieben die Sonne und ohne sie könnten wir nicht leben – doch leider läst sie uns auch schneller alt aussehen, genauer gesagt ihre UV-Strahlung. Die Folge: Fältchen, Pigmentflecken, trockene Haut. Schützen Sie Ihre Haut davor, indem Sie bei einem Aufenthalt im Freien mindestens von März bis Oktober, am besten aber sogar das ganze Jahr über eine Tagescreme mit Lichtschutzfaktor (LSF) 30 auftragen. Ich empfehle Ihnen, dabei zu Naturkosmetik ohne Parabene zu greifen.

schenräume ab, bildet eine Barriere und hält die Haut weich und geschmeidig. Junge, gesunde Haut bildet sehr viele, ältere weniger Ceramide. Dadurch schwindet auch der Schutz der Haut, sie trocknet aus, Fältchen entstehen. Auf Nährstoffe aus dem Blut hat die Epidermis keinen Zugriff, sie besitzt keine Blutgefäße. Was Sie an der Oberfläche sehen, ist das Ergebnis dessen, wie gut die Hautneubildung in einer tieferen Schicht funktioniert, der Dermis. Genau aus diesem Grund ist es viel sinnvoller, die Haut durch hochwertige Nährstoffe zu unterstützen, statt nur auf eine äußere Anwendung mit Kosmetikprodukten zu setzen. Der entscheidende Unterschied: Vitalstoffe wirken in allen Hautschichten und am ganzen Körper – Kosmetika meist nur in der Epidermis und nur dort, wo man sie aufträgt. Mit dem richtigen Mix aus Vitaminen, Spurenelementen und Co. können Sie Ihre Haut von innen pflegen, die Erneuerung unterstützen und den Alterungsprozess bremsen.

**MEIN TIPP**

Schädlich für die Haut ist auch »Urban Pollution« wie Feinstaub. Diese Verunreinigungen können zu chronischen Entzündungen führen, die die Hautalterung fördern. Daher immer gründlich die Haut reinigen und so oft wie möglich aufs Land fahren, um »frische« Luft zu tanken.

## AUFBAU DER HAUT

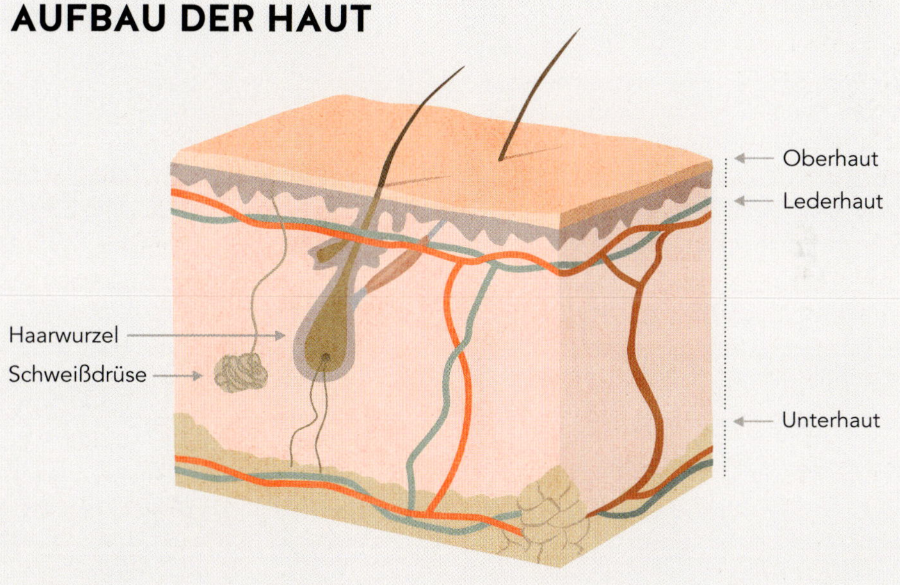

**Die Epidermis** besteht aus mehreren Schichten von Hornzellen, die einen Lebenszyklus von etwa 28 Tagen haben. Durch die ständige Erneuerung wandern sie an die Oberfläche und fallen dann als Schuppen ab. Deshalb verschwindet unsere Sonnenbräune so schnell wieder und auch die Inhaltsstoffe von Kosmetika, die nur auf der Epidermis wirken, werden schnell mit den Schuppen abgeworfen.

**Die Dermis** (Lederhaut) ist quasi verantwortlich für Feuchtigkeit und Spannkraft – und leidet am meisten zum Beispiel unter Schäden durch die Sonne.

**Die Subkutis** besteht aus lockerem Bindegewebe und Fett.

### So bestimmen Sie Ihr Hautalter

Nehmen Sie die Haut auf Ihrem Handrücken zwischen Daumen und Zeigefinger und halten Sie diese Falte für 5 Sekunden. Wie lange dauert es, bis sich die Haut danach wieder glättet?
Bei ein bis zwei Sekunden ist Ihre Haut unter 30 Jahre alt, bei 2 bis 3 Sekunden ist sie 30 bis 45 Jahre, bei 4 bis 5 Sekunden 45 bis 50 Jahre und bei mehr als 5 Sekunden ist Ihre Haut 50 Jahre plus. Das muss nicht mit Ihrem wahren Alter übereinstimmen!

## PFLEGE FÜR DIE HAUT

Die Talgdrüsen der Haut verteilen täglich 2 g pflegenden Talg über die gesamte Haut. Das ist nicht viel und wird durch warmes Duschen und Einschäumen schnell wieder weggewaschen. Duschen Sie daher nicht zu häufig und nicht zu warm. Waschen Sie sich stattdessen lieber mit einem Waschlappen unter den Armen und im Intimbereich und lassen Sie Ihre Haut den Rest selbst pflegen. Sie werden merken, wie schnell sie sich entspannen wird. Gerade reife Haut, die eher zu Trockenheit neigt, wird durch häufiges heißes Duschen ausgelaugt. Im Winter stellen die Talgdrüsen ihre Arbeit fast ganz ein. Deshalb haben wir dann oft trockene, empfindliche Haut. Jetzt braucht sie vor allem Fette.
Es klingt nicht besonders sexy, dass unsere oberste Hautschicht aus abgestorbenen Hornschüppchen besteht, doch die haben eine wichtige Aufgabe: Sie lassen unsere Haut strahlen, da sie das Licht reflektieren. Für einen tollen Glow müssen sich die Hornzellen eng an eng schmiegen, sodass eine möglichst glatte Oberfläche entsteht. Hauteigene Milchsäuren, die den Säureschutzmantel aufbauen, sind hierfür wichtig. Pflegeprodukte mit einem pH-Wert von 4,7–5,5 (dem pH-Wert der Haut) sind die beste Ergänzung. Wirkt Ihre Haut stumpf, kann es auch daran liegen, dass sich abgestorbene Hautschüppchen nicht gut lösen. Dies funktioniert nur, wenn der pH-Wert der Haut stimmt. Ist das Hautmilieu zu basisch, werden kollagenabbauende Enzyme (Kollagenasen) aktiviert. Wasser hat einen pH-Wert von 7, ist also basisch. So wird die Haut bei jeder Reinigung strapaziert.

## JUNGBRUNNEN: KOLLAGEN UND HYALURON

**Kollagen** ist der Hauptbaustein des Bindegewebes und lindert Fältchen. Ich nehme täglich 5 g Kollagen-Hydrolysat als Nahrungsergänzung und bin sehr zufrieden damit. Haben Sie jedoch etwas Geduld!

**Hyaluron** ist der körpereigene Glattmacher der Haut. Ihr Körper kann es aus Glucosamin herstellen oder aus dem Eiweißbaustein Glutamin, der zu Glucosamin und dann Hyaluron umgebaut werden kann. Leider sinkt der natürliche Hyalurongehalt der Haut schon ab dem 25. Lebensjahr. Eine tägliche Dosis von 120 mg Hyaluron verbessert die Hautfeuchtigkeit. Mit der Ernährung lässt sich das schwer erzielen, daher empfehle ich die Einnahme eines Nahrungsergänzungsmittels.

## SCHÖNHEIT ZUM ESSEN

Wie Sie bereits wissen, sind es vor allem drei Dinge, die das Altern beschleunigen (siehe Seite 36ff.): **Freie Radikale** schädigen die Zellen. Lebensmittel, die einen hohen Anteil an **Omega-6-Fettsäuren** enthalten, wirken entzündungsfördernd. **Zucker** beschädigt Kollagene, die für die Straffheit der Haut wichtig sind. Was Sie für eine gesunde und junge Haut tun können:

### Verbessern Sie den Hautschutz

Antioxidanzien schützen die Haut vor freien Radikalen. Das antioxidative Potenzial von Obst und Gemüse wird in ORAC gemessen. Sie sollten täglich 3500–5000 Einheiten essen (siehe Seite 38).

### Essen Sie die richtigen Fette

Omega-3-Fettsäuren wirken gegen Entzündungen und halten Ihre Haut jung (siehe Seite 40).

### Trennen Sie sich vom Zucker

Essen Sie Lebensmittel, die Ihren Blutzuckerspiegel nur langsam ansteigen lassen. Nahrungsmittel mit einem Glyx-Wert unter 60 (siehe Seite 81) bewahren die Haut vor Verzuckerung (siehe Seite 42). Wenn Ihr Blutzuckerspiegel häufig zu hoch ist, entstehen Zucker-Kollagen-Verbindungen, die sich nicht mehr lösen. Die Kollagene werden dadurch steif und unelastisch. Die Folge: Die Haut altert sehr schnell.

## BEAUTYFOOD – MEINE FAVORITEN

**Tomaten** enthalten Lycopin. Dieses Karotinoid erhöht die Widerstandskraft der Haut gegen Sonnenbrand und macht sie geschmeidig. Mit täglich 40 g Tomatenmark lässt sich in etwa 10 Wochen ein natürlicher Lichtschutzfaktor 4 erzielen. Das hört sich vielleicht nicht viel an, aber damit haben Sie einen lückenlosen und wasserfesten Grundschutz für den ganzen Körper. Auch **Möhren(saft), gelbe Paprika, Aprikosen und Süßkartoffeln** erhöhen die Widerstandskraft unserer Haut gegen die Sonne.

**Kakao** ist reich an Kupfer, das sowohl die Naturhaarfarbe erhält als auch eine bedeutende Rolle bei der Kollagensynthese spielt. Damit halten Sie Ihr Bindegewebe straff und elastisch. Der Tagesbedarf an Kupfer liegt bei 1000–1500 µg, das entspricht etwa 75 g Kakao. Außerdem stecken in **dunkler Schokolade** wertvolle Polyphenole, die Ihre Haut stärken. Täglich 30–40 g erhöhen die Hautfeuchtigkeit und verbessern das Hautbild.

**Leinsamen** enthält Lignane, das sind Phytohormone, die den körpereigenen Östrogenen ähneln und die Hautdichte erhöhen.

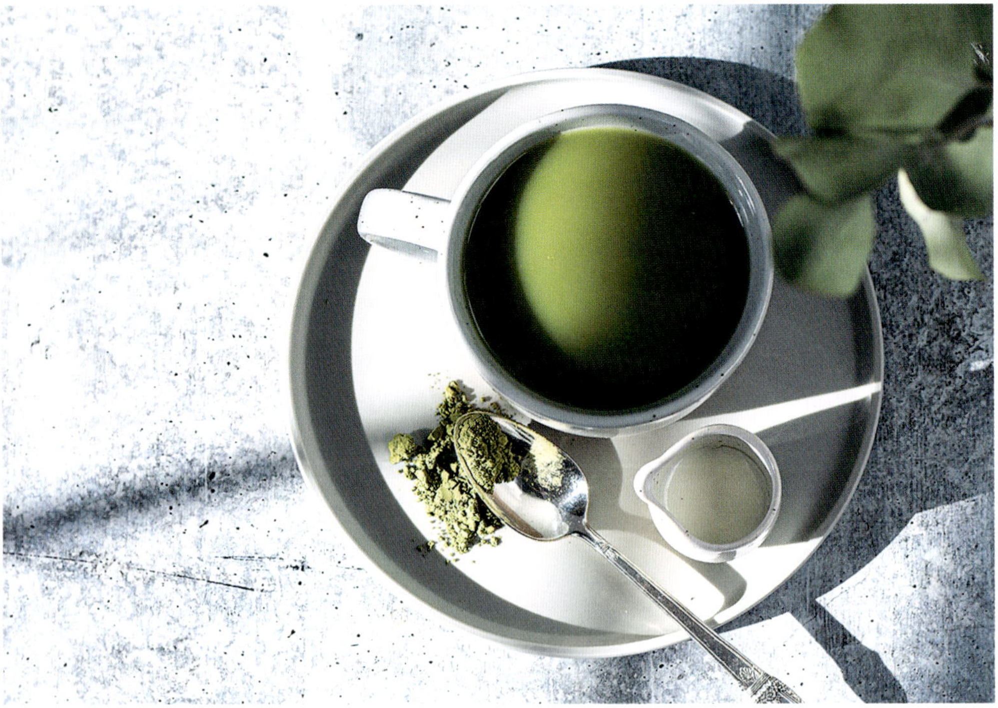

**Granatapfel** wirkt antioxidativ und schenkt dadurch ein reines Hautbild. Da unser Körper sich bei der Nährstoffversorgung immer zuerst um die wichtigen Dinge wie das Herz kümmert, können wir tolle Haut, Haare und Nägel nur bekommen, wenn wir unseren Körper mit möglichst vielen Antioxidanzien unterstützen.

**Grüner Tee** enthält Quercetin, das gut gegen Unreinheiten hilft. Man kann ihn auch als Badezusatz, Gesichtswasser und Spülung für die Haare verwenden. Kaufen Sie Bio-Tee und trinken Sie täglich 3 Tassen davon, die Sie 5 Minuten ziehen lassen.

**Kaffee** hilft vor allem bei Pigmentflecken. Trinken Sie am besten Espresso (natürlich ohne Milch und Zucker).

**Kurkuma** reduziert Entzündungen und schützt vor freien Radikalen. Sie hilft sehr gut bei Akne und Schuppenflechte. Ich empfehle ein hochdosiertes Nahrungsergänzungsmittel, da die Wirkung über den Inhaltsstoff Curcumin erreicht wird und dieser schlecht wasserlöslich ist.

**Haferflocken** enthalten viel Biotin, das mithilfe seines Schwefelanteils gut für Haut, Haare und Nägel ist. Weil Schwefel der Haut und dem Haar seine ölige Schutzfunktion verleiht, werden bei einem Biotin-Mangel die Haare glanzlos und die Haut fahl. In Haferflocken stecken 20 µg Biotin, der Tagesbedarf liegt bei 30–60 µg. Andere gute Quellen sind **Eigelb** (54 µg pro 100 g) und **Walnusskerne** (37 µg pro 100 g).

## BEAUTYNÄHRSTOFFE

**Vitamin C** (siehe Seite 139) hilft gegen Fältchen, denn Ascorbinsäure ist für den Schutz und die Reparatur der Haut entscheidend. Es ist auch wichtig für ein straffes Bindegewebe.

**Vitamin E** (siehe Seite 141) ist für den Schutz der Zellmembranen von Bedeutung. Es schützt vor freien Radikalen und der Oxidation von Fetten (Altersflecken!). Im Team mit Vitamin C wirkt es gegen die Lichtalterung. Sie können das Vitamin als Kapseln einnehmen und bei trockener Haut das Öl in den Kapseln zur äußerlichen Pflege anwenden.

**Vitamin A** (siehe Seite 134) fördert das gesunde Wachstum von Haut, Haaren und Nägeln. Ein Mangel zeigt sich durch fehlende Spannkraft der Haut.

**Vitamin $B_3$** (siehe Seite 136) stärkt die Hautbarriere und kurbelt die Bildung von Hautlipiden und Ceramiden an. So bekommen Sie eine zarte Haut. Das Vitamin kann außerdem Hautrötungen lindern und wirkt gegen Pigmentflecke.

**Astaxanthin** ist ein sehr starkes Antioxidans, das aus der Alge *Haematococcus pluvialis* gewonnen wird (siehe Seite 13). In der Haut wirkt es als Kollagenase-Blocker. Das heißt, es verhindert den Abbau wertvoller Kollagen- und Elastinfasern. Nehmen Sie 4–8 mg täglich zu sich.

**Q10** unterstützt die Energiegewinnung in der Zelle, ist also auch an einer guten Hautregeneration beteiligt. Außerdem hemmt es kollagenabbauende Enzyme. Ab etwa 45 Jahren geht die körpereigene Produktion zurück, dann ist Q10 als Nahrungsergänzungsmittel sehr wertvoll.

**Silizium** ist der wichtigste Baustein im Bindegewebe. Brennnesseln, Ackerschachtelhalm, Kartoffeln und Haferkleie enthalten viel Silizium, oder Sie nehmen ein Nahrungsergänzungsmittel.

**Eisen** (siehe Seite 143) ist für den Sauerstofftransport im Blut wichtig und hilft daher gegen blasse Haut. .

**Zink** (siehe Seite 152) ist vielen nur als Helfer bei Erkältungen ein Begriff. Dabei sind mehr als 300 Enzyme unmittelbar abhängig von einer ausreichenden Zinkversorgung. Hinter Haarausfall steckt oft ein Zinkmangel.

**Kollagenase-Blocker** hemmen den Abbau von Kollagenen. Dazu zählen Resveratrol (rote Trauben, Traubensaft, Rotwein, Himbeeren) und Quercetin (Grüntee, Heidelbeeren, Grünkohl, rote Trauben, Äpfel).

**Carnitin** fördert den Kollagenaufbau und die Wasserbindekraft. Quellen sind Steinpilze und Seelachs.

**Glutamin** regt die Hyaluronbildung an und lindert Trockenheitsfältchen. Quellen sind Käse, Erdnuss- und Walnusskerne.

**Arginin** sorgt für eine bessere Durchblutung, dadurch werden Zellerneuerung und Nährstoffversorgung unterstützt. Quellen sind Kürbiskerne, Linsen und Eier.

**Kreatin** stärkt das Bindegewebe, regt den Hautstoffwechsel und die Bildung von

Kollagen und Elastin an. Quellen sind Joghurt, Quark, Hähnchen, Linsen.

## SCHÖN DANK DARM

Ist der Darm gesund, spiegelt sich das auch in einer schönen Haut wider. Über fermentierte Lebensmittel wie Kefir, Käse oder Sauerkraut können Sie zwar nützliche Bakterien – sogenannte Probiotika – zu sich nehmen, doch ich empfehle ein Nahrungsergänzungsmittel (am besten ein Kombipräparat, das Sie als Kur über 2 Monate einnehmen), denn damit können Sie Ihre Haut gezielt und effizient unterstützen. Essen Sie während der Kur auch Lebensmittel, die reich an Präbiotika sind – unverdauliche Ballaststoffe wie Inulin oder Oligofruktose, die den Darmbakterien als Nahrung dienen. Hülsenfrüchte, Haferflocken oder Lauch sind gute Lieferanten.
Wertvolle Bakterien sind Lactobacillus plantarum (für mehr Hautfeuchtigkeit und weniger Falten), Lactobacillus paracasei (für eine starke Hautbarriere) und Lactobacillus rhamnosus (regt die Hyaluronsäureproduktion an).

## DAS LÄSST UNSERE HAUT ALT AUSSEHEN

Wenn Sie lange jung wirken möchten, ist es wichtig, auf Ihren Lebensstil zu achten. Der Puffer an aufgenommenen Nährstoffen erschöpft sich je nach hinzukommenden Stressfaktoren mehr oder weniger schnell. Negative Einflüsse sind stille Entzündungen (siehe Seite 39), Oxidation (siehe Seite 36), ein schwaches Immunsystem, Zucker, Alkohol, Stress, Medikamenteneinnahmen, häufiges heißes Duschen, Feinstaub, Umweltgifte, hormonelle Veränderungen, Rauchen oder Sonnenbäder. Blaues Licht von Handy- und Computerbildschirmen wirkt ähnlich wie UV-Strahlen auf Ihre Haut: Es regt die Bildung freier Radikale in den oberen Hautschichten an. Dadurch entstehen Zellschäden, die die Hautalterung beschleunigen. Spezielle Blaulichtfilter für Bildschirme und Displays schonen unsere Haut.
Alkohol sollten Sie besonders spätabends meiden, da sein Abbau im Körper nachts dann Vorrang vor wichtigen Stoffwechselprozessen hat. Er hemmt außerdem die Ausschüttung des Wachstumshormons HGH (siehe Seite 42), das auch für die Hauterneuerung benötigt wird, und verkürzt die erholsamen REM-Schlaf-Phasen. Der REM-Schlaf ist besonders wichtig für Regenerationsarbeiten im Körper.
Eine eiweißarme Ernährung lässt Sie schnell altern. Aminosäuren sind wichtige

### AUS MEINER PRAXIS

**Kosmetikprodukte auf Mineralölbasis** legen sich wie eine Schicht auf die Haut und trocknen sie auf Dauer sogar aus, da sie nicht in die Hautbarriere eingebaut werden können. Sie stören die Bildung hauteigener Fette und die Regeneration der Haut. Schauen Sie daher genau auf die Inhaltsstoffliste: Mineralöle verstecken sich hinter Begriffen wie Ceresin, Paraffin, Petrolatum, Mineral Oil, Microcristallina Wax oder Paraffinum Liquidum.

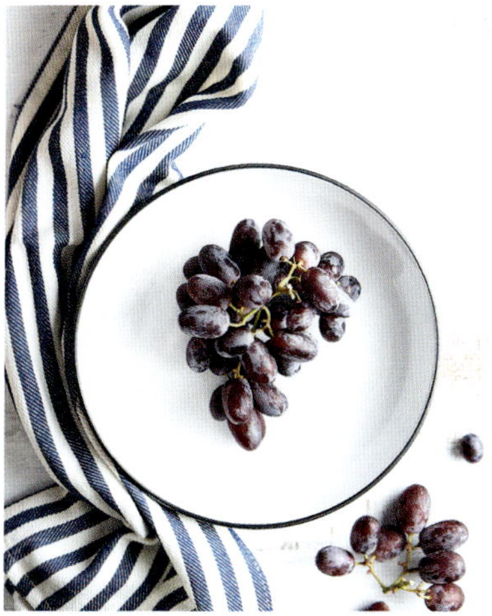

ere, polstert die Haut auf und bildet ein gesundes Milieu. Seit ich einen Luftbefeuchter zu Hause habe, geht's meiner Haut in den Wintermonaten so viel besser. Gute 50 Prozent Luftfeuchtigkeit halten die Haut schön frisch.

**Jojoba- und Koksöl** sind die beste Pflege von außen. Sie unterstützen die Reparatur der Hautbarriere, wirken antientzündlich, schützen vor freien Radikalen und lassen die Haut atmen. Für sehr trockene und reife Haut empfehle ich **Nachtkerzenöl** mit wertvoller Gamma-Linolensäure.

Bestandteile der elastischen und kollagenen Fasern der Haut. Außerdem werden sie zur Erneuerung der Körperzellen und die Hormonproduktion benötigt.

## DAS HILFT EBENFALLS

**Bewegung** ist superwichtig und gesund – nur übertreiben sollten Sie es nicht. Gehen Sie etwa dreimal die Woche 45 Minuten flott spazieren und kombinieren Sie das mit einem leichten Krafttraining. Bei anstrengenderen Sportarten brauchen Sie mehr Sauerstoff, der wieder zu 3–5 Prozent in freie Radikale umgebaut wird. Achten Sie dann besonders auf eine gute Versorgung mit Antioxidanzien.

Etwa ein Fünftel unserer Haut besteht aus **Wasser**, das sie schön prall macht. Deshalb ist viel zu trinken auch immer noch der allerbeste Beautytipp. Auch trockene Heizungsluft ist eine richtige Strapaze für die Haut, der dadurch Feuchtigkeit entzogen wird. Diese stärkt aber die Hautbarri-

## MEINE BEAUTYTIPPS

1. Nehmen Sie mit der Nahrung reichlich Antioxidanzien und Carotinoide zu sich.
2. Achten Sie auf eine ausreichende Zufuhr von hochwertigem Eiweiß.
3. Nehmen Sie täglich Omega-3-Öl und Leinöl (je 1 EL) zu sich.
4. Verwenden Sie Kurkuma und Ingwer, um Entzündungen zu mindern.
5. Reduzieren Sie Ihren Zuckerkonsum.
6. Essen Sie Lebensmittel, die den Kollagenabbau hemmen (grüner Tee, Himbeeren, rote Trauben, Rotwein, dunkle Schokolade).
7. Trinken Sie reichlich Wasser.
8. Unterstützen Sie die Hautgesundheit mit Milchsäurebakterien von innen.
9. Tragen Sie täglich eine Creme mit Lichtschutzfaktor auf.
10. Verwenden Sie saure Produkte (pH-Wert 4,7–5,5) für die Hautpflege.
11. Verwenden Sie Jojoba- und/oder Kokosöl zur Hautpflege.
12. Bauen Sie ausreichend Bewegung in Ihren Alltag mit ein.

# HAPPY HORMONE

Ob wir prima Laune haben, gut Fett verbrennen können, Cellulite bekommen, Lust auf Sex haben oder morgens nicht aus dem Bett kommen – all das bestimmen unsere Hormone. Sind die Hormone im Gleichgewicht, bekommt unser Leben eine wunderbare Leichtigkeit. Doch es ist schon so eine Sache mit den Hormonen: Wir können sie nicht sehen, dabei haben sie uns komplett im Griff, da sie so ziemlich alle Prozesse in unserem Körper steuern. Aber keine Angst, wir sind ihnen nicht wehrlos ausgeliefert, sondern können sie beeinflussen und sogar für uns arbeiten lassen.

Sie können sich Ihre Hormone etwa wie die Musiker in einem Orchester vorstellen: Nur wenn alle richtig zusammenspielen, läuft es rund. Sie sollten also alle im Blick haben, denn ein Überschuss oder Mangel an bestimmten Hormonen bringt den gesamten Organismus aus dem Takt.

Von den zahlreichen verschiedenen Hormonen in unserem Körper sind einige besonders wichtig: Insulin, Östrogen, Progesteron, Schilddrüsenhormone, Cortisol, Leptin und Ghrelin.

## DAS BRINGT UNSERE HORMONE DURCHEINANDER

**Stress** ist der größte Störfaktor für das hormonelle Gleichgewicht. Wenn Sie zum Beispiel in der Arbeit total unter Druck stehen und sich das bedrohlich anfühlt, schüttet Ihr Körper Cortisol aus. Das hat in früheren Zeiten dabei geholfen, so schnell wie möglich vor einer Gefahr wegrennen zu können. Danach ist der Cortisolspiegel wieder gesunken. Heutzutage besteht der Stress jedoch häufig weiter und das Cortisollevel ist dauerhaft erhöht. Der Körper kann sich nicht mehr regenerieren.

Durch eine einseitige **Ernährung** können uns Nährstoffe fehlen, die für die Produktion der Hormone wichtig sind (Eiweiß, gesunde Fette, .B-Vitamine, Vitamin $D_3$, Selen). Wenn wir nun aber nicht nur zu einseitig, sondern zu wenig essen, wie es etwa bei Crash-Diäten der Fall ist, signalisieren wir unserem Körper, dass wir uns in einer Notsituation befinden. Er stellt die Hormonproduktion um. Davon erholt sich der Hormonhaushalt erst nach Monaten.

Viele **Pflegeprodukte und Kosmetika** enthalten synthetische Bestandteile wie Paraffine, Parabene und andere chemisch produzierte Inhaltsstoffe. Sie können über die Haut in den Körper gelangen und stehen im Verdacht, dort Einfluss auf unsere Hormone zu nehmen.

Zu **wenig oder schlechter Schlaf** bringt auch unsere Hormone aus der Balance. Das Schlafhormon Melatonin ist ein wichtiger Schutzstoff (Antioxidans), den der Körper vornehmlich in den Ruhephasen produziert. Auch ist beim Schlaf das Wachstumshormon HGH aktiv, das die Zellen repariert und uns so vor Alterungsprozessen schützt (siehe Seite 42). Wenn Sie nicht gut schlafen, können Sie Hopfen, Melisse, Lavendel oder Schlafbeere zur Unterstützung auch über einen längeren Zeitraum nehmen. Verzichten Sie unbedingt auf Schlaftabletten: Diese machen schnell abhängig.

Auch die Einnahme bestimmter **Medikamente** kann sich auf den natürlichen Hormonhaushalt auswirken. An erster Stelle ist hier die Anti-Baby-Pille zu nennen. Sie wirkt wie eine Hormontherapie auf den weiblichen Hormonhaushalt und setzt die natürlichen Hormone schachmatt. Spätestens jedoch nach dem Absetzen der Pille können jahrelange Nebenwirkungen auftreten wie ein unregelmäßiger Zyklus, unreine Haut und Stimmungsschwankungen. Auch andere Medikamente können unseren Hormonhaushalt aus dem Rhythmus bringen. Die Einnahme solcher hormonell wirksamer Medikmente sollte daher immer in Absprache mit dem Arzt erfolgen.

## INSULIN – DER ZUCKERWÄCHTER

Sobald Zucker in Form von Glukose aus der Nahrung ins Blut gelangt, schlägt die große Stunde des Blutzucker-Reglers Insulin. Das Hormon wird in der Bauchspeicheldrüse (Pankreas) hergestellt und transportiert die Glukose (Traubenzucker) aus dem Blut in die Zellen der Muskeln, der Leber, der Nieren und des Fettgewebes (die Hirnzellen und rote Blutkörperchen sind die einzigen Zellen, die Glukose unabhängig vom Insulin aufnehmen können). Insulin fungiert sozusagen als Türwächter, der die Zellen für den Zucker »öffnet«. In den Körperzellen werden die Zuckermoleküle zur Energiegewinnung genutzt.
Je mehr Glukose im Blut ist, umso mehr Insulin wird benötigt. Wenn zu viel Insulin aktiv ist, gerät unser Körper aus der Bahn. Auf Dauer entwickeln die Zellen sogar eine Insulinresistenz, das heißt, die Glukose wird von den Zellen nicht mehr oder nicht mehr ausreichend aufgenommen und verbleibt im Blut – der Blutzuckerspiegel steigt an. In der Folge produziert unser Körper immer mehr Insulin, dadurch erschöpft sich die Bauchspeicheldrüse. Der Insulinspiegel sinkt, der Blutzuckerspiegel steigt aber weiter an – bis er so hoch ist, dass Diabetes Typ 2 droht.

## SO BEEINFLUSST UNSER VERHALTEN DEN BLUTZUCKERSPIEGEL

Wir haben es selbst in der Hand, ob unser Blutzuckerspiegel im Tagesverlauf einem Auf und Ab unterliegt oder ob er in einem gesunden Mittelwert verläuft.

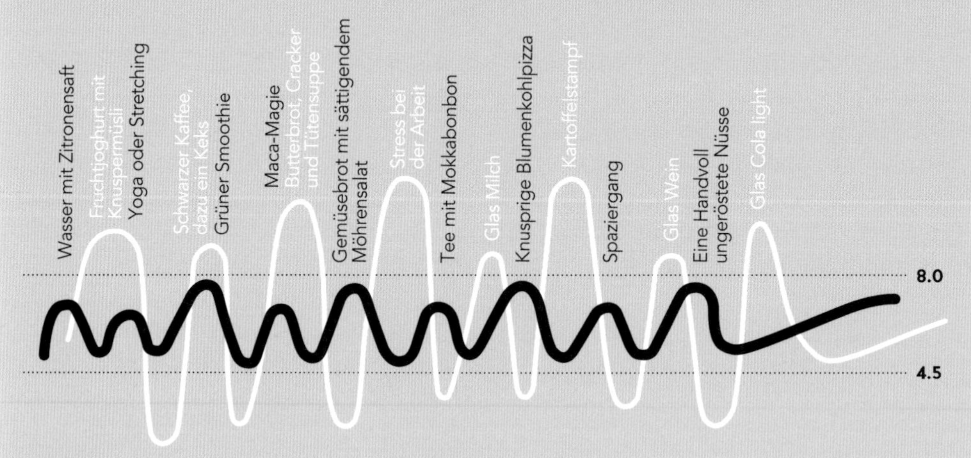


**GUT ZU WISSEN**

Es besteht immer eine Wechselwirkung zwischen verschiedenen Hormonen. So stört zu viel Insulin die Produktion des Schlafhormons Melatonin, es behindert die Ausschüttung des Wachstumshormons DHEA und hat dadurch enormen Einfluss auf unsere gesamte Gesundheit. Sport und jede Bewegung transportieren Glukose jedoch ohne das Zutun von Insulin in die Muskelzellen. So reagiert der Körper natürlich auf den Mehrbedarf.

Wenn unser Blutzuckerspiegel aber stabil ist, also keine enormen Ausschläge nach oben und unten zeigt, haben wir mehr Energie, können leicht abnehmen und unterstützen unseren Hormonhaushalt.

### Achten Sie bei Ihrer Ernährung auf die folgenden drei Dinge:

1. Es gibt Lebensmittel, die den Blutzuckerspiegel rasch ansteigen lassen, und andere, bei denen das langsam passiert. Wenn der Blutzuckerspiegel langsam steigt, fällt er auch langsam. Dann mobilisiert der Körper mithilfe des Hormons Glukagon – dem Gegenspieler des Insulins – den in der Leber in den Zuckerreserven gespeicherten Zucker, um den Blutzu-

ckerspiegel auf Niveau zu halten. Sie sind länger satt und bekommen keinen Heißhunger.

2. Machen Sie lange Pausen zwischen den Mahlzeiten (mindestens 4 Stunden), denn wann immer Sie Ihrem Organismus auch nur etwas Zucker oder Kohlenhydrate zuführen, kommt sofort wieder Insulin zum Einsatz. Jeder Überschuss an Glukose wandert direkt in die Fettzellen – Übergewicht droht.

3. Während Insulin im Körper aktiv ist, kann Ihr Körper kein Fett verbrennen, da er immer erst die Glukose im Blut als Energiequelle nutzt. Vermeiden Sie daher so gut es geht große Schwankungen des Blutzuckerspiegels.

## ÖSTROGEN – DAS FRAUENHORMON NR. 1

Das bekannteste weibliche Geschlechtshormon ist genau genommen eine ganze Gruppe: Östrogene übernehmen mehr als 400 Aufgaben im Körper: Energiehaushalt, Fruchtbarkeit, Gelenke, Haut, Sauerstoffversorgung des Gehirns und vieles mehr hängen von ihnen ab. Östrogene regeln maßgeblich den weiblichen Zyklus und sind für eine Schwangerschaft von großer Bedeutung. So sorgen sie dafür, dass ein Follikel (Eizelle) im Eierstock heranreift

Mit Beginn der Menopause nimmt die Östrogenproduktion in den Eierstöcken ab und wird zum Teil von Nebennieren, Haut, Muskeln und den Fettzellen übernommen. Ein zu niedriger Östrogenspiegel wirkt sich unter anderem negativ auf die Produktion von Dopamin und Serotonin aus. Diese Botenstoffe sorgen aber für gute Laune und Gelassenheit.

Übrigens: Auch Männer haben die Hormone im Körper. Sie werden unter anderem in den Hoden aus Testosteron gebildet. Bei Männern mit Übergewicht, Fettleber, (beginnendem) Diabetes und Brustvergrößerung kann es durchaus sinnvoll sein, den Östrogenspiegel überprüfen zu lassen.

Unser Körperfett kann Östrogen herstellen. Wenn Sie also nach den Wechseljahren etwas zunehmen, ist das willkommen. Ihr Körper braucht das Östrogen weiterhin. Seien Sie daher nicht zu streng mit sich. Oder Sie gehen öfter ins Fitnessstudio – dreimal in der Woche sollte Krafttraining schon sein! Muskeltraining ist eine gute Möglichkeit, den Östrogenspiegel zu unterstützen. Muskeln produzieren nämlich Testosteron, aus dem der Körper wiederum Östrogen gewinnt. Mit mehr Muskeln kann ihr Körper Testosteron und daraus dann Östrogen herstellen, die Muskeln verbrennen mehr Fett (der Grundumsatz erhöht sich) und Sie bekommen dank genügend Östrogen nicht so viele Falten.

Vielleicht ist Ihnen auch aufgefallen, dass dünne Frauen besonders viele Falten haben. Das liegt daran, dass sie nur wenige Fettzellen besitzen, also weniger Östrogen produzieren. Für die Haut ist Östrogen ein wahrer Jungbrunnen.

Mit der richtigen Ernährung können Sie Ihren Körper unterstützen: Leinsamen enthält etwa Lignane. Diese Phytoöstrogene ähneln den körpereigenen Östrogenen und können einen Mangel ausgleichen (mahlen Sie den Leinsamen immer frisch). Nehmen Sie außerdem ausreichend Magnesium zu sich (400 mg täglich). Maca (siehe Seite 11) stimuliert das körpereigene Hormonsystem.

**AUS MEINER PRAXIS**

Eine Östrogendominanz kann durch Fremdöstrogene, die wir aus der Umwelt (aus Erdöl, Plastik, Spülmittel, Pestiziden, Kosmetika, Süßstoffen) aufnehmen, entstehen. Lassen Sie bei Hitzewallungen, Stimmungsschwankungen oder Schlafstörungen einen Hormonstatus bei Ihrer Frauenärztin machen.

## PROGESTERON – DAS FRAUENHORMON NR. 2

Progesteron, auch Gelbkörperhormon genannt, ist neben Östrogen das zweite Hormon, das den Menstruationszyklus mit reguliert. Zudem spielt es eine entscheidende Rolle für die Vorbereitung einer Schwangerschaft: Progesteron wird in den Eierstöcken produziert. Nach dem Eisprung bildet auch der Gelbkörper, das ist die verbliebene Follikelhülle, weiter Progesteron. Dieses bereitet Monat für Monat die Gebärmutter auf eine mögliche Schwangerschaft vor, indem es dafür sorgt, dass die Gebärmutterschleimhaut sich entfaltet und stärker durchblutet wird. So kann sich ein befruchtetes Ei gut in ihr einnisten. Findet keine Befruchtung statt, bildet sich der Gelbkörper zurück und der Progesteronspiegel sinkt ab. Es kommt zur Menstruation.

Ab dem 40. Lebensjahr nimmt die Progesteronproduktion in den Eierstöcken ab. Eine kleine Menge wird noch in Nebennieren und Gehirn produziert, aber der Gehalt im Blut sinkt.

Progesteron wirkt entspannend und positiv auf die Stimmung. Wir verbrennen mit ihm prima Fett und schlafen erholsam. Dabei ist wichtig, dass beide Frauenhormone, Progesteron und Östrogen, in der Balance sind. Eine gute Unterstützung dafür ist übrigens ein stabiler Blutzuckerspiegel.

### 5 Tipps für mehr Progesteron

1. Die Nebennieren brauchen viel Vitamin C, um Progesteron herzustellen. Essen Sie daher viel Vitamin-C-reiches Obst und Gemüse. Ggf. können Sie die tägliche Dosis noch durch ein Nahrungsergänzungsmittel ergänzen (400–500 mg täglich).
2. Koffein und Alkohol fördern die Ausschüttung des Stresshormons Cortisol, für dessen Produktion der Körper Progesteron als Ausgangsstoff benötigt. So sinkt der Progesteronspiegel im Körper.
3. Vermeiden Sie Stress oder reduzieren Sie ihn durch Bewegung, Yoga oder Meditation.
4. Nehmen Sie Mönchspfeffer ein (nach Absprache mit dem Frauenarzt). Die Heilpflanze kann einen niedrigen Progesteronspiegel anheben.
5. Wilde Yams-Wurzel enthält Diosgenin, das Progesteron ähnelt und ausgleichend auf das Verhältnis zwischen Östrogen und Progesteron wirkt.

## SCHILDDRÜSENHORMONE – DIE HAUSMEISTER

So klein und doch so wichtig: Unsere Schilddrüse produziert und speichert die zwei wichtigen Schilddrüsenhormone Thyroxin (T4) und Trijodthyronin (T3), die für viele Stoffwechselvorgänge in unserem Körper eine essenzielle Rolle spielen.

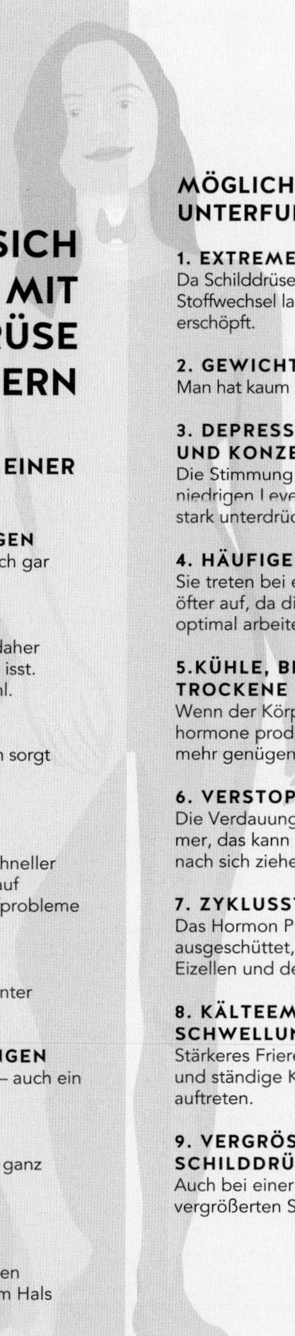

# SO KÖNNEN SICH PROBLEME MIT DER SCHILDDRÜSE ÄUSSERN

## MÖGLICHE SYMPTOME EINER ÜBERFUNKTION

**1. HERZRHYTHMUSSTÖRUNGEN**
Häufiges Herzrasen, obwohl man sich gar nicht bewegt hat.

**2. GEWICHTSVERLUST**
Der Stoffwechsel ist beschleunigt, daher nimmt man ab, auch wenn man viel isst. Gleichzeitig ständiges Hungergefühl.

**3. HOHER BLUTDRUCK**
Das Zuviel an Schilddrüsenhormonen sorgt für einen überhöhten Blutdruck.

**4. NERVOSITÄT UND SCHLAFSTÖRUNGEN**
Man hat zu viel Energie und wird schneller unruhig als andere. Da der Körper auf Hochtouren arbeitet, können Schlafprobleme auftreten.

**5. ERSCHÖPFUNG**
Das ist kein Widerspruch: Ständig unter Strom zu sein, kostet viel Kraft.

**6. STIMMUNGSSCHWANKUNGEN**
Die Stimmung kann stark wechseln – auch ein Hang zu Aggressivität ist möglich.

**7. ZYKLUSSTÖRUNGEN**
Die Periode ist verspätet oder kann ganz ausbleiben.

**8. VERGRÖSSERUNG DER SCHILDDRÜSE**
Sie tritt beim Großteil der Betroffenen auf und kann sich an einem Kropf am Hals zeigen.

## MÖGLICHE SYMPTOME EINER UNTERFUNKTION

**1. EXTREME MÜDIGKEIT**
Da Schilddrüsenhormone fehlen, arbeitet der Stoffwechsel langsam und man ist ständig erschöpft.

**2. GEWICHTSZUNAHME**
Man hat kaum Hunger und nimmt trotzdem zu.

**3. DEPRESSIVE VERSTIMMUNGEN UND KONZENTRATIONSSTÖRUNGEN**
Die Stimmung kann sich ständig auf einem niedrigen Level bewegen und der Antrieb stark unterdrückt sein.

**4. HÄUFIGERE INFEKTE**
Sie treten bei einer Unterfunktion deutlich öfter auf, da die Abwehrkräfte nicht mehr optimal arbeiten.

**5.KÜHLE, BLASSE UND TROCKENE HAUT**
Wenn der Körper nicht genug Schilddrüsenhormone produziert, wird die Haut nicht mehr genügend mit Fett versorgt.

**6. VERSTOPFUNG**
Die Verdauung funktioniert deutlich langsamer, das kann eine chronische Verstopfung nach sich ziehen.

**7. ZYKLUSSTÖRUNGEN**
Das Hormon Prolaktin wird vermehrt ausgeschüttet, es beeinflusst die Reifung der Eizellen und den Eisprung.

**8. KÄLTEEMPFINDLICHKEIT, SCHWELLUNGEN, KOPFSCHMERZEN**
Stärkeres Frieren, Schwellungen im Gesicht und ständige Kopfschmerzen können auftreten.

**9. VERGRÖSSERUNG DER SCHILDDRÜSE**
Auch bei einer Unterfunktion kann es zu einer vergrößerten Schilddrüse kommen.

Grundumsatz, Körpertemperatur, Gehirnreifung, Herzfrequenz und Aktivierung des Nervensystems werden über sie gesteuert. Wenn die Schilddrüse nicht gut arbeitet, spüren wir das an verschiedenen ungünstigen Symptomen. Werden zu viele oder zu wenige Schilddrüsenhormone produziert, spricht man von einer Über- oder Unterfunktion. Wenn Sie mehr als drei der genannten Symptome über mehr als drei Wochen spüren, lassen Sie Ihre Schilddrüsenwerte unbedingt vom Arzt messen.

Symtome bei einer Überfunktion
- Nervosität
- Reizbarkeit
- Konzentrationsschwäche
- Zittern
- Schlafstörungen
- hoher Blutdruck
- Herzrhythmusstörungen
- Gewichtsverlust
- Haarausfall
- Muskelschwäche

Symtome bei einer Unterfunktion
- Müdigkeit
- Antriebslosigkeit
- Kälteempfindlichkeit
- Gewichtszunahme
- brüchige Haare und Nägel
- unregelmäßige Menstruation, unerfüllter Kinderwunsch
- depressive Verstimmung
- Muskelschwäche

Damit Ihre Schilddrüse gut arbeiten kann, braucht sie vor allem zwei Nährstoffe: Jod und Selen. Diese sollten Sie täglich auf Ihrem Ernährungsplan haben (siehe Seiten 144 und 150).

Das reibungslose Zusammenspiel mit anderen Hormonen ist auch hier besonders wichtig: Ein niedriger Progesteronspiegel kann zum Beispiel eine negative Auswirkung auf die Schilddrüsenhormone haben. Der Körper benötigt Progesteron, um T4 zu produzieren. Wenn nun ein erhöhter Bedarf an Cortisol hinzukommt (zum Beispiel, wenn Sie gestresst sind), das wie Progesteron aus dem Vorstufenhormon Pregnenolon gewonnen wird (siehe unten), wird zunächst dieser gedeckt, bevor es an die Produktion von T4 geht.

## CORTISOL – DAS STRESS-HORMON

Cortisol ist das Alphamännchen unter den Hormonen. Es wird in einem 24-Stunden-Rhythmus ins Blut abgegeben. So ist die Konzentration nachts am geringsten und morgens am höchsten. Es macht uns also wach und bringt Schwung in den Körper. Das lebenswichtige Hormon hat Einfluss auf den Blutzuckerspiegel, den Fettstoffwechsel und wirkt entzündungshemmend. In der richtigen Dosis ist es also top, zu viel davon ist jedoch ungesund.
Bei dauerhaftem Stress werden große Mengen von Cortisol ausgeschüttet, die Produktion von Progesteron und Schilddrüsenhormonen steht dann hinten an. Das Vorstufenhormon Pregnenolon wird bei Stress anstatt für die Herstellung von Progesteron, dem Vorläuferhormon, fast nur noch für die Bildung von Cortisol verwendet. Wenn zu wenig Progesteron im Körper vorhanden ist, können wir nicht gut entspannen und schlafen. Damit leidet auch unsere Regeneration. Zudem fehlt es uns dann als weibliches Sexualhormon.

Wer gestresst ist, hat darüber hinaus meist schlechte Laune. Kein Wunder, denn Cortisol entzieht uns die Glückshormone Serotonin und Dopamin.
Cortisol wird hauptsächlich in den Nebennierenrinden gebildet. Müssen sie dies über längere Zeit im Übermaß machen, sind sie irgendwann erschöpft. Produzieren sie in der Folge kaum noch Cortisol, nennt man das Burn-out. Es fehlt dem Körper an Antrieb und Energie, wir fühlen uns förmlich ausgebrannt.

Was tun bei zu viel Cortisol im Blut?

- Sorgen Sie für ausreichend Entspannung und Ruhe.
- Halten Sie Ihren Blutzuckerspiegel stabil, indem Sie auf eine ausgewogene, zuckerarme Ernährung achten.
- Nehmen Sie mehr Magnesium zu sich (in Form eines Nahrungergänzungsmittels), ergänzt durch einen Vitamin-B-Komplex.
- Achten Sie auf eine ausreichende Zufuhr von Omega-3-Fettsäuren. Gute Quellen sind Leinsamen, Walnusskerne und fette Kaltwasserfische (Hering, Lachs, Makrele). Als Nahrungsergänzungsmittel empfehle ich Fischölkapseln.
- Nehmen Sie Rosenwurz ein. Das pflanzliche Heilmittel kann den Cortisolspiegel senken und so stressreduzierend wirken.

Der Cortisolspiegel sollte dauerhaft nicht zu stark schwanken, denn das Hormon erhöht unseren Blutzuckerspiegel sowie unseren Blutdruck.

## SO BEEINFLUSST UNSER VERHALTEN DEN CORTISOLSPIEGEL

Wenn der Tag viel Stress mit sich bringt, wirkt sich das auf den Cortisolspiegel aus.

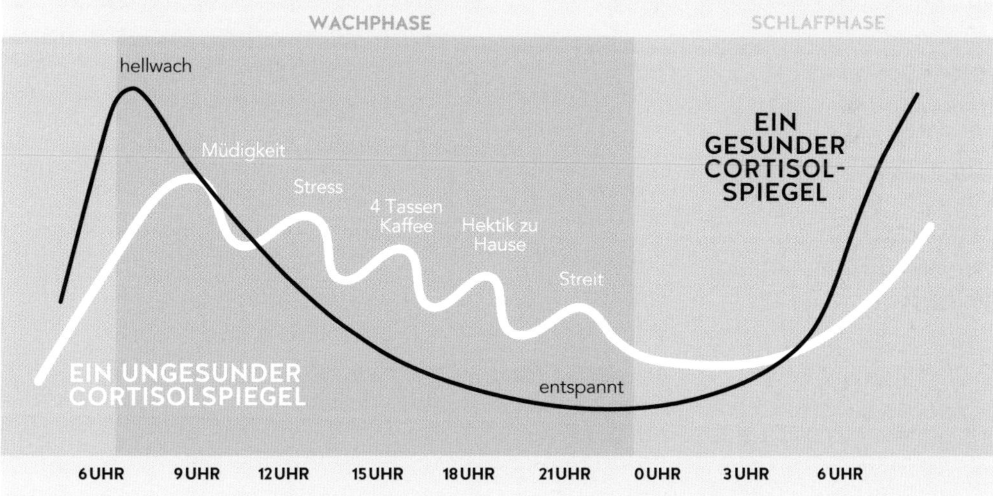

## LEPTIN UND GHRELIN – DIE HUNGERREGLER

Leptin und Ghrelin sind wie Östrogen und Progesteron Gegenspieler, sie müssen also im Gleichgewicht sein. Die Funktion der beiden Hormone ist ganz einfach: Ghrelin signalisiert uns ein Hungergefühl, Leptin meldet uns dagegen eine Sättigung. Bei Menschen mit gesundem Körpergewicht ist Leptin also ein natürlicher Appetitzügler. Leider funktioniert das Signal bei vielen, meist übergewichtigen Menschen nicht mehr richtig: Sie verspüren kein Sättigungsgefühl mehr und haben ständig Appetit. Man spricht dann von einer Leptinresistenz. Diese kann Übergewicht weiter fördern.

### Worin liegt die Ursache?

Das Problem ist Fruchtzucker (Fruktose) – nicht der aus frischem Obst, sondern zugesetzte Fruktose, die zusammen mit Glukose in fast allen industriell verarbeiteten Nahrungsmitteln vorkommt. Anders als Glukose wird Fruktose nicht aus dem Blut durch Insulin in die Zellen eingeschleust. Sie geht direkt in die Leber und wird dort in Fettsäuren umgewandelt und in Form von Triglyceriden gespeichert. Dadurch steigt der Fettsäurespiegel in der Leber, aber auch ins Blut gelangen zu viele Fettsäuren.

Leptin wird in den Fettzellen gebildet. Sind im Körper also viele Fettzellen vorhanden, wird demnach viel Leptin ausgeschüttet. Es kann aber seine Wirkung nur entfalten, wenn weniger dieser Triglyceride vorliegen. Der Triglyceridwert im Blut sollte unter 150 mg/dl liegen, bei hohen Werten steigt auch das Risiko für Arteriosklerose (Verkalkung der Gefäße). Zudem kann ein Übermaß an Fruktose über längere Sicht zu einer Fettleber führen.

Zwei bis drei Portionen frisches Obst am Tag sind gesund, mehr wird problematisch. Vorsicht auch bei (gekauften) Frucht-Smoothies: Sie enthalten häufig sechs bis acht Portionen Obst. Mixen Sie sich Ihre Smoothies am besten selbst und reichern Sie sie unbedingt durch gesundes Gemüse an. Gern können Sie auch noch etwas Spirulina oder Chlorella (siehe Seite 12) untermixen. Das hilft dem Körper bei der Sauerstoffversorgung und gegen Heißhunger. Wenn Sie merken, dass Ihr Sättigungsgefühl nicht richtig funktioniert, setzen Sie vornehmlich auf nicht so süße Obstsorten wie Beeren, Granatäpfel, Grapefruits und saure Äpfel.

### Weitere Folgen

Eine Leptinresistenz hat jedoch nicht nur ein fehlendes Sättigungsgefühl zur Folge. Die erhöhten Leptinwerte, die durch zu viel Fruktose und schnelle Kohlenhydrate entstehen, signalisieren dem Gehirn auch, dass es die Schilddrüse runterfahren und den Stoffwechsel verlangsamen soll. Wenn Ihr Stoffwechsel jedoch träge ist, geht der Grundumsatz zurück und Sie nehmen noch schneller zu.

**MEIN GESUNDHEITSTIPP**

Verzichten Sie auf Lightprodukte, die Ihnen eine schnelle Gewichtsreduktion versprechen. Darin stecken viele chemische Stoffe wie Süßstoffe, die Ihren Hormonhaushalt gehörig durcheinanderbringen.

# TEST

Ist Ihr Hormonhaushalt im Lot?

**JA NEIN**

1. Fühlen Sie sich trotz ausreichend Schlaf häufig müde und erschöpft?
2. Leiden Sie unter unerklärlichen Stimmungsschwankungen?
3. Haben Sie öfter Verdauungsbeschwerden (Blähungen, Völlegefühl, Verstopfung)?
4. Nehmen Sie nur sehr schwer ab?
5. Essen Sie gerne und viel Süßes?
6. Sind Sie oft durstig und leiden unter vermehrtem Harndrang?
7. Haben Sie oft Kopfschmerzen oder Migräne?
8. Leiden Sie unter Hautirritationen und Ekzemen?
9. Bereitet Ihnen das Ein- und/oder Durchschlafen Probleme?
10. Haben Sie häufig Heißhunger?
11. Gibt es in Ihrer Familie Fälle von Schilddrüsenerkrankungen?
12. Leiden Sie unter Hitzewallungen und Nachtschweiß?
13. Fühlen Sie sich die meiste Zeit gestresst?

Ergebnis

Haben Sie drei oder mehr Fragen mit Ja beantwortet? Dann empfehle ich Ihnen, Ihren Hormonstatus beim Arzt checken zu lassen.

# DETOXWUNDER

In jedem von uns steckt ein kleiner Putzteufel. Ja, Sie haben schon richtig gelesen! Unser Körper ist unglaublich emsig, was die Selbstreinigung (Entgiftung) angeht. Fleißige Helfer dabei sind Organe wie Lunge, Leber, Lymphe, Haut, Darm und Nieren. Und diese permanente Putzaktion ist auch lebenswichtig, denn unser Körper kann nur dann optimal arbeiten, wenn er frei von Schadstoffen ist. Rückstände, die er nicht ausscheiden kann, machen müde, alt und krank. Doch mit den vielen Schadstoffen, die wir heutzutage über die verschiedensten Wege aufnehmen, ist unser Organismus oft überfordert. Dieser Müll muss aber raus.

## HAUSPUTZ

Eine funktionierende Reinigung ist also ein bedeutender Schlüssel für ein langes Leben. Abfallprodukte der Zellen – alte oder beschädigte Teile wie verbrauchtes oder deformieres Eiweiß – zerkleinert unser Körper und verwertet sie neu. Er betreibt quasi Recycling, der Fachbegriff hierfür ist Autophagie.

Es gibt allerdings ein großes Problem: Wenn wir zwischendrin immer wieder Nahrung zu uns nehmen, wird dieser Körperhausputz nicht aktiviert, denn der Gegenspieler der Autophagie ist Insulin. Dieses wird immer ausgeschüttet, wenn wir etwas essen. Unser Körper ist dann mit Verdauen statt mit Aufräumen beschäftigt. Die Zellen brauchen also eine gewisse Ruhezeit, um sich säubern zu können. Daher ist es sinnvoll, regelmäßig Essenspausen von mindestens 4 Stunden einzulegen. Oder noch besser: Versuchen Sie es einmal mit Intervallfasten (siehe Seite 75) oder lassen Sie das Abendessen ausfallen. So hat Ihr Körper genug Zeit, sich Aufräumarbeiten zu widmen.

Wenn Sie Ihre Autophagie auf Trab bringen wollen, sollten Sie außerdem Nahrungsmittel mit Spermidin essen (Voll-

**GUT ZU WISSEN**

Der Begriff Autophagie leitet sich aus dem Griechischen ab und beudetet »sich selbst verzehren«. Für die Erforschung des Prozesses, der der Autophagie zugrunde liegt, erhielt der japanische Zellbiologe Yoshinori Ohsumi 2016 den Medizinnobelpreis. Der eigentliche Sinn der Autophagie ist das Herstellen eines gesunden Gleichgewichts im Körper (Homöostase). Ohne diesen Selbstheilungsprozess sterben Zellen eher ab – wir altern schneller.

kornprodukte, Weizenkeime, Harzer Käse, Brokkoli, Äpfel und Hülsenfrüchte). Spermidin ist ein Botenstoff, dem eine entscheidende Rolle bei der Autophagie nachgesagt wird. Er kommt in all unseren Zellen vor, doch die Konzentration nimmt mit dem Alter ab.

## PERFEKTES DETOX – DIE ENTGIFTUNGSORGANE

Entgiftung ist Teamarbeit! Nur wenn alle Entgiftungsorgane gut funktionieren, bleiben wir länger jung und vital.

**Die Leber** ist das wichtigste Entgiftungsorgan. Sie arbeitet quasi wie eine Kläranlage: Wertvolle Nährstoffe werden gespeichert oder an die Zellen weitergeleitet, Schadstoffe werden von den Makrophagen, den Fresszellen des Immunsystems, vernichtet. Da unsere Leber über keine Schmerznervenzellen verfügt, merkt man eine Überforderung unserer größten Drüse daher eher an Müdigkeitssymptomen. Unsere Leber verzeiht zwar viele Sünden und kann sich auch mithilfe der richtigen Nährstoffe (etwa aus Mariendistel, Artischocke) gut regenerieren, eine dauerhafte Überlastung hält sie jedoch nicht aus. Große Mengen an Fruchtzucker begünstigen eine Fettleber, weil die Leber ihn in Fett umwandelt. Wenn die Zellen verfettet sind, können sie ihren eigentlichen Aufgaben nicht mehr nachkommen. Pro Tag sollten Sie also nicht mehr als 50–70 g Fruktose zu sich nehmen. Vorsicht vor industriell verarbeiteten Produkten, die sind häufig reich an Fruchtzucker!

**Die Nieren** filtern jeden Tag über eine Million kleine Röhrchen (Nephronen) etwa 180 l Primärharn (erste Filterung) und 2 l Endharn, den wir dann über die Blase ausscheiden. Bei dem Filterungsprozess werden Schadstoffe, Abbauprodukte und Medikamente aussortiert. Und das können wir auch riechen: Der typische Uringeruch entsteht durch Ammoniak, einen hochgiftigen Schadstoff. Es entsteht beim Abbau von Eiweiß und wirkt als Nervengift. Würde es im Körper bleiben, würde unser Gehirn massive Schäden abbekommen. Eine ausreichende Flüssigkeitszufuhr ist für unsere beiden Nieren enorm wichtig, da sonst die Schadstoffkonzentration zu hoch wird.

**Die Haut** leitet beim Schwitzen über knapp drei Millionen Schweiß- und Talgdrüsen Giftstoffe aus dem Körper. Wenn unsere anderen Entgiftungsorgane überlastet sind, kommt unser Schutzsschild zu Hilfe. Starkes Schwitzen und/oder Haut-

## SO BELASTEN SCHADSTOFFE AUS DER UMWELT UNSEREN KÖRPER

Tagtäglich kommen wir mit Stoffen in Berührung, die unseren Organismus belasten.

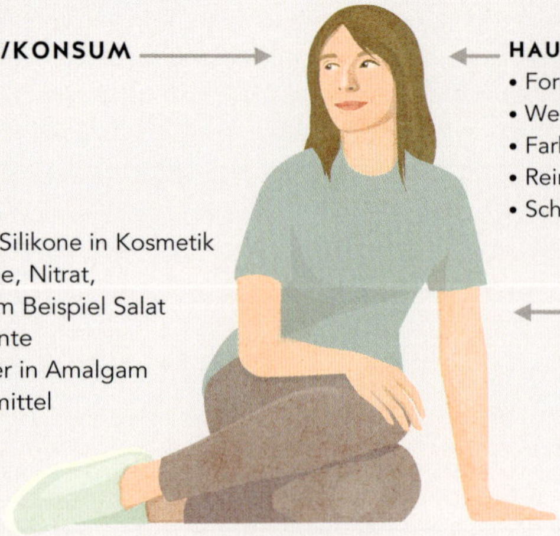

**NAHRUNG/KONSUM**

- Alkohol
- Nikotin
- Aspartam
- Glutamat
- Aluminium
- Parabene, Silikone in Kosmetik
- Nitrosamine, Nitrat, Nitrit in zum Beispiel Salat
- Medikamente
- Quecksilber in Amalgam
- Haarfärbemittel

**HAUSHALT**

- Formaldehyd in zum Beispiel Möbeln
- Weichmacher, Phthalate in Kunststoffen
- Farbstoffe in Kleidung
- Reinigungs- und Bleichmittel
- Schimmelpilze

**UMWELT**

- Feinstaub
- Kohlenmonoxid in Abgasen
- Pestizide in der Landwirtschaft
- Elektrosmog, Stickoxide
- Schwermetalle
- Mikroplastik

ausschläge können daher ein Zeichen für eine toxische Belastung des Körpers sein. Den Flüssigkeitsverlust müssen wir durch ausreichend Trinken immer wieder ausgleichen.

**Der Darm** ist von elementarer Wichtigkeit für den gesamten Organismus. Nur wenn es ihm gut geht, kommen die wertvollen Nährstoffe, die wir zu uns nehmen, auch im restlichen Körper an. Für die Entgiftung spielt er eine zentrale Rolle, da er Krankheitserreger erkennt, die Vermehrung schädlicher Keime verhindert und Stoffwechselendprodukte ausscheidet.
Unser Darm liebt Ballaststoffe, denn durch diese unverdaulichen Quellstoffe wird er angeregt, sich zu bewegen. Das bringt die Verdauung in Schwung. Die Ballststoffe können aber auch Schadstoffe binden und so aus dem Körper transportieren.
Wenn Sie bewusst mehr Ballaststoffe in Ihre Ernährung einbauen wollen, steigern Sie die Menge nach und nach. Der Darm muss sich erst an ein Plus an diesen Füllstoffen gewöhnen. Und auch hier das Trinken nicht vergessen: Nur so können die Ballaststoffe gut aufquellen und ihren Job machen.
Nach einer Antibiotikabehandlung oder wenn Ihr Immunsystem schwächelt, empfehle ich eine Darmsanierung. Hier nimmt man über etwa 60 Tage gute Darmbakterien (Apotheke) ein und kann so die Mikro-

biom wieder gut aufbauen. Mehr zum Thema Darm finden Sie ab Seite 78.

**Die Lunge** bringt mit jedem Einatmen den Sauerstoff aus der Luft in das Blut. Von dort wandert er weiter in jede einzelne Körperzelle. Und mit jeden Ausatmen wird schädliches Kohlendioxid ($CO_2$), das Abfallprodukt aus dem Sauerstoffstoffwechsel, aus unserem Körper abtransportiert. Feine Partikel in der Luft (Feinstaub) strapazieren die Lunge. Frische Wald- oder Bergluft tuen ihr dagegen sehr gut.

**Das Lymphsystem** beginnt im Gewebe und sammelt über kleinste Gefäße (Kapillaren) im ganzen Körper Giftstoffe, Bakterien und Viren. Besonders für unseren Stoffwechsel ist es wichtig, dass das Lymphsystem gut arbeitet und verbrauchtes Zell- und Gewebswasser abtransportiert. Bei geschwollenen Beinen oder Fingern ist es wichtig, die Lymphflüssigkeit zu strecken, sodass sie gut fließen kann: Also viel Wasser trinken!

## DETOXNÄHRSTOFFE

**Selen** spielt sowohl bei der Entgiftung von freien Radikalen als auch von Schadstoffen eine wichtige Rolle. Es unterstützt die Leber und schützt ihre Zellen. Achten Sie besonders im Alter auf eine gute Selenversorgung (siehe Seite 150).

**Zink** unterstützt den Körper bei der Bindung und Ausscheidung von Schwermetallen. Alkoholkonsum erhöht die Zinkausscheidung, dabei brauchen wir Zink für das alkoholabbauende Enzym Alkoholdehydrogenase (mehr zu Zink auf Seite 152).

**Vitamin $B_2$** ist ein wichtiger Bestandteil von Enzymen, die im Energiestoffwechsel benötigt werden. Außerdem unterstützt es Reaktionen zur Entgiftung körperfremder Substanzen (mehr dazu auf Seite 136).

**Glutathion** ist der wichtigste Entgifter und kommt als natürlicher Stoff im Körper vor, muss aber erst aus drei Aminosäuren zusammengebaut werden.

## DETOXKRÄUTER

**Löwenzahn** ist ein starkes Entgiftungskraut, das uns nach dem Winter hilft, den Körper zu entlasten. Es regt die Verdauungssäfte an und unterstützt die Lymphe.

**Petersilie** bindet Giftstoffe im Darm, sodass sie auf natürlichem Wege ausgeschieden werden können. Gerade wenn Sie eine träge Verdauung haben, empfehle ich, zwischendurch ein paar Petersilienblätter zu knabbern.

**Thymian** wird in der Naturheilkunde zur Stärkung der Atemwege eingesetzt. Er lindert Husten und wirkt beruhigend auf die Schleimhäute.

**Basilikum** wirkt entwässernd und beugt Nierensteinen vor. Es ist lecker im Salat, lässt sich aber auch gut als Tee zubereiten. Einfach einige Blätter mit heißem Wasser übergießen und 10 Minuten ziehen lassen.

**Gänseblümchen** stecken voller Bitterstoffe: Diese regen die Gallenproduktion an und unterstützen die Leber. Gerade wer regelmäßig Medikamente nimmt, sollte immer auch die Leber unterstützen.

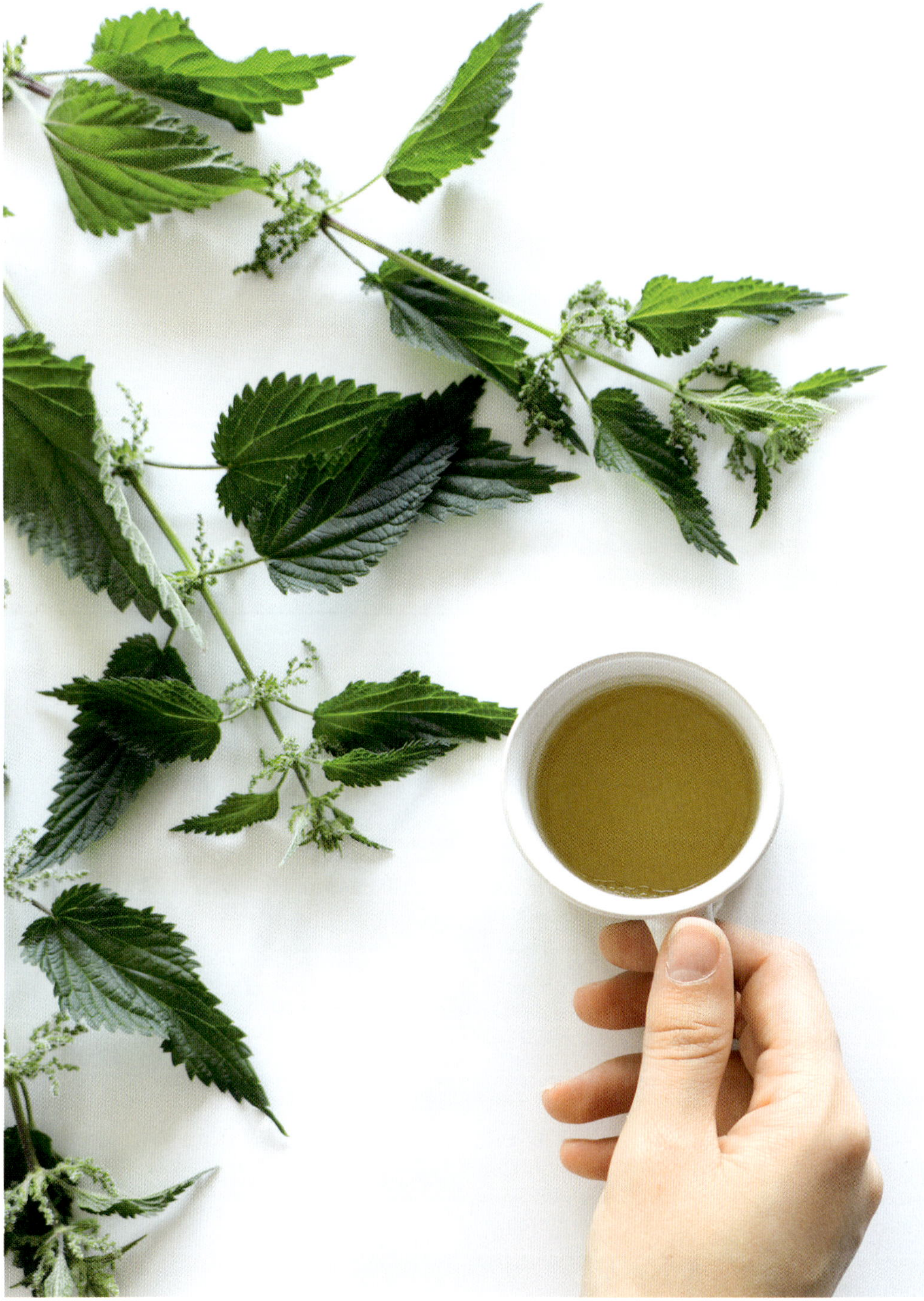

**Brennnesseln** sind harntreibend, wirken entwässernd und antirheumatisch. Die jungen Triebe kann man roh verzehren – vorher in ein Geschirrtuch wickeln und mit den Händen hin- und herwalzen, um die Brennhaare zu brechen. Oder sie bereiten ein erfrischendes Brennnesselwasser zu: einige Blätter mit kaltem Wasser übergießen und 1 Stunde ziehen lassen.

## DETOXWUNDER: WASSER

Ein Hoch auf das einfachste und zugleich lebenswichtigste unter den Lebensmitteln! Bekommt unser Körper reichlich Wasser, fließt unser Blut besser und kann Nährstoffe gut in die Zellen transportieren, Giftstoffe werden ausgeschwemmt. Trinken Sie 2–3 l Wasser (etwa 30 ml pro kg Körpergewicht) über den Tag verteilt, also nicht erst, wenn Sie Durst bekommen. Unser Körper meldet sich nämlich erst, wenn er bereits unter einem Flüssigkeitsmangel leidet. Stellen Sie sich am besten schon morgens Ihre Tagesration an Wasser bereit, damit Sie den Überblick behalten.
Übrigens verwechseln wir Durst oft mit Hunger. Trinken Sie daher 15 bis 30 Minuten vor den Mahlzeiten, so merken Sie, wie viel Hunger Sie tatsächlich haben. Sie essen dann auch weniger, da der Magen schon etwas gefüllt ist.
Für den Start in den Tag empfehle ich ein großes Glas lauwarmes Wasser mit Zitronensaft und Apfelessig. Das bringt den Stoffwechsel in Schwung und liefert dem Körper Vitamin C. Grün-, Kräuter- oder Früchtetee ist eine gute Alternative zu Wasser. In Grünteee stecken viele Polyphenole, die den Körper von freien Radikalen befreien (siehe Seite 112).

## MEINE DETOXKUR

Unser Körper leistet Tag für Tag schier Unglaubliches, um uns vor Schadstoffen zu bewahren. Unterstützen Sie ihn doch dabei! Ich selbst mache mindestens viermal im Jahr eine einwöchige Detox-Kur mit selbst gemixten Smoothies, um dem Körper eine kleine Erholungspause zu gönnen. Und das lege ich Ihnen auch wärmstens ans Herz! Nach einer Woche Detox fühlen Sie sich wie neugeboren: Sie haben mehr Energie, die Verdauung läuft wieder rund, Sie schlafen besser und sogar die Haut sieht erholter aus!
Auf den folgenden Seiten finden Sie meine Lieblingsrezepte für Detox-Smoothies. Trinken Sie täglich 2 Gläser davon. Auf weitere Nahrung sollten Sie verzichten, nur reichlich Wasser und/oder Tee trinken.

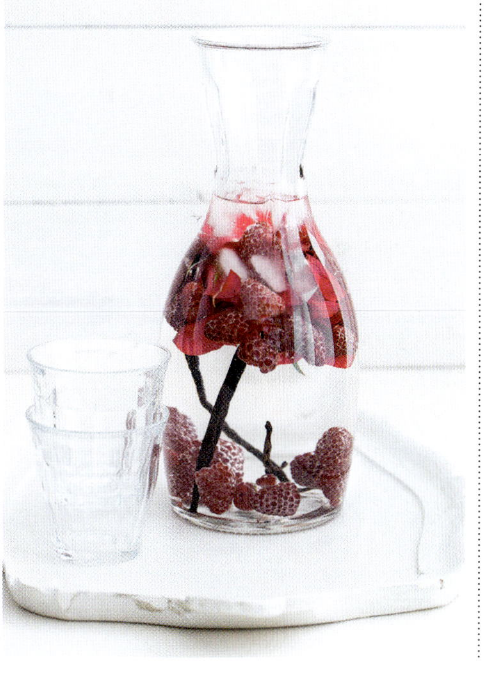

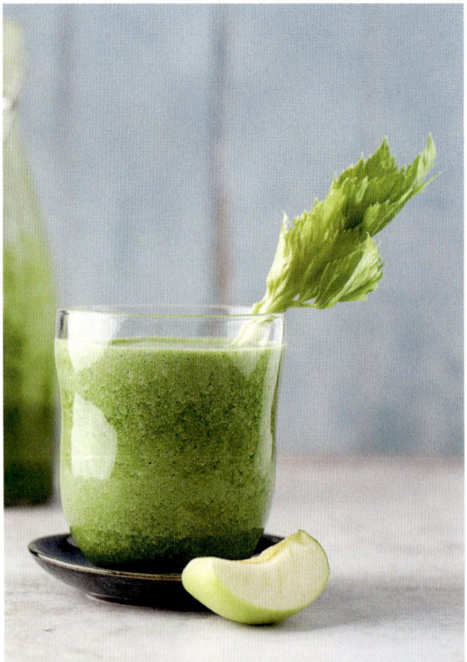

## DETOX-KUR FÜR FRÜHJAHR UND SOMMER

Die zwei Detox-Kuren mit entgiftenden Smoothies gehen über jeweils eine Woche: Für jeden Tag gibt es also einen Smoothie. Die Reihenfolge können Sie selbst festlegen. Zur Zubereitung der Smoothies empfehle ich, einen Hochleistungsmixer mit starker Mixpower von mindestens 25 000 Umdrehungen pro Minute zu verwenden.

### Wildkräuter-Papaya-Smoothie

**FÜR 2 GLÄSER (À 300 ML)**

**ZUBEREITUNG: CA. 15 MIN.**
PRO PORTION CA. 80 KCAL, 2 G E, 1 G F, 15 G KH

100 g Wildkräuter (Brennnesseln, Löwenzahn, Sauerampfer) abbrausen, trocknen. 200 g Papaya entkernen, schälen, grob schneiden. 1 Birne waschen, vierteln, entkernen, in Stücke schneiden. Kräuter, Obst, 2 EL Limettensaft und 250 ml stilles Mineralwasser im Standmixer pürieren.

### Apfel-Spinat-Smoothie

**FÜR 2 GLÄSER (À 300 ML)**

**ZUBEREITUNG: CA. 15 MIN.**
PRO PORTION CA. 130 KCAL, 3 G E, 1 G F, 24 G KH

80 g Baby-Blattspinat waschen, trocknen. 1 Stange Staudensellerie putzen, waschen, klein schneiden. 1 kleinen Apfel waschen, vierteln, entkernen, in Stücke schneiden. ½ Banane schälen, grob schneiden. Spinat, Sellerie, Apfel, Banane, 2 EL Zitronensaft und 250 ml Trinkmolke in den Standmixer geben. Alles auf kleiner, dann auf hoher Stufe mixen.

### Mangold-Gurken-Smoothie

**FÜR 2 GLÄSER (À 300 ML)**

**ZUBEREITUNG: CA. 15 MIN.**
PRO PORTION CA. 100 KCAL, 3 G E, 0,5 G F, 18 G KH

200 g Mangold (ohne Stiele) putzen, waschen, von den Blattrippen befreien, grob schneiden. 6 Stängel Petersilie waschen, grob schneiden. 1 Mini-Salatgurke waschen, 1 Banane schälen, beides in Stücke schneiden. Alles im Standmixer mit 2 EL Zitronensaft und 150 ml frisch gepresstem Orangensaft pürieren.

## Aprikosen-Salat-Smoothie

**FÜR 2 GLÄSER (À 300 ML)**

**ZUBEREITUNG: CA. 15 MIN.**
PRO PORTION CA. 140 KCAL, 3 G E, 4 G F, 20 G KH

1 Römersalatherz waschen, zerteilen. 200 g Aprikosen waschen, halbieren, entsteinen. 250 g Ananas schälen, vom Strunk befreien, grob schneiden. Je 1 Stück Ingwer und Kurkumawurzel (à 1 cm) schälen, fein würfeln. Alles mit 2 TL hellem Mandelmus, 1 EL Limettensaft und 150 ml stillem Mineralwasser im Standmixer pürieren.

## Scharfer Melonen-Tomaten-Smoothie

**FÜR 2 GLÄSER (À 300 ML)**

**ZUBEREITUNG: CA. 15 MIN.**
PRO PORTION CA. 150 KCAL, 2 G E, 7 G F, 17 G KH

2 große Tomaten waschen, vom Stielansatz befreien, vierteln. 300 g Cantaloup-Melone entkernen, schälen, grob würfeln. 50 g Fenchelknolle putzen, waschen, würfeln. 1 Chilischote waschen, samt Kernen in Ringe schneiden. Alles mit 2 EL Zitronensaft, 1 EL Olivenöl und 150 ml kalter Gemüsebrühe im Standmixer pürieren.

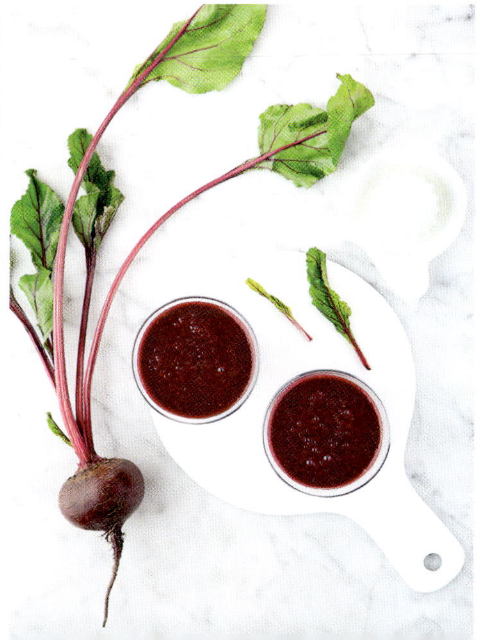

## Pflaumen-Fenchel-Smoothie

**FÜR 2 GLÄSER (À 300 ML)**

**ZUBEREITUNG: CA. 15 MIN.**
PRO PORTION CA. 80 KCAL, 2 G E, 1 G F, 13 G KH

150 g Fenchelknolle putzen, waschen, schneiden. 2 Pflaumen waschen, halbieren, entsteinen und klein schneiden. 75 g Heidelbeeren abbrausen. Ein Stück Vanilleschote (ca. 1 cm) fein schneiden. Alles mit 2 EL Zitronensaft und 150 ml stillem Mineralwasser im Standmiixer auf kleiner, dann auf hoher Stufe mixen.

## Rote-Beten-Beeren-Smoothie

**FÜR 2 GLÄSER (À 300 ML)**

**ZUBEREITUNG: CA. 15 MIN.**
PRO PORTION CA. 60 KCAL, 2 G E, 0,5 G F, 8 G KH

6–8 Rote-Beten-Blätter waschen, trocknen und zerkleinern. 150 g gemischte Beeren abbrausen. 100 g Rote Bete putzen, schälen und fein reiben (Einweghandschuhe tragen!). 1 Stück Ingwer (1 cm) schälen und reiben. Erst Blätter, dann Beeren, Rote Bete und Ingwer in den Standmixer geben. Alles mit 2 EL Zitronensaft und 250 ml stillem Mineralwasser auf kleiner, dann auf hoher Stufe mixen.

## DETOX-KUR FÜR HERBST UND WINTER

Auch bei den Rezepten für die kalte Jahreszeit können Sie munter durchwechseln, sollten aber idealerweise jedes Rezept in der Detox-Woche zubereiten.

### Grünkohl-Apfel-Smoothie

**FÜR 2 GLÄSER (À 300 ML)**

**ZUBEREITUNG: CA. 15 MIN.**
PRO PORTION CA. 160 KCAL, 3 G E, 6 G F, 22 G KH

80 g Grünkohl putzen, waschen, von Blattrippen befreien, grob schneiden. ½ Avocado entsteinen, schälen. 1 grünen Apfel waschen, vierteln, entkernen, in Stücke schneiden. 1 Stück Ingwer (1 cm) schälen und reiben. Alles im Standmixer mit 2 EL Limettensaft, 150 ml frisch gepresstem Orangensaft und 100 ml stillem Mineralwasser mixen.

### Feldsalat-Kiwi-Smoothie

**FÜR 2 GLÄSER (À 300 ML)**

**ZUBEREITUNG: CA. 15 MIN.**
PRO PORTION CA. 150 KCAL, 2 G E, 6 G F, 19 G KH

80 g Feldsalat waschen, trocknen. 2 kleine Möhren putzen, schälen, fein reiben. 1 Banane und 1 Kiwi schälen, in Stücke schneiden. 1 Stück Ingwer (ca. 1 cm) schälen und würfeln. Erst Feldsalat und Möhren, dann Banane, Kiwi, Ingwer und 2 TL Leinöl in den Standmixer geben. Mit 300 ml stillem Mineralwasser cremig mixen.

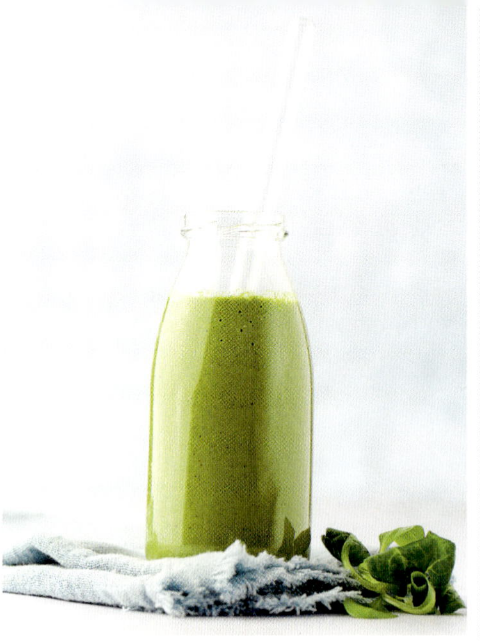

### Wirsing-Clementinen-Smoothie

**FÜR 2 GLÄSER (À 300 ML)**

**ZUBEREITUNG: CA. 15 MIN.**
PRO PORTION CA. 150 KCAL, 5 G E, 2 G F, 22 G KH

150 g Wirsing putzen, waschen, von Blattrippen befreien, grob schneiden. 2 Clementinen schälen und in Spalten teilen. ½ Banane schälen, in Stücke schneiden. Erst den Wirsing, dann das Obst in den Standmixer füllen. Mit 2 TL Chia-Samen und 250 ml Trinkmolke auf kleiner, dann auf hoher Stufe pürieren.

### Chicorée-Kurkuma-Smoothie

**FÜR 2 GLÄSER (À 300 ML)**

**ZUBEREITUNG: CA. 15 MIN.**
PRO PORTION CA. 140 KCAL, 4 G E, 4 G F, 22 G KH

1 Chicorée (ca. 200 g) waschen, längs halbieren, vom Strunk befreien und grob schneiden. 300 g reife Mango schälen, Fruchtfleisch vom Stein schneiden und klein würfeln. 1 Stück Kurkumawurzel (ca. 1 cm) schälen und fein würfeln. Alles mit 2 TL Mandelmus und 300 ml Kokoswasser im Standmixer auf kleiner, dann auf hoher Stufe mixen.

## Granatapfel-Grapefruit-Smoothie

**FÜR 2 GLÄSER (À 300 ML)**

**ZUBEREITUNG: CA. 15 MIN.**
PRO PORTION CA. 150 KCAL, 2 G E, 1 G F, 25 G KH

1½ Pink Grapefruits inklusive der weißen Haut schälen und in Stücke schneiden. ½ mittelgroßen Granatapfel halbieren. Granatapfelkerne herausdrücken und von den weißen Häutchen befreien. Alles mit 60 g angetauten TK-Himbeeren in den Standmixer füllen. Mit 50 ml stillem Mineralwasser auf kleiner, dann auf hoher Stufe pürieren.

## Rotkohl-Trauben-Smoothie

**FÜR 2 GLÄSER (À 300 ML)**

**ZUBEREITUNG: CA. 15 MIN.**
PRO PORTION CA. 150 KCAL, 3 G E, 4 G F, 23 G KH

100 g Rotkohl putzen, waschen, von Blattrippen befreien und grob schneiden. 125 g kernlose blaue Weintrauben waschen und halbieren. ½ Banane schälen und grob schneiden. Alles mit 1 EL Himbeeressig und 2 TL Walnussöl in den Standmixer geben. Mit 300 ml Trinkmolke auf kleiner, dann auf hoher Stufe mixen.

## Kaki-Möhren-Smoothie

**FÜR 2 GLÄSER (À 300 ML)**

**ZUBEREITUNG: CA. 15 MIN.**
PRO PORTION CA. 150 KCAL, 1 G E, 3 G F, 30 G KH

1 reife Kaki (ca. 160 g) waschen, vom Stielansatz befreien, in Stücke schneiden. 1 kleinen Apfel waschen, vierteln, entkernen und klein schneiden. ½ Pink Grapefruit halbieren und auspressen, mit Kaki und Apfel in den Standmixer geben. Mit 100 ml Möhrensaft, 100 g Crushed Ice und 1 TL Walnussöl auffüllen und auf kleiner, dann auf hoher Stufe mixen.

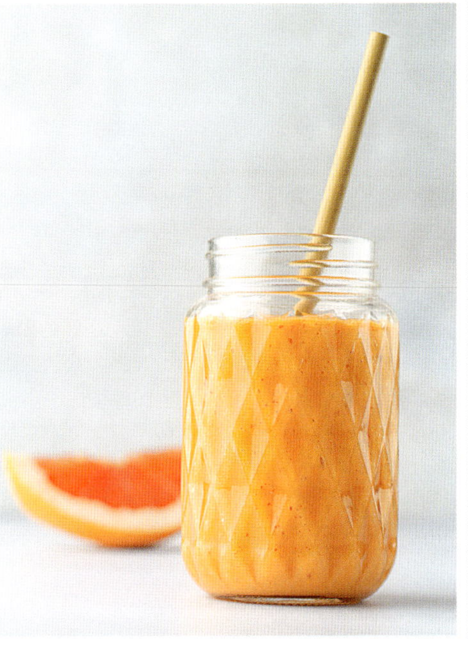

# MEINE 5 DETOXTIPPS

1. Gehen Sie regelmäßig an die frische Luft, das unterstützt Ihre Lunge beim Abatmen von Giften. Ein 30-minütiger Spaziergang baut Stress ab, stärkt das Immunsystem und hilft gegen Kopfschmerzen. Das empfehle ich Ihnen übrigens auch schon für die Tage vor der Kur, weil Kopfschmerzen bei vielen zu Beginn auftreten. Als prima Unterstützung kann ich hier Minzöl empfehlen: einfach ein wenig auf die Schläfen und die Stirn geben und sanft einmassieren.

2. Wechselduschen sind der ultimative Wachmacher und kurbeln den Kreislauf an. Das ist am Anfang ziemlich gewöhnungsbedürftig, aber der Effekt ist einfach toll. Versuchen Sie, 30 Sekunden unter der kalten Dusche auszuhalten, bevor Sie das Wasser langsam wärmer drehen. Fangen Sie an den Füßen an und arbeiten Sie in kreisendenden Bewegungen. Wenn Sie ein bisschen Übung haben, können Sie Ihren Körper bis zu dreimal im Wechsel warm und kalt abduschen. Da die Haut als größtes Entgiftungsorgan jetzt auf Hochtouren arbeitet, sollten Sie die abgestorbenen Hautschüppchen noch zusätzlich mit einem Luffa-Handschuh abreiben.

3. Legen Sie viele kleine Pausen ein. Beim Entgiften geht es auch darum, ganz bewusst das Tempo und den Stress zu minimieren. Meditieren Sie öfter einmal, setzen Sie sich in die Sonne oder blicken einfach mal aus dem geöffneten Fenster in die Ferne. Das beruhigt die Nerven, sodass Sie die Detox-Tage gut in Ihren Alltag integrieren können.

4. Weil man während der Kur durch die geringere Kalorienzufuhr auch meist etwas mehr fröstelt, empfehle ich abends ein wärmendes Bad. Spezielle Basenbäder helfen dem Körper besonders gut beim Entsäuern (siehe Seite 33) und machen eine herrlich zarte Haut. Wer keine Badewanne hat, kann hier auch ein Fußbad machen.

5. Im Schlaf regeneriert, repariert und entgiftet unser Körper besonders gut. Schlafen Sie mindestens 7 bis 8 Stunden und vermeiden Sie späte Mahlzeiten – das gilt auch für die Detox-Smoothies. Daher ist 18 Uhr ein guter Zeitpunkt für den letzten Drink.

# TEST

Läuft die Entgiftung in Ihrem Körper rund?

**JA NEIN**

1. Fühlen Sie sich trotz ausreichend Schlaf häufig müde und erschöpft?
2. Leiden Sie unter unerklärlichen Stimmungsschwankungen?
3. Haben Sie Verdauungsbeschwerden (Blähungen, Völlegefühl, Verstopfung?
4. Nehmen Sie nicht oder nur sehr schwer ab?
5. Essen Sie viel tierisches Eiweiß?
6. Schwitzen Sie viel?
7. Haben Sie häufig Kopfschmerzen und Migräne?
8. Leiden Sie unter Hautproblemen?
9. Bereitet Ihnen das Ein- und/oder Durchschlafen oft Probleme?
10. Trinken Sie viel Kaffee, Tee oder Alkohol?
11. Haben Sie eine belegte Zunge und/oder Mundgeruch?
12. Weisen Sie Allergien auf?

Ergebnis

Haben Sie drei Fragen oder mehr mit Ja beantwortet, empfehle ich Ihnen eine Detoxkur.

# HEILSAMES FASTEN

Sind Sie auch genervt von den berühmten zwei, drei Kilos zu viel an Bauch und Hüfte? Bei dem ein oder anderen hat sich über die Jahre sogar noch mehr an unnötigem »Ballast« angesammelt. Dabei geht es gar nicht darum, dass wir alle Modelmaße haben müssen. Aber selbst das Ziel, ein gesundes Wohlfühlgewicht zu erreichen, scheint für viele in weiter Ferne zu sein Wie also kann man es schaffen, das Zuviel an Gewicht dauerhaft und auf gesunde Weise loszuwerden?

## DIE RICHTIGEN STELLSCHRAUBEN

Tatsächlich gibt es drei Faktoren, mit denen wir unser Gewicht maßgeblich positiv beeinflussen können. Diese funktionieren jeder für sich gesehen schon prima, doch kombiniert bilden sie den magischen Schlüssel zu Ihrem ganz persönlichen Wohlfühlgewicht:

1. Die gute Nachricht: Wir müssen nicht hungern, um erfolgreich abzunehmen. **Intervallfasten**, auch intermittierendes Fasten oder Teilzeitfasten genannt, ist das Zauberwort. Es gibt verschiedene Formen: Von Diner-Cancelling über 5:2 (5 Tage normal essen, 2 Tage fasten mit maximal 500 Kalorien am Tag bis zur 16:8-Methode, meinem Favoriten (siehe rechts). Intervallfasten lässt sich wunder-

**AUS MEINER PRAXIS**

Vergessen Sie die Waage, achten Sie lieber darauf, ob Ihre Hose etwas eng sitzt oder Ihre Lieblingsbluse spannt. Das sagt deutlich mehr darüber aus, ob Sie Fettpölsterchen ansetzen. Die Waage kann schließlich auch ausschlagen, wenn Sie an Muskelmasse zugelegt haben.

bar in den Alltag integrieren. In der kurzen Fastenzeit knackt unser Körper mühelos die Fettdepots, ohne den Stoffwechsel runterzufahren. Es handelt sich also um eine besonders schonende und gesunde Diätform.

2. Abnehmen funktioniert viel besser, wenn wir unseren Stoffwechsel ordentlich mit **Nährstoffen** boosten. Das kommt auch unserer Schilddrüse zugute, denn die Schilddrüsenhormone sind für etwa 30 Prozent unseres Grundumsatzes zuständig. Vor allem Selen ist in diesem Zusammenhang superwichtig (siehe Seite 150).

3. **Eiweiß und Schlaf** verhelfen uns im Team zu einer schlanken Linie. Aus Nahrungseiweiß gewinnt der Körper die Aminosäuren Arginin und Lysin, die als Bausteine für das Wachstumshormon HGH benötigt werden. Dieses wiederum ist der stärkste Fettverbrenner, kann aber nur im Tiefschlaf produziert werden. Mein Tipp: Wenn Sie vor dem Schafengehen noch ein Glas Buttermilch trinken, schmilzt Ihr Fett im Schlaf.

## INTERVALLFASTEN MIT DER 16:8-METHODE

Intervallfasten ist keine klassische Fastenkur, sondern eine Ernährungsweise, die es uns langfristig ermöglicht, von den vielen Vorteilen des Fastens zu profitieren: abnehmen, Gewicht halten, den Körper in seiner Regeneration unterstützen. Daneben hat es einige gesundheitliche Effekte: Das Risikio für Diabetes sinkt, da die Zellen wieder empfindlicher gegenüber Insulin werden. Auch bei chronischen Schmerzen, Rheuma, Multipler Sklerose oder Fettleber wirkt sich Intervallfasten positiv aus. Heißhunger, Schwächegefühle und eine mangelnde Versorgung mit Nährstoffen gibt es dabei nicht. Wenn Sie sich an die Pausen gewöhnt haben, ist das irgendwann ganz easy.

Unser Körper ist darauf eingestellt, längere Zeit nichts zu essen. Doch unsere Überflussgesellschaft macht es möglich, dass Essen immer und überall zur Verfügung steht. Ständiges Snacken, auch zwischen den großen Mahlzeiten, ist schon fast zur Routine geworden.

Für unseren Körper bedeutet das aber Schwerstarbeit: Die Verdauung befindet sich im Dauermodus, Insulin wird permanent ausgeschüttet. Das Plus an Glukose, das die Zellen nicht mehr aufnehmen können, landet in der Leber und wird dort zu Fett umgebaut – unsere Fettpölsterchen wachsen und wachsen. Mit Intervallfasten können Sie diesen Teufelskreis durchbre-

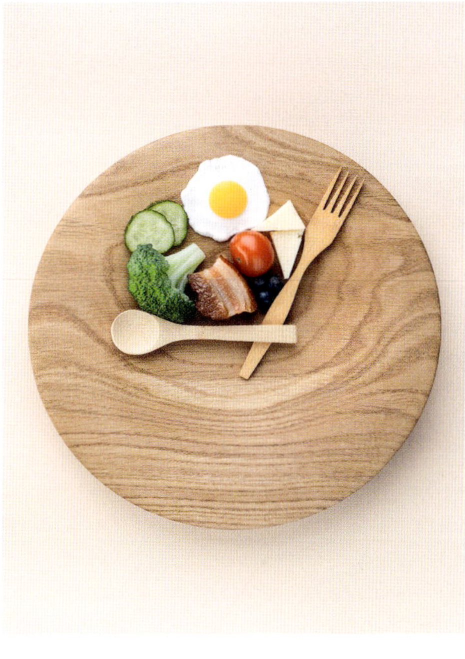

chen – und das ohne sich groß quälen oder kasteien zu müssen! Ich faste seit Jahren erfolgreich nach der 16:8-Methode. Sie funktioniert wie folgt: Über 24 Stunden hinweg dürfen Sie 8 Stunden lang essen, in den restlichen 16 Stunden nicht. Das bedeutet: später frühstücken und früher zu Abend essen.
Während der Fastenphase gibt es nur Wasser und ungesüßte Getränke zu trinken. Kaffee und Tee sind erlaubt, jedoch ohne Milch und Zucker. In der Essensphase dürfen Sie ganz normal essen. Ich empfehle aber auch dann, so wenig Zucker wie möglich zu sich zu nehmen und möglichst auf Fastfood und Weißmehl(produkte) zu verzichten. Drei ausgewogene Mahlzeiten über die 8 Stunden sind optimal.
Intervallfasten hat noch einen großen Vorteil: Sie können es quasi immer tun, ohne Unterbrechung und gefürchteten Jo-Jo-Effekt. Erfolge zeigen sich aber auch schon, wenn Sie während der Woche intermittierend fasten und am Wochenende nicht, sich also sogenannte »Cheat-Days« (Schmummeltage) gönnen.

## DAS BESTE TIMING

Wir werden nicht nur dick, weil wir mehr essen, als wir verbrennen, sondern auch, wenn wir Nahrung zur falschen Zeit zuführen. Je nach Tageszeit kann unser Körper gewisse Nährstoffe besser verstoffwechseln. Morgens ist etwa unsere Insulinempfindlichkeit am höchsten, daher ist dann der beste Zeitpunkt, Kohlenhydrate zu essen. Abends sind diese deutlich schwerer verdaulich und wir nehmen leichter zu. Die ideale Gewichtung der Makronährstoffe sieht daher folgendermaßen aus:

- Morgens: Vitalstoffe und Ballaststoffe
- Mittags: Gesunde Kohlenhydrate und Ballaststoffe
- Abends: Eiweiß

## UNSER ENERGIEBEDARF

Die Energie, die wir täglich brauchen, wird in unseren Zellen von den Mitochondrien produziert (siehe Seite 11). Die meiste Energie verbraucht unser Körper für den Grundumsatz, also für Vitalfunktionen wie Atmung, Herzfunktion, Verdauung (60 bis 70 Prozent). Für die Thermogenese (Wärmeproduktion des Körpers) kommen zehn Prozent dazu und körperliche Arbeit macht noch einmal 20 bis 30 Prozent aus Das ist der sogenannte Leistungsumsatz. Der Grundumsatz liegt bei 1200 bis 1500 Kilokalorien, da Muskeln mehr Energie brauchen als Fettgewebe, haben Männer aufgrund ihres höheren Muskelanteils einen höheren Grundumsatz als Frauen. Im Alter sinkt dieser bei den meisten von uns, da auch die Muskeln abbauen. Dafür wird die metabolisch inaktive Fettmasse mehr. Mit regelmäßiger Bewegung kann man dem vorbeugen, denn Muskeln lassen sich bis ins hohe Alter trainieren – und sie halten uns gesund!

### AUS MEINER PRAXIS

Wasser trinken hilft doppelt beim Abnehmen: Zum einen hat es keine Kalorien, zum anderen verbrennt unser Körper beim Trinken sogar welche (20 Kalorien pro Glas).

## RISIKOFAKTOR BAUCHFETT

Unser Gewicht alleine ist nicht aussagekräftig, auch die Verteilung des Fetts am und im Körper ist zu beachten. Bauchfett ist besonders ungesund, da es entzündungsfördernde Botenstoffe aussendet und damit ein Gesundheitsrisiko darstellt. Wenn wir Fettpölsterchen am Bauch haben, haben wir meist auch viszerales Fett im Bauchinnenraum. Es gibt Oberwerte beim Taillenumfang, die wir nicht überschreiten sollten, um ein gesundheitliches Risiko durch Bauchfett zu vermeiden. Der Taillenumfang sollte demnach bei Frauen unter 80 cm und bei Männern unter 94 cm liegen. Ab einem Umfang von 88 cm bei Frauen und 102 cm bei Männern steigt das Gesundheitsrisiko deutlich.

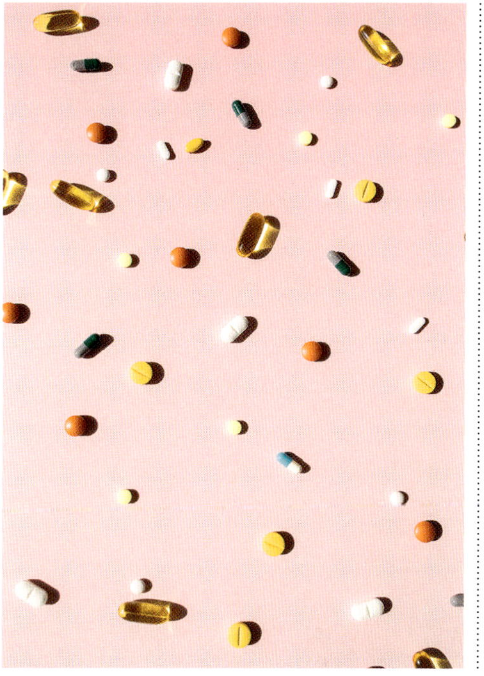

## VITALSTOFFE SIND FATBURNER

Unser Körper signalisiert uns Hunger, wenn ihm Nährstoffe zur Energiegewinnung fehlen. Wenn wir dann zufällig das Richtige essen, beruhigt sich das Hungergefühl. Wenn nicht, tigern wir schon in Kürze wieder zum Kühlschrank. Um dauerhaft an Gewicht zu verlieren, müssen wir den Heißhunger besiegen und unseren Fettstoffwechsel ankurbeln, also das Fett aus den Depots locken. Nur wenn dieses Fett in den Mitochondrien verbrannt wird, können wir abnehmen. Intervallfasten hilft dabei (siehe Seite 75). Daneben brauchen wir fleißige Helfer, um den Fettstoffwechsel in Schwung zu bringen: Ohne Vitamine, Mineralstoffe und Spurenelemente funktioniert er nicht richtig.

**B-Vitamine** helfen, das Fett schneller schmelzen zu lassen. Vitamin $B_6$ wirkt wie ein natürlicher Appetitzügler, $B_1$ stärkt die Muskeln für einen guten Grundumsatz und $B_{12}$ kurbelt die Verdauung an (mehr siehe Seite 136ff.).

**Vitamin C** ist ebenfalls ein Fatburner: Der Körper kann damit Noradrenalin produzieren, das Fett aus den Zellen holt, um daraus Energie zu produzieren. Für die Zeit des Fastens können Sie die tägliche Zufuhr von Vitamin C auf 1000 mg über den Tag verteilt erhöhen. Zitronen steigern mit ihren Flavonoiden die Wirkung des enthaltenen Vitamin C um das Zwanzigfache (mehr siehe Seite 139).

**Magnesium** ist wichtig für die Sauerstoffversorgung der Zellen und damit auch für die Fettverbrennung. Magnesiumcitrat als Nahrungsergänzungsmittel ist in der Abnehmphase ein toller Schlankmacher (mehr siehe Seite 149).

**Kalzium** unterstützt die Verdauungsenzyme, die unsere Nahrung aufspalten. Wer gut verdaut, setzt nicht so leicht an und kann besser abnehmen (mehr siehe Seite 147).

**Jod** ist der Treibstoff für die Schilddrüse, unseren Stoffwechselhausmeister. Fehlt Jod, läuft der Stoffwechsel nur mäßig und auch das Abnehmen geht sehr langsam (mehr siehe Seite 144).

**Chrom** wird als Spurenelement im Stoffwechsel für die Fettverwertung und den Zuckerstoffwechsel benötigt. Es reduziert das Verlangen nach Zucker und leeren Kohlenhydraten. Zwei gute Chromquellen sind Brokkoli und Weizenkeime.

## KRÄUTERPOWER

Kräuter halten schlank, weil sie den Stoffwechsel in Schwung bringen und die Verdauung unterstützen. Bauen Sie daher während des Fastens viele und unterschiedliche Kräuter in Ihre Ernährung ein. Geben Sie die Kräuter immer am Schluss frisch über das Essen, damit keine wertvollen Nährstoffe verlorengehen.

**Salbei** fördert die Fettverdauung und gilt als traditionelles Hausmittel bei Völlegefühl und Blähbauch.

**Basilikum** wirkt entgiftend und unterstützt die Bauchspeicheldrüse. Königsbasilikum *(Ocimum tenuiflorum)* ist eine alte ayurvedische Heilpflanze und stärkt neben den positiven Wirkungen normalen Basilikums zusätzlich den Lebermeridian und ist darmsanierend.

**Brunnenkresse** unterstützt die Verdauung. Sie sollte am besten frisch verwendet werden, da sie getrocknet ihre Wirksamkeit verliert. Das Kraut kurbelt den Stoffwechsel an, die Blätter wirken verdauungsfördernd und regen die Bildung von Magensaft und Galle an.

**Kerbel** kann als Küchengewürz und Heilkraut verwendet werden. Er regt die Nieren an und enthält Bitterstoffe, die für die Leber und die Gallenproduktion wichtig sind.

**Petersilie** aktiviert den Stoffwechsel und bindet durch das viele Chlorophyll Schadstoffe im Körper. Gerade beim Fasten werden davon mehr freigesetzt, die so besser ausgeschieden werden können.

Der **Ringelblume** werden viele Wirkungen zugeschrieben. Entscheidend in der Fastenzeit ist ihre stark entgiftende Wirkung. Außerdem wirkt sie entzündungshemmend und regenerierend, ein angenehmer Nebeneffekt.

## FATBURNER OBST

Obst liefert viele Vitalstoffe – und das bei meist wenigen Kalorien. Die ganz süßen Sorten sind in einer Diätphase aber ungeeignet, da sie durch den hohen Zuckergehalt den Blutzuckerspiegel schnell ansteigen lassen und damit den Fettstoffwechsel

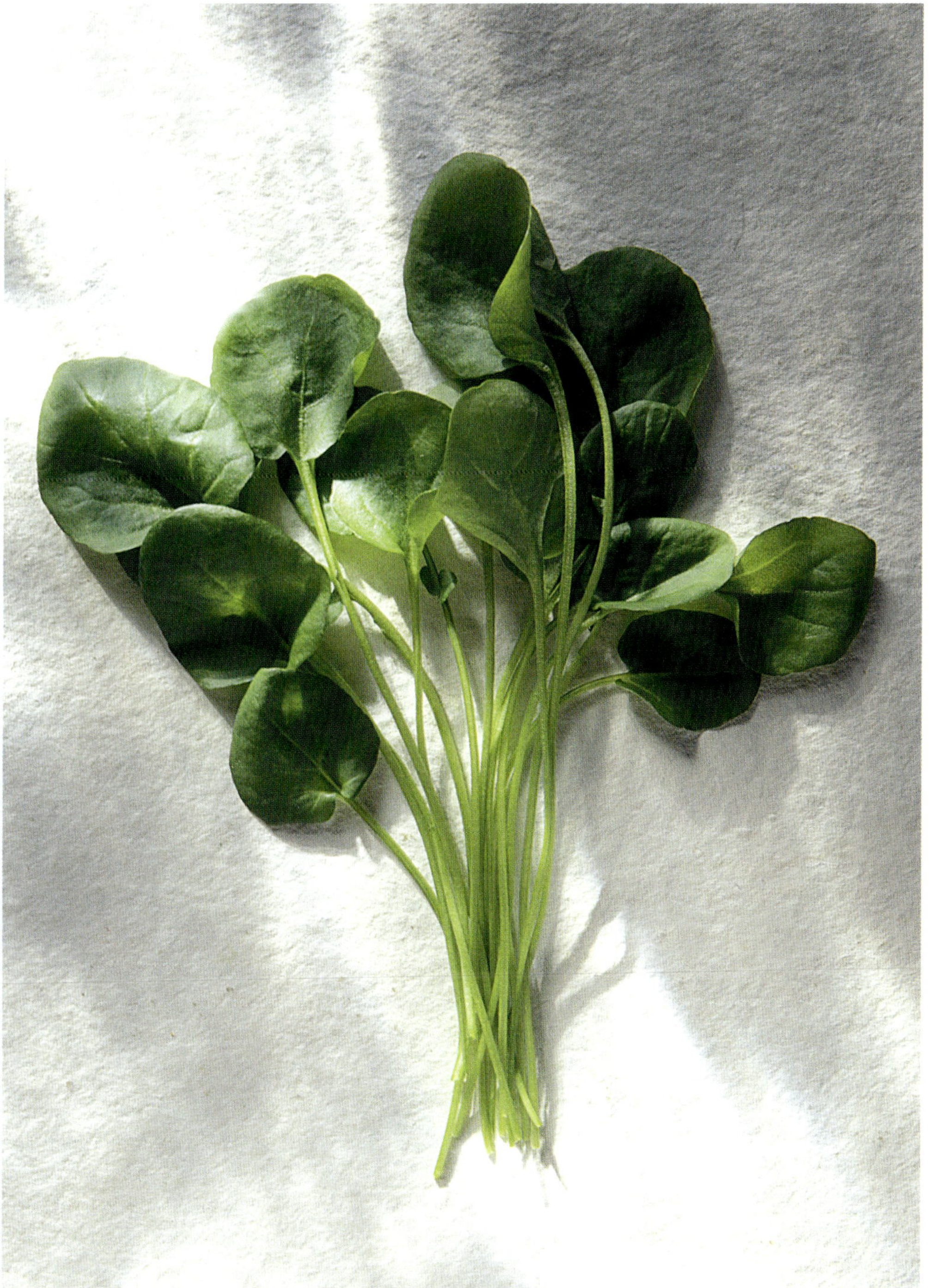

blockieren. Empfehlenswert sind neben allen Beeren folgende Obstsorten:

**Äpfel** enthalten Pektine, das sind Ballaststoffe, die das Sättigungsgefühl anregen und entgiftend wirken.

**Aprikosen** sind gute Abnehmhelfer, da die enthaltene Pantothensäure (Vitamin $B_5$) den Fettabbau ankurbelt (siehe auch Seite 136). Das enthaltene Kalium wirkt dazu entwässernd.

**Avocados** enthalten wertvolle ungesättigte Fettsäuren. Der wichtigste Stoff der Avocado ist Mannoheptulose, ein Kohlenhydrat, das den Blutzuckerspiegel senken kann. Dadurch wird weniger Insulin benötigt und die Fettpölsterchen schmelzen.

**Grapefruit** vor dem Essen kurbelt die Fettverbrennung an. So verlieren Sie schnell und einfach ein paar Kilos extra.

**Pflaumen** enthalten viele Ballaststoffe, die überschüssiges Fett bereits im Darm binden können. Sie regen außerdem die Verdauung an und wirken leicht abführend.

## GEHEIMTIPP GEMÜSE

Gesund, gesünder, Gemüse! Gemüse ist der heimliche Star unter den Fatburnern. Es hat aufgrund seines hohen Wassergehalts kaum Fett und wenig Kalorien, dafür reichlich komplexe Kohlenhydrate wie Ballaststoffe. Sie machen lange satt und halten den Blutzuckerspiegel konstant. Wenn Sie Ihre Ernährung auf 80 Prozent Gemüse umstellen, purzeln die Pfunde garantiert. Dabei sollten Sie auf Saisonware aus der Region achten. Und kombinieren Sie möglichst unterschiedliche Gemüsesorten miteinander, so haben Sie die volle Ladung an Vitalstoffen auf dem Teller! Zu den Fatburner-Heroes zählen besonders folgende Sorten:

**Artischocken** enthalten harntreibendes und entgiftendes Cynarin. Das ist ein richtiger Turbobooster für Ihren Fettstoffwechsel.

**Brokkoli** ist ein toller Vitamin-C-Lieferant, welches das Fett-Taxi Carnitin herstellt. Übergewichtige Menschen haben häufig zu wenig Vitamin C im Blut.

**Chicoree** mit dem Bitterstoff Lactucopikrin kurbelt die Verdauung und den Stoffwechsel an und hilft die Fettzellen abzubauen.

## WEITERE BOOSTER

**Bitterstoffe** sind wie natürliche Appetitzügler und regen die Verdauung an.

**Chilischoten** enthalten Capsaicin. Dieser Wirkstoff erhöht die Körpertemperatur und damit den Grundumsatz des Körpers.

**Enzyme** zerkleinern die Eiweißmoleküle, die dann schneller für den Körper verfügbar sind. Granatäpfel, Mangos, Papaya und Nektarinen liefern wertvolle Enzyme.

**Fisch** liefert die Aminosäure Tyrosin, aus der unser Körper die Schlankhormone Dopamin und Noradrenalin herstellt. Seefisch versorgt zudem die Schilddrüse mit Jod, dem wichtigsten Treibstoff für eine gute Stoffwechselaktivität.

**Hülsenfrüchte** wie Linsen und Kichererbsen helfen den Insulinspiegel niedrig zu halten – eine Voraussetzung, dass unser Körper vom Zuckerstoffwechsel in den Fettstoffwechsel umschalten kann.

**Ingwer** regt den Speichelfluss und die Magensäfte an und beschleunigt so die Verdauungsprozesse. Probieren Sie es einmal mit einem Ingwertee (siehe Seite 21).

**Kokosöl** wird vom Körper rasch verdaut, spendet schnell Energie und wird kaum als Fett gespeichert. Außerdem hilft es, den Blutzuckerspiegel zu stabilisieren, dennoch gilt: in Maßen verzehren!

## ACHTEN SIE AUF DEN GLYX-WERT

Der GLYX-Wert (glykämischer Index) besagt, wie schnell ein Lebensmittel unseren Blutzucker ansteigen lässt. Ein Lebensmittel mit einem hohen GLYX-Wert lässt den Blutzuckerspiegel rasch ansteigen. Die Folge: Es wird viel Insulin ausgeschüttet, das dafür verantwortlich ist, den Zucker aus der Nahrung (in Form von Glukose) aus dem Blut in die Zellen zu schleusen.
Bei Produkten mit hohen GLYX-Werten passiert Folgendes: So schnell der Blutzucker in die Höhe schießt, so schnell fällt er wieder in den Keller. Wir bekommen Heißhunger auf mehr. Wenn wir uns über längere Zeit mit Lebensmitteln ernähren, die einen hohen GLYX-Wert haben, kann daraus ein Teufelskreis werden: Irgendwann werden die Zellen gegen Insulin resistent und nehmen keinen weiteren Zucker mehr auf. Der Zucker bleibt im Blut und kommt in die Leber, wo er zu Fett umgewandelt wird und in den Fettzellen des Körpers gespeichert wird. Wir nehmen zu und das Risiko, an Diabetes zu erkranken, steigt (siehe auch Seite 53).
Nehmen wir hingegen vor allem Lebensmittel mit einem niedrigen GLYX-Wert (unter 55) zu uns, so steigt der Blutzuckerspiegel nur langsam und Sie locken Glukagon, den Gegenspieler des Insulins. Es regt die Leber an, neuen Zucker für die Energiegewinnung zu produzieren – und zwar aus den Fettzellen.
Achten Sie daher darauf, weniger Zucker zu sich zu nehmen und Lebensmittel mit einem niedrigen GLYX-Wert zu essen. In der Tabelle hier habe ich Ihnen einige Werte aufgelistet. Weitere Werte finden Sie online in entsprechenden Tabellen.

| Lebensmittel | GLYX je 100 g | Lebensmittel | GLYX je 100 g |
|---|---|---|---|
| Champignons | 15 | Bananen | 55 |
| Blumenkohl | 15 | Bulgur | 55 |
| Haselnusskerne | 15 | Honig | 60 |
| Aubergine | 20 | Kartoffeln | 65 |
| Äpfel | 35 | Müsli | 65 |
| Granatapfel | 35 | Mehrkornbrot | 65 |
| Naturjoghurt | 35 | weißer Reis | 70 |
| Buchweizen | 40 | Nudeln | 70 |

## DAS EIWEISSWUNDER

Eiweiße (Proteine) sind der wichtigste Baustein und Baustoff für unsere Zellen und Enzyme. Und sowohl Muskeln als auch Knochen bestehen zum größten Teil aus Proteinen. Daneben haben die Eiweißstoffe auch viele Funktionen im Stoffwechsel und sind Vorstufen von Hormonen und Vitaminen, die unser Körper selbst herstellt.
Proteine setzen sich aus einzelnen Aminosäuren zusammen. 21 dieser Eiweißbausteine sind bislang bekannt. Darunter gibt es acht essenzielle Aminosäuren, also solche, die unser Körper nicht selbst bilden kann. Diese müssen wir unbedingt durch die Nahrung aufnehmen, damit sie unserem Körper als Bausteine zur Verfügung stehen. Daneben gibt es noch semi-essenzielle Aminosäuren. Diese kann der Körper zwar selbst herstellen, in bestimmten Phasen (wie Wachstum) kann jedoch ein erhöhter Bedarf bestehen. Dann müssen wir sie über die Nahrung aufnehmen.
Außerdem erhält Eiweiß unsere Muskulatur, durch die wir Energie verbrennen. Wenn wir also etwa während einer Diät nicht ausreichend Eiweiß zu uns nehmen, baut der Körper Muskelmasse ab. Dadurch sinkt der Grundumsatz und wir nehmen danach schnell wieder zu – der bekannte Jo-Jo-Effekt. Darüber hinaus lockt Eiweiß noch Schlankhormone, die uns helfen, Fett abzubauen.

### Wie viel Eiweiß braucht unser Körper?

Da der Körper Eiweiß kaum speichern kann, müssen wir täglich auf eine ausreichende Zufuhr von Eiweiß achten. Die DGE empfiehlt, 0,8 bis 1 g Eiweiß pro kg Körpergewicht und Tag aufzunehmen, das sind etwa 60 g für Männer und 50 g für Frauen. Der Bedarf kann je nach Alter und körperlicher Tätigkeit auch höher liegen. Ich empfehle, mit zunehmendem Alter auch mehr Eiweiß zu sich zu nehmen: 1,5 g pro kg Körpergewicht dürfen es dann täglich ruhig sein.
Achten Sie darauf, nicht zu viel Eiweiß auf einmal zu essen: Das Eiweiß, das der Körper nicht sofort verstoffwechseln kann, wird über die Nieren wieder ausgeschieden. Daher sollten wir die tägliche Ration Eiweiß über alle Mahlzeiten verteilt zu uns nehmen – jedoch mit einem klaren Schwerpunkt auf dem Abendessen. So hat unser Körper ausreichend Proteine für nächtliche Bau- und Reperaturvorgänge zur Hand.
Experten empfehlen außerdem, Eiweiße aus verschiedenen Quellen zu kombinieren. Zum einen, weil man so sicherstellt, dass alle essenziellen Aminosäuren dabei sind, zum anderen, weil das Nahrungseiweiß nicht vollständig in körpereigenes Eiweiß umgewandelt werden kann.

### Welches Eiweiß ist das beste?

Eiweiß aus tierischen Quellen wie Fleisch, Eiern und Milchprodukten ist dem körpereigenen ähnlicher und kann daher besser verwertet werden. Tierische Lebensmittel enthalten aber auch mehr Fett und Cholesterin, dafür keine komplexe Kohlenhydrate und Ballaststoffe, wie sie pflanzliche Quellen vorweisen können. Mischt man beides, ergänzen sie sich aufgrund ihrer unterschiedlichen biologischen Wertigkeit sehr gut und erhöhen diese sogar. Hier meine Eiweiß-Favoriten:

**Nüsse und Kerne** sind tolle Eiweißlieferanten (Pinienkerne 31,6 g/100 g, Sonnenblumenkerne 26,6 g/100 g, Mandeln 21,2 g/100 g), enthalten aber auch viel Fett. Auch wenn dieses Fett gesund ist, so schlägt es sich doch auch auf dem Kalorienkonto nieder. Nüsse daher in Maßen (!) genießen (etwa 20 g pro Tag).

**Hülsenfrüchte** wie Erbsen, Kichererbsen und Linsen liefern Eiweiß in großer Menge. Die Super-Eiweißwerte beziehen sich jedoch auf getrocknete Hülsenfrüchte, also auf die ungenießbare Rohform, die ja noch gekocht werden muss. 100 g getrocknete Linsen enthalten 27 g Eiweiß, 100 g gekochte Linsen aber nur noch 11 g.

**Eier** sind kleine »Eiweißwunder«: Die kleinen Powerpakete liefern die komplette Palette an essenziellen und semi-essenziellen Aminosäuren. Eigelb hat mehr Proteine als Eiweiß, was am niedrigeren Wassergehalt liegt.

**Hähnchenbrust** liefert rund 25 g Eiweiß pro 100 g – und ist zudem sehr fettarm.

### Eiweiß pusht die guten Darmbakterien

Die Bakterienvielfalt in unserem Darm ist enorm wichtig für einen Diäterfolg. Es gibt »Moppelbakterien«, die aus dem gleichen Essen deutlich mehr Kalorien rausholen als andere Darmbakterien. Je mehr Zucker wir essen, umso mehr dieser ungünstigen Bakterien wachsen im Darm. Eiweiß und Ballaststoffe unterstützen dagegen die gesunde Bakterienvielfalt und helfen uns so, effektiv abzunehmen.

## GRÜNDE, WARUM WIR NICHT ABNEHMEN KÖNNEN

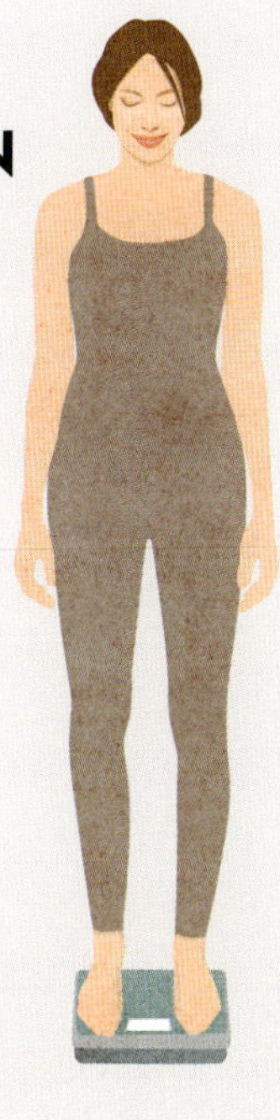

Sie haben eine Insulinresistenz entwickelt: Es wird immer mehr Insulin ausgeschüttet, das die Fettverbrennung blockiert.

Infolge von vielen Diäten rechnet der Körper mit einer bald wieder drohenden »Hungersnot« (zum Beispiel: die nächste Crash-Diät) und speichert Fettreserven.

Ihre Schilddrüse arbeitet nicht, wie sie soll. In der Folge verlangsamt sich Ihr gesamter Stoffwechsel.

Dem Körper fehlen für die Fettverbrennung notwendigen Nährstoffe.

# VERDAUUNG & DARMGESUNDHEIT IM LOT

Hier passiert die Magie: Ein gut ausbalanciertes Darmsystem ist die essenzielle Grundlage für einen gesunden Körper und Geist. Mit acht Metern Länge ist unser Darm ein wirklich beeindruckendes Organ – wenn man ihn auseinanderfalten könnte, würde er eine Fläche von zwei Tennisplätzen belegen. Er ist also nicht nur groß im Hinblick auf seine Bedeutung für unseren Organismus, sondern auch im ganz wörtlichen Sinne. In den letzten Jahren ist der Darm immer stärker in den Fokus der Forschung gerückt und damit auch seine Bewohner.

Im Mikrobiom (die Gesamtheit der Mikroorganismen in unserem Körper, siehe rechts) sitzen etwa 80 Prozent unserer Abwehrzellen. Diese hemmen Entzündungen, schützen vor Infektionen und unterstützen die Wundheilung. 95 Prozent aller akuten und chronischen Krankheiten werden inzwischen direkt oder indirekt mit dem Darm in Verbindung gebracht. Ist die Darmflora gestört, schwächt das unseren Körper. Er kann die Nährstoffe aus unserem Essen nicht mehr aufnehmen. Füttern Sie Ihren Darm für mehr Energie und Gesundheit daher mit den für ihn so wertvollen Ballaststoffen, Milchsäurebakterien, viel Wasser und frischem Obst und Gemüse. Das sorgt für eine vielfältige Bakterienzusammensetzung und bringt den Darm und somit Ihre Verdauung in Schwung.

## SO FUNKTIONIERT DER DARM

Im Laufe unseres Lebens verarbeiten unsere Verdauungsorgane etwa 30 Tonnen Lebensmittel, machen dabei die enthaltenen Nährstoffe und die Energie für den Körper verfügbar und scheiden Nahrungsreste aus. Auch regeln sie die Aufnahme von Wasser und produzieren wichtige Hormone. Sie schützen den Organismus vor Krankheitserregern. Verdauungsprobleme wie Sodbrennen, Reizdarm und

Nahrungsmittelunverträglichkeiten werden immer häufiger: Abführmittel und Säureblocker sind die meistverkauften Medikamente. Dabei haben viele Verdauungsprobleme ihre Ursache im falschen Essen. Sie können Ihr Verdauungssystem also einfach stärken und Beschwerden selbst lindern – die Ernährung ist dabei ganz entscheidend.

## WAS UNSER MIKROBIOM BENÖTIGT

Sage und schreibe 100 Billionen Bakterien besiedeln unseren Darm. Doch Sie müssen keine Sorge haben – diese Bakterienstämme unterschiedlichster Natur sind überaus gesund und leisten dort wertvolle Arbeit. Unsere Darmflora braucht und liebt vor allem zwei Dinge, um gesund und stark zu bleiben: Das sind zum einen Präbiotika (Ballaststoffe) und zum anderen Probiotika (Sauermilchprodukte).
Sie haben Probleme mit Ihrem Stuhlgang? Wenn Sie tagelang nicht auf Toilette gehen können, fehlen oft **Präbiotika.** Diese quellen im Darm auf, so ist er schneller gefüllt, und das ist das Signal, dass er sich entleeren sollte. Und wir können sie so leicht zu uns nehmen! Ballaststoffe sind reichlich in frischem Obst und Gemüse, Vollkornprodukten, Hülsenfrüchten sowie Nüssen und Samen enthalten. Der absolute Klassiker sind Leinsamen oder Haferflocken (siehe Seite 122 und Seite 114).

**Lösliche Ballaststoffe** (aus Obst und Gemüse) dienen als Quellstoff, indem sie große Mengen Wasser binden. Sie dienen außerdem den Darmbakterien als wertvolle Nahrung.

**Nicht lösliche Ballaststoffe** (aus Vollkornprodukten und Hülsenfrüchten) dienen ebenfalls als Quellstoff, werden von den Darmbakterien allerdings nicht zerlegt. Sie füllen den Darm lediglich und beschleunigen so die Entleerung.

Gut zu wissen – damit die Fasern quellen können, müssen Sie viel trinken. Sie sollten mindestens 30 Gramm Ballaststoffe am Tag zu sich nehmen. Aber Vorsicht: Wenn Sie es bislang nicht gewohnt waren, viele Ballaststoffe zu sich zu nehmen, fangen Sie langsam an und steigern Sie allmählich. Die von der DGE angeratenen 30 Gramm bekommen Sie etwa durch folgenden Plan gut hin: 1 Portion Haferflocken (3 g), 1 Apfel (3 g), 1 Handvoll Mandeln (3,4 g), 1 Portion Brokkoli (5,4 g), 100 g Erdbeeren (1,6 g), 200 g Möhren (7,2 g), 2 Scheiben Vollkornbrot (7,4 g).

**Probiotika** sind nützliche Mikroorganismen (Milchsäurebakterien) aus Naturjoghurt, Kefir, Quark und fermentierten Lebensmittel. Die darin enthaltenen Milchsäure-produzierenden Bakterien unterstützen die nützlichen Mikroorganismen im Darm und lassen die »schlechten« verhungern.

Wenn wir unsere Darmflora mit Prä- und Probiotika verwöhnen, gleicht das einer Verjüngungskur. Und wir werden reichlich mit gesundheitlichen Benefits belohnt: Aus löslichen Ballaststoffen bilden die Darmbakterien kurzkettige Fettsäuren, die zur Stärkung der Darmschleimhaut dienen. Eine starke Schleimhaut schützt den Darm vor Krankheitserregern. Zudem bilden die Bakterien Vitamine wie Vitamin K für Knochengesundheit und Blutgerinnung.

## SO FUNKTIONIERT UNSERE VERDAUUNG

Unser Verdauungstrakt zieht sich wie ein Schlauch vom Mund bis zum After. Die Nahrung legt auf ihrem Weg neun Meter hinter sich.

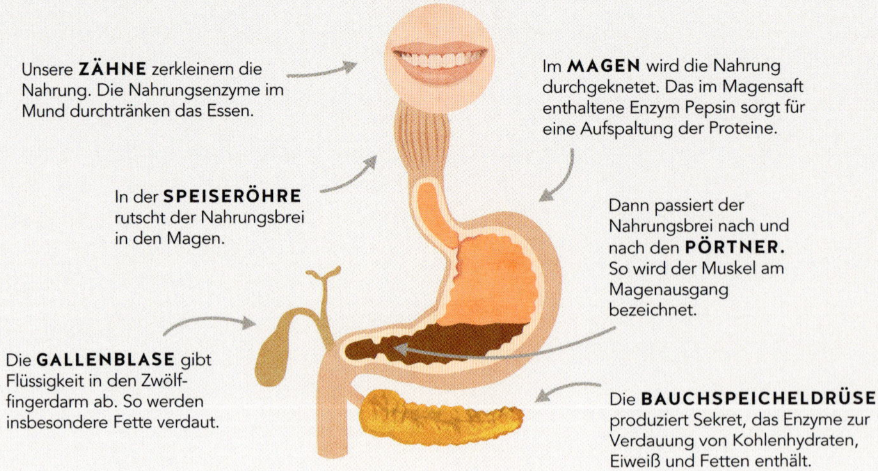


## EINE FRAGE DES BAUCHGEFÜHLS

Sie sind schnell aufgeregt und spüren ein flaues Gefühl im Bauch? Oder Sie bekommen vernehmbares Bauchgrummeln, wenn Sie vor Menschen sprechen sollen? Der Hintergrund dazu: Unsere Verdauung wird vom enterischen Nervensystem (ENS) gesteuert. Über 100 Millionen Neuronen, die zwischen den Muskeln und den Wänden der Verdauungsorgane sitzen, arbeiten dabei völlig autonom. Dieses Netzwerk kommuniziert über den Vagus-Nerv direkt mit dem Gehirn. Über diese Hotline werden auch Gefühle vermittelt, weswegen uns Stress auf den Magen schlägt oder wir Bauchentscheidungen treffen. Störungen im Darm wirken sich auch direkt auf die Psyche aus, denn in ihm sind drogenähnliche Substanzen wie Dopamin, Opiate und Benzodiazepine nachweisbar. Außerdem produziert er 95 Prozent des Stimmungshormons Serotonin.

Was also können wir tun, um unser Bauchgehirn bewusst positiv zu beeinflussen? Hier weiß die Naturheilapotheke Rat – bestimmte Lebensmittel wirken sich günstig auf eine gelungene Kommunikation zwischen Bauch und Kopf aus.

## HELFERLEIN FÜR DIE VERDAUUNG

**Kreuzkümmel** regt die Gallen- und Magensaftproduktion an.

**Ingwer** wirkt entzündungshemmend, schmerzlindernd und hilft bei Magen- und Darmbeschwerden.

**Petersilie** bindet Giftstoffe im Darm und hilft, auch schwer verdauliche Lebensmittel zu verarbeiten und kostbare Nährstoffe aus der Nahrung zu lösen. Die ätherischen Öle der Petersilie wirken entgiftend und harntreibend.

**Rosmarin** stärkt den Appetit und kurbelt die Gallenproduktion an. So unterstützt er die Fettverdauung. Außerdem beugt er Blähungen und Völlegefühl vor und hilft bei Bauchkrämpfen. Schwangere sollten keine größeren Mengen davon essen!

**Oregano** wirkt gegen Helicobacter, einen Keim, der die Magenschleimhaut angreift und der sehr verbreitet ist. Er schwächt die Magenschleimhaut, die dann nicht mehr so gut die wichtigen Verdauungssäfte produzieren kann.

**Koriander** regt die Magentätigkeit an, tötet Bakterien ab, wirkt entkrampfend und hilft bei Blähungen. Schadstoffe werden gebunden. Sie können Koriander als Kraut oder auch die getrockneten Samen verwenden. Die Samen sollten Sie im Mörser zerdrücken.

## LEBENSMITTEL FÜR EINEN GESUNDEN DARM

Ihr Bauch würde zum Italiener oder Griechen gehen: Die mediterrane Küche ist für Magen und Darm Lieblingskost. Salate, gedünstetes Gemüse, Meeresfrüchte, Kräuter, Olivenöl und Hülsenfrüchte wirken wie ein Schutzschild für die Darmgesundheit. Ich kann Ihnen zudem nur raten, mehr von diesen Lebensmitteln zu essen:

**Kefir, Joghurt und Parmesan** unterstützen die guten Darmbakterien und damit das Immunsystem. Auch **Apfelessig** enthält die kostbaren Milchsäurebakterien.

**Sauerkraut** sollten Sie frisch kaufen (nicht aus der Dose), da so die gesunden Bakterien, die beim Fermentieren entstehen, noch erhalten sind und die Darmflora unterstützen können.

**Feigen** enthalten verdauungsfördernde Enzyme und viele Ballaststoffe. Sie sind sehr basisch und damit auch perfekt für einen gesunden Säure-Basen-Haushalt.

**Maronen** wirken basisch, lindern Sodbrennen und Blähungen und enthalten Ballaststoffe.

**Rucola** versorgt uns mit gesunden Bitterstoffen, die schon im Mund die Verdauungsdrüsen anregen.

**Fenchel** wirkt entkrampfend und entblähend. Das ätherische Öl Anethol verleiht der Knolle die bittere Note und kurbelt die Verdauungssäfte an.

**Knoblauch** schützt mit der Schwefelverbindung Allicin vor unerwünschten Bakterien und Pilzen.

**Äpfel** enthalten Pektin, ein löslicher Ballaststoff, den vor allem die Bakterien Bacteroidetes bevorzugen. Bei schlanken Menschen findet man diese vermehrt, da sie die Ausscheidung von Zucker fördern.

**Lachs und Makrele** enthalten viele Omega-3-Fettsäuren, die für eine gesunde Darmflora sorgen.

**Seezunge und Dorade** liefern gesundes und leicht verdauliches Eiweiß. Das unterstützt die Bildung von Schlankbakterien im Darm und aktiviert im Dünndarm Hormone, mit denen wir uns schneller satt fühlen.

## DO'S & DONT'S

Sie wollen Ihr Verdauungssystem aktiv unterstützen? Mit diesen einfachen Tricks schützen Sie es gezielt:

**Do's:**

- Morgens 1 Glas **warmes Wasser** direkt auf nüchternen Magen regt die Verdauung an.
- **Ballaststoffe** aus Obst, Gemüse, Vollkornprodukten und Hülsenfrüchten tun dasselbe und versorgen Ihren Darm mit Nährstoffen. Außerdem halten sie lange satt und Ihr Blutzuckerspiegel bleibt stabil.
- Auch ein **Verdauungsspaziergang** bringt den Darm in Schwung.
- **Stehen und sitzen Sie aufrecht,** damit sich Magen und Darm entfalten und besser arbeiten können.
- **Kaffee** fördert die Produktion von Magensäure und regt die Darmmuskulatur zur Bewegung an.

**Don'ts:**

- **Raffinierter Zucker** hat einen negativen Einfluss auf die Mikrobiota. Übermäßiger Zuckerkonsum kann das empfindliche Gleichgewicht zwischen Bakterien und Pilzen im Darm stören und zu Verstopfung, Blähungen und Durchfall führen.
- **Süßstoff** fördert Bakterien, die Kohlenhydrate abbauen, dadurch nimmt man noch schneller zu.
- Darmbakterien reagieren empfindlich auf viel **Salz**. Ersetzen Sie es beim Würzen durch frische Kräuter, das ist viel gesünder und geschmacklich deutlich abwechslungsreicher.
- Vermeiden Sie möglichst die Einnahme von **Medikamenten**. Vor allem Antibiotika greifen die gesunden Darmbakterien an. Im Anschluss sollten Sie Ihr Mikrobiom gezielt wiederaufbauen.

## HELFER BEI VERDAUUNGS-PROBLEMEN

Bei **Verstopfung** helfen Trockenpflaumen. Sie enthalten viele wasserlösliche Pflanzenstoffe, die im Darm aufquellen. Weichen Sie drei bis vier Pflaumen über Nacht in Wasser ein und essen Sie sie am nächsten Morgen (langsam!). Trinken Sie auch das Pflaumenwasser. Täglich 1 EL geschroteter Leinsamen im Müsli mobilisiert zudem die Verdauung und deckt schon ein Drittel der empfohlenen Tagesmenge an Ballaststoffen ab.
Essen Sie bei **Durchfall** einen fein geriebenen Apfel. Das Pektin in der Schale bindet die Flüssigkeit.
Bei **Sodbrennen** kann ich 2–3 EL rohes Sauerkraut mit etwas Kümmel empfehlen. Auch 1 Glas warme Milch verspricht Linderung. Eiweißhaltiges Essen stärkt den Schließmuskel am Magen. Denn wenn dieser schwach ist, kann Magensäure nach oben steigen und Sodbrennen auslösen.

**MEIN GESUNDHEITSTIPP**

Unser Mikrobiom verändert sich permanent und passt sich dem an, was wir zu uns nehmen. Das heißt: Fastfood, Wurst, Softdrinks, rotes Fleisch, Weißbrot und Zucker züchten Moppelbakterien. Meiden Sie diese Lebensmittel besser!

# TEST

Sollten Sie eine Darmkur machen?

**JA NEIN**

1. Leiden Sie unter Nahrungsmittelunverträglichkeiten?
2. Verspüren Sie häufig Heißhunger?
3. Haben Sie Verdauungsbeschwerden (Blähungen, Völlegefühl, Verstopfung)?
4. Nehmen Sie nicht oder nur sehr schwer ab?
5. Essen Sie mehr als dreimal täglich?
6. Fühlen Sie sich nach dem Essen müde?
7. Leiden Sie häufig unter Kopfschmerzen oder Migräne?
8. Haben Sie Hautprobleme?
9. Sind Sie häufig erkältet?
10. Naschen Sie viel?
11. Sind Sie häufig müde und schlecht gelaunt?
12. Haben Sie Allergien?

Ergebnis

Haben Sie drei Fragen oder mehr mit Ja beantwortet? Dann empfehle ich Ihnen eine Darmkur.

# STARKER STOFFWECHSEL

Warum können einige Menschen gefühlt alles essen, während bei anderen bereits kleine Sünden zu Fettpölsterchen führen? Die Antwort ist schnell gefunden: Das liegt am Stoffwechsel, der von Mensch zu Mensch ganz verschieden ist. Aber keine Sorge: Sie müssen sich nicht mit einem müden Stoffwechsel abfinden, sondern können ihn ganz gezielt auf Trab bringen.

## 5 TIPPS FÜR EINEN FITTEN STOFFWECHSEL

1. Die Basis für einen guten Stoffwechsel ist unsere Ernährung. Wenn unser Körper gut versorgt ist, melden unsere Zellen Zufriedenheit. Und das heißt: Wir fühlen uns fit und gesund. Wenn uns hingegen Nährstoffe fehlen, merken wir das zum Beispiel an ständigem Appetit. Leider kann uns unser Körper nicht genau sagen, welchen Bedarf er hat. Aus diesem Grund sollten wir von vornherein auf eine Topversorgung mit allen Nährstoffen achten. Und wir sollten seine Signale verstehen lernen!
2. Gemüse und Salate, die von Natur aus nährstoffdicht und kalorienarm sind wahre Stoffwechselhelden. Sie sollten täglich auf unseren Tellern landen. Dabei kommt mit einem hohen Gemüsekonsum unser Stoffwechsel so richtig in Schwung, und wir können davon so viel essen, wie wir nur möchten.
3. Damit unser Körper nicht in sein Überlebensprogramm wechselt und den Stoffwechsel runterfährt, ist es wichtig, dass wir etwa die Energiemenge zu uns nehmen, die wir für den Grundumsatz benötigen. Also bitte keine Crash-Diäten!
4. Essen Sie im Biorhythmus, denn unser Kohlenhydrat-, Eiweiß- und Fettstoffwechsel hat im Tagesverlauf unterschiedliche Aktivitätsphasen. Ich empfehle, Ihre Mahlzeiten ganz bewusst danach auszurichten, denn damit können Sie Ihrem Stoffwechsel einen besonderen Kick verleihen. Und das bedeutet: Essen Sie morgens viele

Vitalstoffe und Vollkorn, mittags komplexe Kohlenhydrate und Ballaststoffe und abends vor allem Eiweiß.

5. Verzichten Sie auf Zwischenmahlzeiten. Unser Körper braucht Zeit zum Verdauen, um dann in den Stoffwechsel-Turbo zu schalten. Ideal ist eine Essenspause von vier Stunden, in denen Sie rein gar nichts Essbares zu sich nehmen, nur reichlich Wasser, Tee oder schwarzen Kaffee.

## NÄHRSTOFFE FÜR DEN STOFFWECHSEL

Sie wollen es noch etwas genauer wissen? Bittesehr! Das feine Zusammenspiel der verschiedensten Mikronährstoffe hält unsere Stoffwechselprozesse am Laufen. Lesen Sie auf den jeweiligen Seiten mehr darüber!

**Vitamin B$_6$** (siehe Seite 136) ist am Eiweiß-, Energie- und Glykogenstoffwechsel beteiligt. Letzterer ist wichtig für die Regelung der Hormontätigkeit.

**Magnesium** (siehe Seite 149) ist ein wichtiger Enzymaktivator. Es wird für den Eiweißstoffwechsel benötigt und somit für den Muskelaufbau. Werden Muskeln abgebaut, verringert das den Grundumsatz.

**Zink** (siehe Seite 152) benötigt der Körper für den Stoffwechsel von Fettsäuren und Kohlenhydraten. Als Helfer zum Verstoffwechseln von anderen Mikronährstoffen spielt es eine Schlüsselrolle.

**Selen** (siehe Seite 150) hilft dabei, die inaktiven Schilddrüsenhormone zu aktivieren. Diese spielen bei der Regulation des Stoffwechsels eine große Rolle. Bei einer Schilddrüsenunterfunktion ist auch der Stoffwechsel sehr schlecht.

**Eisen** (siehe Seite 143) ist wichtig für den Sauerstofftransport und die Mitochondrien (siehe ab Seite 10). Viele Mitochondrien finden wir in Zellen mit einem hohen Energieverbrauch wie Muskeln und Nerven, für eine einwandfreie Funktion ist Eisen unerlässlich.

## BITTERSTOFFE FÜR DEN STOFFWECHSEL

Die meisten von uns sind keine großen Fans von bitter schmeckenden Gemüsesorten und Salaten. Dabei sind sie so unfassbar gesund und haben vielfältige

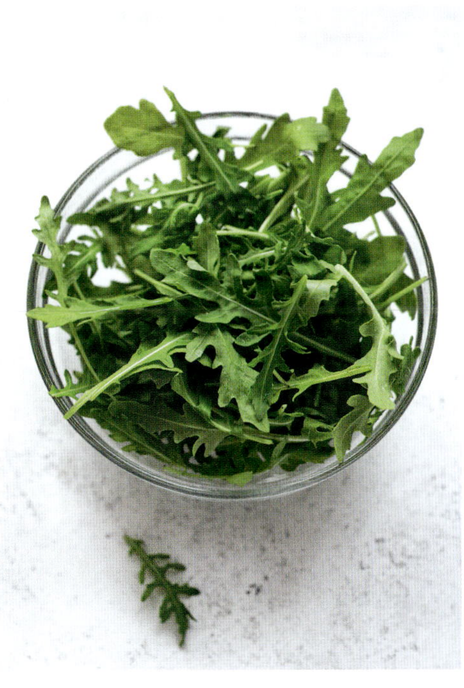

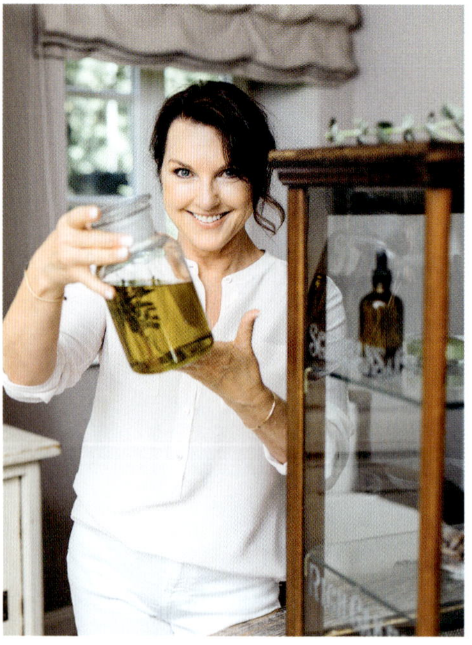

positive Auswirkungen auf unseren Organismus! Unter Bitterstoffen versteht man alle bitter schmeckenden Inhaltsstoffe. Sie sind seit jeher Bestandteil der Ernährung. Die Urformen unserer heutigen Obst- und Gemüsesorten enthielten allesamt reichlich davon – viel mehr als heute. Bitterstoffe fördern unsere Verdauung: Bereits beim Kauen regt der bittere Geschmack die Produktion von Speichel an, das macht unsere Speisen besser verdaulich. Gleichzeitig werden Magen, Leber und Galle aktiviert, die sich auf die Mahlzeit vorbereiten. Da die Bitterstoffe unsere Verdauungssäfte regulieren können, dienen sie als natürlicher Schutz vor Sodbrennen und Übersäuerung. Außerdem regen sie den Appetit an – schützen aber gleichzeitig vorm Überessen. Nicht umsonst sind Aperitifs, die vor dem Essen getrunken werden, meist bitter.

## Warum fehlt es uns an Bitterstoffen?

Ich habe es zuvor bereits erwähnt: Bitter ist von Natur aus nicht gerade unsere Lieblingsgeschmacksrichtung. Im Gegenteil: Viele giftige Pflanzen warnen uns mit ihrem bitteren Geschmack vor dem Verzehr. Süße verspricht dagegen schnelle Energie. Diesen Umstand haben sich Züchter und Bauern zunutze gemacht: Sie legten bei ihren Züchtungen Wert auf einen breitentauglichen Geschmack – und da passten die Bitterstoffe nicht. So schmecken selbst Sorten, die einst charakteristisch bitter waren, heute eher milder wie Chicorée, Rucola und Grapefruit. Schalten Sie also jetzt einen Gang zurück und bauen bewusst mehr Bitterstoffe in Ihren Speiseplan ein!

## Bittere Naturapotheke

**Schafgabe** lässt sich auf naturbelassenen Wiesen pflücken. Das Kraut mit den weißen Blüten unterstützt die Leber und den Magen-Darm-Trakt. Überbrühen Sie für einen Tee 1 TL Schafgarbe (frisch oder getrocknet) mit kochendem Wasser und lassen das Ganze 5–10 Minuten ziehen.

**Wermut** gehört zu den bekanntesten bitteren Heilkräutern und zur Familie der Korbblütler. Ein Tee aus Wermut ist tatsächlich nichts für empfindliche Gaumen. Wer ihn trotzdem probieren möchte, kann sich langsam herantasten und die Ziehzeit Tasse für Tasse erhöhen.

Die Bitterstoffe des **Hopfens** verleihen Bier seinen charakteristischen Geschmack. Also einfach mehr Bier trinken? Leider nein – die Bitterstoffe im Bier sind zu verdünnt, um eine Wirkung zu entfalten. Greifen Sie lieber auf Hopfentee zurück.

**Ingwer** ist mit seinen Bitterstoffen eine Wohltat für die Verdauung. Um davon zu profitieren, geben Sie zu Ihren Gerichten während des Garens eine Scheibe Ingwer. Waschen Sie ihn vorher gründlich, aber nicht schälen. Die geballte Kraft der Wurzel bekommen Sie, wenn Sie sich einen Ingwertee zubereiten (siehe Seite 21).

**Löwenzahn** wächst auf jeder Wiese, in jedem Garten und sogar in Mauerspalten. Und er ist im Frühjahr und Sommer so leicht gesammelt! Er ist nicht umsonst als eine der widerstandsfähigsten Pflanzen bekannt, von der wir uns sicherlich das ein oder andere abschauen können. Alle Teile enthalten Bitterstoffe und sind essbar: Blüten, Blätter, Wurzel. Je älter die Pflanze, desto mehr Bitterstoffe (vor allem Taraxin) sind enthalten. Löwenzahn eignet sich gut als Zutat in Salaten, Suppen oder Smoothies.

## RICHTIG TRINKEN FÜR EINEN GESUNDEN STOFFWECHSEL

Wenn wir auf dem Trockenen sitzen, leiden alle Stoffwechselprozesse. Unser Körper besteht zu 60 Prozent aus Wasser, dabei verlieren wir 1,5–2 l täglich über Schweiß und Urin. Daher ist es wichtig, auf eine ausreichende Flüssigkeitszufuhr zu achten.

### Das Richtige trinken

Viele Lebensmittel, die als Getränk verkauft werden (wie Smoothies oder Fruchtjoghurtdrinks) sind reich an Zucker und bringen daher viele Kalorien mit. Der zugeführte Zucker lässt den Insulinspiegel rasch ansteigen und dann anschließend wieder abfallen. So kommt es zu Heißhungerattacken. Greifen Sie stattdessen lieber zu Wasser ohne Kohlensäure, um Ihren Stoffwechsel in Schwung zu bringen. Es wird für alle Stoffwechselprozesse benötigt, dringt in jede Zelle ein und ist sowohl für das Einschleusen von Nährstoffen als auch den Abtransport von Stoffwechselschlacken von allergrößter Wichtigkeit. Wasser mit Kohlensäure hemmt die Stoffwechselvorgänge dagegen eher. Wenn Ihnen Wasser pur zu fad ist, können Sie es mit Zitronensaft, frischen Kräutern wie zum Beispiel Minze oder Zitronenmelisse oder Apfelscheiben aromatisieren. Hier können Sie jederzeit nach Lust und Laune variieren.

### Reichlich trinken

Es ist wichtig, über den Tag verteilt viel zu trinken. Um auf die empfohlene Tagesmenge von 1,5 bis 2 Liter zu kommen, sollten Sie jede Stunde 1 Glas Wasser trinken. Damit können Sie übrigens auch oft den kleinen Hunger stillen.

### Zur richtigen Zeit trinken

Kurbeln Sie Ihren Stoffwechsel schon morgens an: 1 Glas warmes Wasser auf nüch-

**AUS MEINER PRAXIS**

In der Naturheilkunde haben Trinkkuren eine lange Tradition. Wenn Sie an einem Tag pro Woche eine solche Kur machen, können Sie Ihren Stoffwechsel besonders gut ankurbeln.

ternen Magen wirkt Wunder. Zum Frühstück und zwischendurch genießen Sie warme oder kalte (ungesüßte!) Kräutertees. Über den Tag verteilt jede Stunde 1 Glas Wasser und abends vor dem Schlafengehen noch 1 Glas lauwarmes Wasser in kleinen Schlucken.

## STOFFWECHSELFREUNDLICHE ERNÄHRUNG

Sie ahnen es mittlerweile bestimmt – das Lieblingsessen unseres Stoffwechsels ist bunt und naturbelassen: Gemüse, Obst, Kräuter, Sprossen, Nüsse, Eier, Fleisch und Fisch. In der richtigen Kombination können wir damit unseren Körper perfekt nähren und stärken. Je öfter wir bei unterschiedlichem Gemüse und Obst zugreifen, umso besser versorgen wir unseren Körper mit allen wichtigen Nährstoffen.

### Die Krux mit Diäten

Wenn wir abnehmen wollen, sollten wir zwar überflüssige Kalorien weglassen, dennoch ist die Vitalstoffversorgung weiterhin wichtig. Extreme Diäten signalisieren unserem Körper, dass eine Notlage besteht, in der Folge verlangsamt sich der Stoffwechsel. Dieses Programm können wir nicht ausschalten, denn es war in früheren Zeiten notwendig: Nur weil unser Körper in der Lage ist, bei Nahrungsmangel weniger Kalorien zu verbrauchen, war es möglich, auch Phasen, in denen weniger Nahrung zur Verfügung stand, zu überleben. Auch wenn wir also mit Crashdiäten kurzfristig abnehmen, braucht unser Körper im Anschluss ewig, um wieder einen vernünftigen Stoffwechsel zu entwickeln. Und das ist auch das größte Risiko für den berühmten Jo-Jo-Effekt: Nehmen wir zu wenig Kalorien auf, lernt unser Körper damit auszukommen und begnügt sich mit dem Energiesparmodus. Essen wir wieder normal, lagert er die überschüssigen Kalorien als Reserve ein.

Wer zu viele Lebensmittel weglässt, riskiert darüber hinaus Defizite bestimmter Mikronährstoffe. Deshalb sollten Sie sich gut überlegen, ob Sie das Ihrem Körper tatsächlich antun wollen. Es gibt durchaus viel gesündere Alternativen – und gesund und lecker ist definitiv kein Widerspruch, wie der Rezeptteil ab Seite 154 beweist! Hier können Sie sich ordentlich satt essen und praktisch nebenbei etwas für Ihre Gesundheit, Ihre Schönheit und Ihr Wohlbefinden tun.

Was aber durchaus sinnvoll und äußerst gesund ist, sind kurze Fastenphasen, wie es beim intermittierenden Fasten (siehe Seite 75) der Fall ist. Sie wirken sich positiv auf unseren Stoffwechsel aus, denn in einer kurzen Nahrungskarenz sieht unser Körper noch keinen Notfall. Ganz im Gegenteil: Diese Essenspause ist sogar ideal, um die Regenerationsphase unseres Körper zu unterstützen.

**MEIN GESUNDHEITSTIPP**

Je älter wir werden, umso wichtiger wird Krafttraining: In unseren Muskeln laufen eine Vielzahl stoffwechselaktiver Prozesse ab, daher verbrauchen sie deutlich mehr Energie als Fettgewebe. Mit mehr Muskeln steigt unser Grundumsatz, auch wenn wir uns nicht bewegen.

### Fett macht nicht fett!

Es gibt gesunde, weniger gesunde und ungesunde Fette. Nur welche sind welche, fragen Sie jetzt? Erst mal möchte ich mit einem Mythos aufräumen: dem Irrglauben, dass Fett dick macht. Es kommt auf die Menge und die Art des Fetts an. Generell gilt: **Gesunde Fette** sind unverzichtbare Bausteine für unseren Körper (nur ein Beispiel: Unser Gehirn besteht zu 60 Prozent aus Fett!) – sie dienen vor allem der Bildung der schützenden Zellmembranen. Wenn diese gut genährt sind, funktioniert die Kommunikation innerhalb unseres Körpers besser und Sie erholen sich rascher von Belastungen. Fette unterstützen außerdem den Organismus dabei, Vitamine und Mineralstoffe besser aufzunehmen. Und auch wenn wir unseren Stoffwechsel ankurbeln wollen, brauchen wir Fette: Sie liefern uns viel Energie.

### Gesunde Fettsäuren

Zu den gesunden Fetten gehören insbesondere die **ungesättigten Fettsäuren**. Sie werden je nach Anzahl ihrer chemischen Bindungen in einfach und mehrfach ungesättigte Fettsäuren unterschieden. Sie sind Ihnen in den Themenbereichen zuvor bereits begegnet: Bei Letzteren unterscheidet man zwischen Omega-3- und Omega-6-Fettsäuren. Man bezeichnet sie auch als essenzielle Fettsäuren, denn unser Körper kann sie nicht selbst herstellen. Während in der Omega-6-Fettsäure Arachidonsäure steckt, die entzündungsfördernd wirkt, enthält Fisch gesunde **Omega-3-Fettsäuren**, die die Gegenspielern der Omega-6-Fettsäuren darstellen. Sie wirken entzündungs- und gerinnungshemmend sowie blutdrucksenkend und wirken insgesamt positiv auf unseren Stoffwechsel. Auch Leinöl ist reich an Omega-3-Fettsäuren (siehe Seite 26).

### Ungesunde Fettsäuren

Und nun kommen wir zu den ungesunden Fetten. Darunter fallen **Transfette** und oxidierte, gehärtete sowie hydrierte Fette. Insbesondere hochverarbeitete Lebensmittel werden mit ihnen hergestellt. Zu finden sind sie in den üblichen Verdächtigen: in Frittiertem und Fertigbackwaren sowie in Produkten wie Erdnusscreme, Schokolade, Eis, Fertigsuppen und -saucen, Brühwürfeln oder Milchpulver.
Transfette besitzen nachweislich keinen positiven Effekt auf unsere Gesundheit. Stattdessen erhöhen sie das Risiko, an einer Fettstoffwechselstörung oder Adipositas zu erkranken. Zudem können sie zu entzündlichen Prozessen führen und eine Insulinresistenz bewirken.

### Die Mikrobiota

In unserem Darm leben verschiedenste Bakteriengruppen, die wiederum auf unseren Stoffwechsel wirken. Eine einseitige Besiedlung mit Firmicuten (Moppelbakterien) soll zum Teil dafür verantwortlich sein, dass der Körper aus der Nahrung mehr Kalorien zieht. Diese Bakterien vermehren sich, wenn wir viel Zucker essen. Setzen Sie stattdessen auf eine Ernährung, die vor allem aus Gemüse mit vielen Ballaststoffen besteht. Sie ist die ideale Ernährung für den Stoffwechsel.

## NEGATIVE FAKTOREN

Sie haben das Gefühl, Ihr Stoffwechsel läuft zu langsam? Dann ist es sinnvoll, sich einen Überblick über die möglichen Gründe hierfür zu verschaffen, damit Sie gezielt Abhilfe leisten können.

### Übersäuerung

Wird unser Organismus mit mehr Säuren konfrontiert, als er kompensieren kann, belastet das den Stoffaustausch. Sie können Ihrem Körper dabei helfen, indem Sie mehr basische Lebensmittel (reichlich Gemüse der Saison, reifes Obst, Kartoffeln, Salate, frische Kräuter) und nur wenig Fleisch, Milchprodukte und Süßes zu sich nehmen. Brot und Nudeln (am besten aus Vollkorn) sollten nicht mehr als 30 Prozent der täglichen Ernährung ausmachen.

### Zu wenig Schlaf, zu viel Stress

Unser Stoffwechsel arbeitet rund um die Uhr – aber er ist nicht immer gleich effektiv. So fanden Forscher heraus, dass der Kohlenhydratstoffwechsel morgens effektiver abläuft als abends. Schon länger ist bekannt, dass Schichtarbeiter, die gegen ihre innere Uhr essen, eher zunehmen. Auch steigt das Risiko für Stoffwechselstörungen wie Diabetes. Schlafmangel und Stress beeinflussen unseren Stoffwechsel auf verschiedenen Wegen negativ. So läuft die Verstoffwechselung von Kohlenhydraten bei Wenigschläfern sowie bei Schlafstörungen nicht ideal ab, zudem verschiebt sich die Balance der hungerregulierenden Hormone. Schlafmangel setzt vermehrt das Appetithormon Ghrelin frei und vermindert das Sättigungshormon Leptin. Wenn wir außerdem viel Stress ausgesetzt sind, führt das zur vermehrten Einlagerung von Bauchfett.

### Zwischenmahlzeiten

Eine Pause von vier Stunden zwischen den Mahlzeiten gilt als ideal. In diesen Ruhephasen kann sich unser Körper nach dem Verdauen widmen. Jeder Keks, jeder Cappuccino dazwischen stört diese Stoffwechselprozesse, denn Insulin wird ausgeschüttet. Dadurch stoppt der Fettstoffwechsel abrupt. Außerdem steigt der Blutzuckerspiegel an, um kurz darauf wieder abzustürzen. Die Folge: Heißhunger. Und Sie wissen bereits: Diesen gilt es unbedingt zu vermeiden, wenn Sie schlank werden möchten.

### Zu wenig Bewegung

Wenn Sie sich nicht ausreichend bewegen, bewegt sich auch nichts in Ihrem Stoffwechsel. Versuchen Sie daher, ein leichtes Training in Ihren Alltag einzubauen. So steigt Ihr Puls an und in der Folge können Sauerstoff und Nährstoffe schnell in die Zellen transportiert werden.

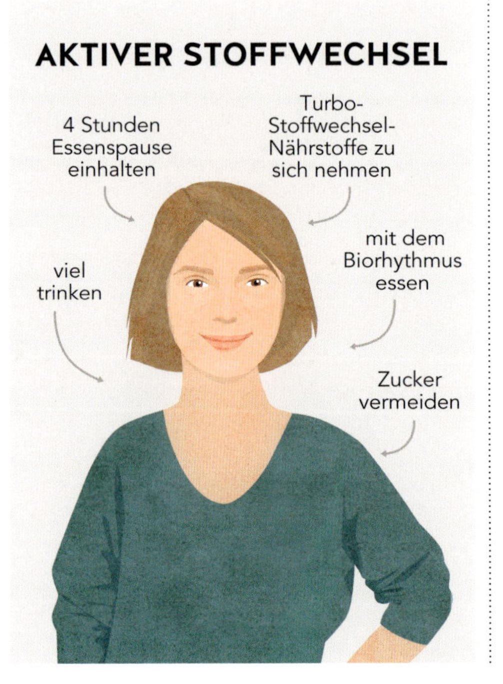

# TEST

Sollten Sie Ihren Stoffwechsel gezielt unterstützen?

**JA NEIN**

1. Haben Sie eine träge Verdauung und häufiger Verstopfung?
2. Leiden Sie unter Blähungen und Sodbrennen?
3. Nehmen Sie Abführmittel?
4. Nehmen Sie nur sehr schwer ab?
5. Essen Sie häufiger zwischen den Mahlzeiten?
6. Haben Sie des Öfteren nach dem Essen Durchfall?
7. Leiden Sie unter Nahrungsmittelunverträglichkeiten?
8. Trinken Sie gerne gezuckerte Getränke (Kaffee mit Milch, Apfelschorle)?
9. Bewegen Sie sich täglich weniger als 30 Minuten?
10. Haben Sie das Gefühl, dass Sie trotz gleichbleibender Nahrungszufuhr beständig zunehmen?

Ergebnis

Haben Sie drei Fragen oder mehr mit Ja beantwortet? Dann empfehle ich Ihnen eine Detox-Kur (siehe Seite 68).

# MOBILER BEWEGUNGS-APPARAT

Sie kommen schwer aus dem Sessel? Und eine kleine Joggingeinheit halten Sie schon lange nicht mehr durch? Es ist leider weitverbreitet: Schon junge Menschen können an Gelenkerkrankungen oder Schmerzen am Bewegungsapparat leiden. Doch mit dem Alter nehmen diese Beschwerden deutlich zu. Dann ist es besonders wichtig, den Körper optimal zu versorgen, damit er sich gut regenerieren kann und wir bis ins hohe Alter Freude an Bewegung haben. Die steigende Lebenserwartung ist gerade im Hinblick darauf ein wichtiges Thema. Damit wir uns körperlich gut fühlen, müssen Muskeln, Gelenke und Knochen gesund sein. Doch wo können Sie hier gezielt ansetzen? Es gibt zwei wesentliche Stellschrauben, an denen wir drehen können, um viele Zipperlein gut in den Griff zu bekommen oder gar nicht erst entstehen zu lassen. Es ist das unschlagbare Duo aus gesunder und ausgewogener Ernährung sowie ausreichend Bewegung.

## DEN BEWEGUNGSAPPARAT STÄRKEN

Wir fangen wieder an mit etwas Knowhow zu den Basics – und im Anschluss verrate ich Ihnen, wie Sie Ihrem Körper gezielt auf die Sprünge helfen können!

### Starke Muskeln

Es ist ein schleichender Prozess: Ohne ausreichend Eiweiß und Sport verwandelt sich unsere Muskulatur langsam, aber sicher in Fett. Vielleicht kennen Sie das: Die Waage zeigt immer das Gleiche an, aber optisch hat sich unsere Figur verändert, die Jacke geht nicht zu und die Hose zwickt. Wenn wir nur auf unser Gewicht achten, fällt das lange nicht auf, da unsere Muskeln schwerer als Fett sind. Wenn wir also Muskeln abbauen und Fett zulegen, bewegt sich der Zeiger der Waage erst einmal nicht von der Stelle. Wenn wir dagegen mehr Muskeln aufweisen, sind wir zwar schwerer, aber die Silhouette sieht besser aus. Und das Beste daran ist: Wir verbrennen auch noch mehr Kalorien.

### Knochen

Für gesunde Knochen benötigen wir Kalzium (siehe Seite 147), Vitamin $D_3$ (siehe Seite 140) und Vitamin $K_2$. Diese drei Nährstoffe arbeiten im Team zusammen. Kalzium ist der wichtigste Mineralstoff im Knochenstoffwechsel: Es dient sowohl zum Stabilisieren der Knochen als auch als Reserve für unseren Säure-Basen-Haushalt.

### Funktionstüchtige Gelenke

Das Knorpelgewebe in den Gelenken wird über die Gelenkflüssigkeit mit Nährstoffen versorgt, und das klappt nur durch Bewegung: Bei Belastung wird der Knorpel zusammengedrückt, dabei werden Abbauprodukte abgegeben, bei Entlastung nimmt der Knorpel über die Gelenkflüssigkeit Mineralstoffe und Nährstoffe auf.

### Die richtige Ernährung für Muskeln und Gelenke

Um Ihren Bewegungsapparat zu schonen, sollten Sie wenig Fleisch, Süßes, Salziges und Weizenprodukte zu sich nehmen. Verzichten Sie außerdem möglichst auf Fertigprodukte.
Die Gewürze und Kräuter, die ich hier für Sie zusammengestellt habe, können Gelenkverschleiß zwar nicht heilen, aber die Durchblutung der Gelenkschleimhaut deutlich verbessern. Außerdem entlasten Sie Ihren Körper und begünstigen ein Normalgewicht. Denn Sie wissen ja: Zu viele Kilos fördern Entzündungen und belasten die Gelenke.

**Selen** lindert Entzündungsprozesse. Eine Muskelschwäche und häufige Muskelschmerzen können auf einen Selenmangel hindeuten (siehe Seite 150). Fleisch, Innereien, Fisch und Eier sind natürliche Selenlieferanten.

**Mangan** wird für unsere Knorpel sowie für unser Bindegewebe benötigt. Darunter versteht man einen essenziellen Nährstoff, den unser Körper nicht selbst herstellen kann. Grünes Blattgemüse oder auch mein wärmstens empfohlener Grüntee (siehe Seite 112) sind gute Quellen.

**Eiweiß** liefert wichtige Bausteine für die Muskulatur und trägt damit auch zu einer guten Bewegungssicherheit bis ins hohe Alter bei. Unsere Ernährung ist generell viel zu arm an Proteinen. Insbesondere Frauen in den Wechseljahren sollten auf eine ausreichende Zufuhr achten. Werfen Sie doch einen ausgiebigen Blick auf die Nährwerte im Rezeptteil und wählen Sie für abends diejenigen mit einem hohen Eiweißanteil aus.

Mit ausreichend **Kalzium** (siehe Seite 147) erreichen wir eine gesunde Knochendichte. Das Interessante dabei: Der Knochenstoffwechsel findet ein Leben lang statt. Etwa alle zehn Jahre erneuern sich die Knochen komplett, doch ab den Wechseljahren besteht gerade bei Frauen ein erhöhtes Osteoporose-Risiko. Besonders Brokkoli sowie Milchprodukte sind reich an Kalzium.

Der Mineralstoff **Magnesium** (siehe Seite 149) wird von unserem Körper zum Knochenaufbau sowie zur Entspannung der Muskulatur benötigt Bei Verspannungen im Nacken oder Rücken ist Magnesium das Mittel der Wahl. Besonders in stressigen Zeiten haben wir erhöhten Magnesiumbedarf, da wir den Mineralstoff dann schneller ausscheiden.

**Vitamin $K_2$** unterstützt einen gesunden Knochenstoffwechsel. Es hilft auch dabei, Kalzium in die Knochenstruktur einzubauen. Aber Achtung: Wenn Sie blutverdünnende Medikamente einnehmen, sprechen Sie bitte mit Ihrem Arzt, bevor Sie viel Vitamin $K_2$ zuführen. Es ist besonders in Spinat enthalten. Popeye hatte also doch recht!

**Vitamin $D_3$** fördert ebenfalls den Einbau von Kalzium in die Knochen. Unser Körper kann es mithilfe von Sonnenlicht selbst herstellen und nur teilweise auch über die Nahrung aufnehmen (siehe Seite 140). Gehen Sie also in der sonnigen Jahreszeit regelmäßig nach draußen!

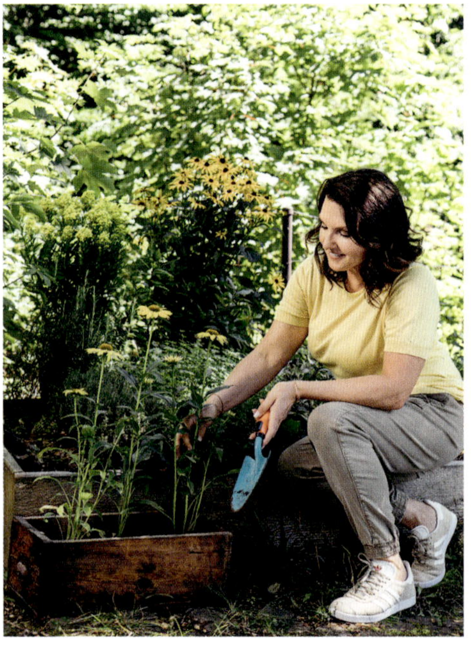

Bestimmte **Schwefelverbindungen** hemmen Entzündungen und wirken von innen desinfizierend. Schwefel ist Bestandteil der Eiweißbausteine und für ein gutes Bindegewebe unerlässlich, er stabilisiert darüber hinaus die Gelenkstrukturen und Knorpel. Bei Arthrose empfehle ich die Einnahme von organischem Schwefel (MSM), sprechen Sie dazu aber vorab mit Ihrem Arzt. Über Zwiebeln und Knoblauch können Sie Schwefel ganz natürlich zu sich nehmen.

Der Farbstoff **Curcumin** wird in der ayurvedischen Medizin gegen Entzündungen eingesetzt. Er ist in der goldgelben Kurkumawurzel enthalten. Curcumin ist reich an schmerzlindernden Ölen, Antioxidanzien und vielen Mineralstoffen. Die Aufnahme im Körper wird durch Pfeffer und etwas Öl verbessert, weil Kurkuma nicht gut wasserlöslich ist. Um eine gute Wirkung zu erzielen, empfehle ich täglich mindestens 200 mg Curcumin. Mit Kurkumapulver allein kommen Sie leider nicht weit, denn es enthält nicht reines Curcumin, sondern die gemahlene Wurzel, die zum Kochen verwendet wird.

**Gingerol** kann ähnlich schmerzlindernde Effekte wie Ibuprofen erzielen. Diesen Stoff finden Sie in Ingwer. Auch die Beweglichkeit in den Gelenken kann sich verbessern.

**Ackerschachtelhalm (Zinnkraut)** wirkt durch das enthaltene Silizium stabilisierend auf das Bindegewebe. Silizium speichert Wasser und wirkt unterstützend bei Knochen- und Gelenkerkrankungen. Ackerschachtelhalm kann als Tee aufgebrüht werden.

### MEIN GESUNDHEITSTIPP

So gut und wichtig Training ist, zu viel kann schädlich für die Gelenke sein. Das trifft vor allem auf Ausdauertraining zu. Problematisch sind dabei häufige Über- und Fehlbelastungen, die zu Verletzungen führen können.

Und als letzte Geheimwaffe: **Schwarzkümmel** weist einen hohen Anteil an mehrfach ungesättigten Fettsäuren auf. Therapeutisch wird er zur Linderung von entzündlichen Prozessen in den Gelenken eingesetzt. Die Samen und das Öl kann man gut in der Küche als Gewürz verwenden.

## BEWEGUNG FÖRDERN

Und hoch mit dem Popo! Bewegung ist ein wichtiger Faktor für die Gesundheit von Muskeln, Gelenken und Knochen. Sie regt die Bildung von Gelenkschmiere an, die den Gelenkknorpel nährt und gut gleiten lässt. Die Muskulatur wird besser durchblutet und die Sauerstoffversorgung in den Zellen verbessert.
Ich bin ein Fan von täglichen Spaziergängen, und zwar bei Wind und Wetter – 10000 Schritte am Tag sind ein guter Richtwert. Und es ist für jeden geeignet: Entweder Sie marschieren schnell und intensiv oder flanieren langsam und gemächlich, je nach persönlichem Fitnessgrad. Stoffwechsel und Kreislauf kommen mit steigender Intensität auf Trab.

Ziehen Sie ein Bewegungsprogramm im Freien immer einem Training im Fitnessstudio vor. Durch die frische Luft entsäuert unser Körper und wir können bei Sonnenschein zudem Vitamin $D_3$ produzieren.

## WEITERE POSITIVE FAKTOREN

Sie wollen noch mehr tun? Mir fallen noch weitere wichtige Aspekte ein:

**Entspannung** hilft nachweislich, die Schmerzempfindlichkeit zu senken. Probieren Sie es daher doch auch einmal mit autogenem Training oder Meditation. Beides reduziert Stresshormone und fördert die Regenerationskräfte des Körpers.

**Trinken** Sie viel und regelmäßig (etwa 2 l am Tag), um den Körper von Stoffwechselabfällen zu befreien, die so über die Niere ausgeschieden werden. Aber natürlich vor allem Wasser und ungezuckerte Tees!

**Intervallfasten** (siehe Seite 75) trainiert den Stoffwechsel und senkt die Entzündungsneigung. Ständiges Naschen tut dem Körper dagegen in vielerlei Hinsicht nicht gut. Wenn wir häufig essen, ist unser Immunsystem ständig in Alarmbereitschaft.

**Normalgewicht** ist gut, da jedes Kilo mehr die Gelenke belastet und insbesondere Bauchfett ein Entzündungstreiber ist.

**Basenfasten** (siehe ab Seite 30) kann unser Knochengerüst stärken, das ein wichtiger Basenspeicher ist. Wenn wir über längere Zeit übersäuert sind, fördert das den Knochenschwund, da sich der Körper an den Basenreserven im Knochen bedient, um die Säure zu neutralisieren.

## UNGÜNSTIGE FAKTOREN

Es klang auf den Seiten zuvor schon an: Es gibt bestimmte Aspekte, die sich negativ auf unseren Bewegungsapparat auswirken. Richten Sie darauf Ihr Augenmerk!

### Silent Inflammation

Stille Entzündungen in unserem Körper (siehe Seite 39) sind oft der Ursprung für Krankheiten am Bewegungsapparat, sie können die Knorpel und Gewebe angreifen. Zur Eindämmung von solchen Entzündungen ist eine Ernährungsumstellung die erste Maßnahme. Entscheidend ist das Verhältnis der Omega-Fettsäuren. Die DGE (Deutsche Gesellschaft für Ernährung) empfiehlt ein Verhältnis von 5:1, also fünf Teile Omega-6-Fettsäuren zu einem Teil Omega-3-Fettsäuren.Omega-3-Fettsäuren schützen vor Entzündungen, Omega-6-Fettsäuren heizen sie an. Ich empfehle Ihnen daher, Ihren Omega-3-Fettsäure-Status über das Blut messen zu lassen. Ein Wert von mindestens acht Prozent ist hier besonders bei Erkrankungen am Bewegungsapparat empfehlenswert. Außerdem kann es nie schaden, viele Omega-3-Fettsäuren zu sich zu nehmen. Für eine antientzündliche Kost spielen zudem Antioxidanzien eine große Rolle. Zu häufige Oxidationsprozesse, ausgelöst durch freie Radikale, belasten unseren Organismus. Antioxidanzien können freie Radikale binden und so die zellschädigende Wirkung reduzieren. Zu den wichtigsten Antioxidanzien zählen Vitamin C, Vitamin E sowie sekundäre Pflanzenstoffe wie die sogenannten Anthocyane. Sie sind besonders wirksam und stecken in Heidelbeeren und Auberginen.

### Schwindende Kieferknochen

Ein gesunder Zahnapparat ist für unsere Lebensqualität extrem wichtig. Heutzutage verlieren mehr Menschen ihre Zähne wegen Osteoporose als durch Parodontose. Zähneputzen ist dank elektrischer Zahnbürsten viel einfacher und auch besser geworden. Wenn allerdings unsere Kieferknochen porös werden und die Zähne dort nicht mehr gut verankert sind, wird es schwierig. Viele merken das erst, wenn es um den ersten Zahnersatz geht und der Arzt vor dem Setzen des Implantats erst einen Knochenaufbau machen muss. Auch wenn Sie überhaupt keine Probleme mit den Gelenken oder Muskeln haben, denken Sie also auf jeden Fall an Ihre Kieferknochen und sorgen Sie für eine gute Kalziumversorgung.

### Wechseljahre

Mit den Wechseljahren schwindet bei Frauen der schützende Effekt von Östrogenen, die den Knochenabbau verzögern und den Aufbau fördern. Besonders ausgeprägt ist der Substanzverlust in den fünf Jahren vor und nach der Menopause. Diese Abbauprozesse lassen sich zwar nicht ganz verhindern, aber durch viel Bewegung und eine bewusste Ernährung verlangsamen. Entscheidend ist eine optimale Kalziumversorgung für das Knochengewebe. Damit der Mineralstoff auch in die Knochen eingebaut werden kann, braucht es die Vitamine $D_3$ und $K_2$. Ohne sie bleibt Kalzium oft ungenützt im Blut zurück und kann sich sogar in den Arterien ablagern, was zu Arteriosklerose führt.

# TEST

Brauchen meine Gelenke und Muskeln mehr Nährstoffe?

**JA NEIN**

1. Haben Sie morgens nach dem Aufstehen das Gefühl, Sie müssen Ihren Körper erst mobilisieren, bevor Sie sich gut bewegen können?
2. Leiden Sie häufig unter Verspannungen?
3. Ist Ihre Beweglichkeit über die Jahre zusehends schlechter geworden?
4. Haben Sie gerötete und geschwollene Gelenke?
5. Essen Sie viel tierisches Eiweiß?
6. Machen Ihre Gelenke Reibegeräusche oder knirschen?
7. Bekommen Sie rasch Muskelkater?
8. Leiden Sie unter Rückenschmerzen?
9. Schmerzen Ihre Muskeln oder Gelenke nach längerem Sitzen?
10. Haben Sie häufig Wadenkrämpfe?
11. Treiben Sie wenig bis gar keinen Sport?

Ergebnis

Haben Sie drei Fragen oder mehr mit Ja beantwortet? Dann empfehle ich Ihnen, die Zufuhr von Nährstoffen für Muskeln, Gelenke und Knochen zu überprüfen und zu optimieren.

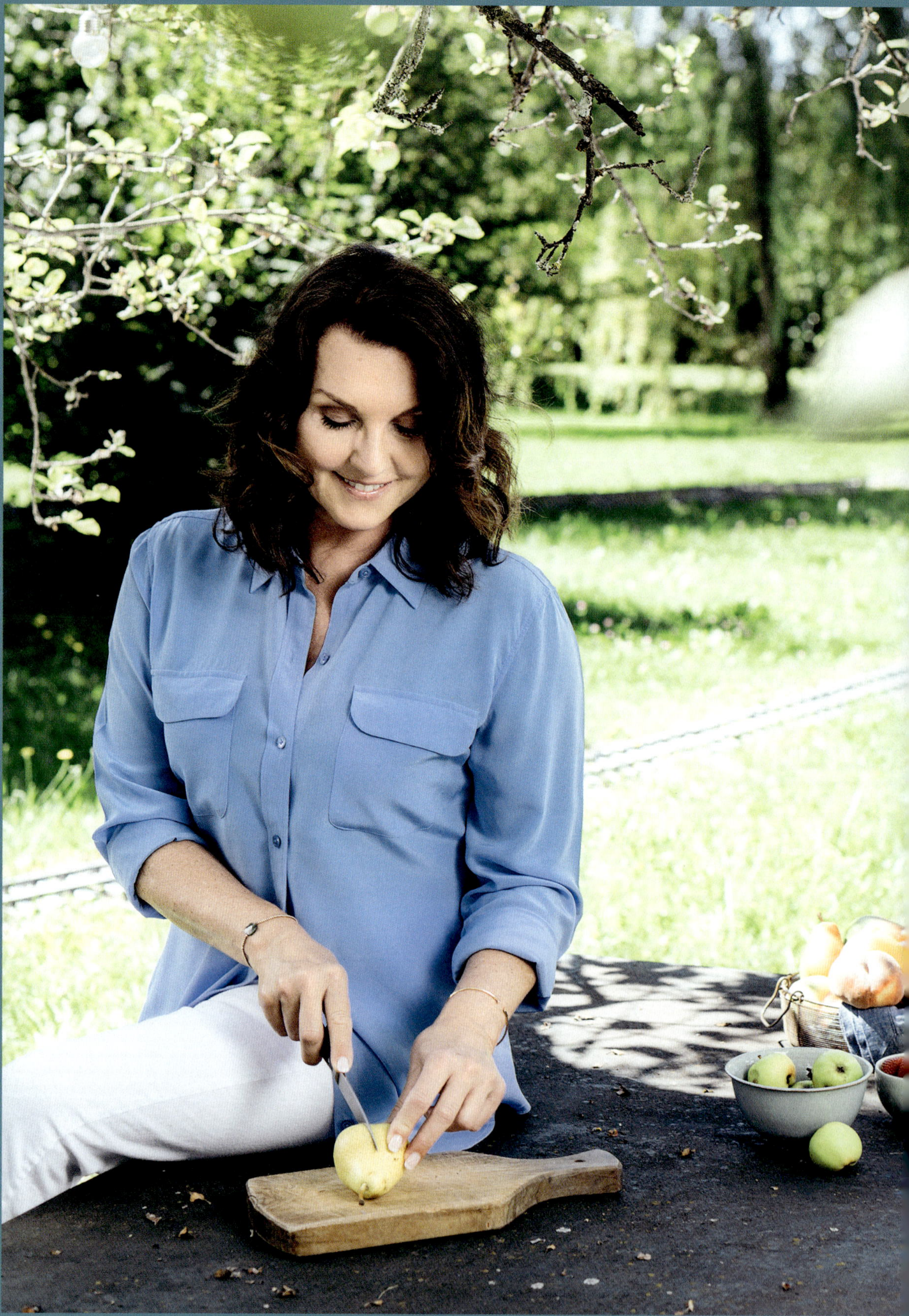

# SUPERFOODS & NÄHRSTOFFE

Unter Superfoods stellt man sich oft exotischste Produkte vor – dabei finden wir die besten Nährstofflieferanten oft schon vor unserer eigenen Haustür, im heimischen Garten! Was diese Superhelden alles können, verrate ich Ihnen hier. Sie erhalten zudem einen Überblick über die wichtigsten Nährstoffe und ihre Talente. Dabei erfahren Sie auch, wie Sie diesen Bedarf ganz einfach decken können.

# SUPERGESUND MIT DEM BESTEN AUS DER NATUR

Bei Superfoods denken Sie an Chia-Samen, Avocado, Goji-Beeren und Matcha-Pulver? Und zugleich an Ihren armen Geldbeutel, denn diese Exoten sind meist teuer? Dann können Sie nun erleichtert aufatmen! Denn wie heißt es so schön: Warum in die Ferne schweifen, wenn das Gute liegt so nah? Exotische Superfoods können Sie ab jetzt getrost von Ihrer Einkaufsliste streichen. Denn ob Apfel, Haferflocken oder Walnüsse: Die besten Superfoods haben wir hierzulande quasi direkt vor der Nase.

## HEIMISCHE SCHÄTZE

Auf den folgenden Seiten habe ich Ihnen meine zwölf Lieblings-Superfoods aufgelistet: Apfel, Brokkoli, Grüntee, Haferflocken, Heidelbeeren, Hering, Kürbis, Leinsamen, Linsen, Spinat, Walnüsse und Weißkohl. Sie alle haben eines gemeinsam: Sie schmecken nicht nur fein, sondern überzeugen mit einem bunten Mix an wertvollen Inhaltsstoffen. Jedes Superfood für sich allein ist schon toll, aber in der Kombi sind sie unschlagbar. Und ich garantiere Ihnen, dass auch Sie bald meine Begeisterung für diese Lebensmittel teilen werden. Wenn Sie Ihren Speiseplan mit diesen Superfoods pimpen, dann bringen Sie wichtige Lebensmittel auf den Tisch, um gesund und fit zu bleiben.

### Clever einkaufen

Achten Sie beim Kauf frischer Superfoods wie Äpfel, Brokkoli oder Heidelbeeren nicht nur möglichst auf regionale Herkunft, sondern auch auf Saisonalität: Dann sind Früchte und Gemüse reif, haben die geballte Ladung an Vitalstoffen im Angebot, schmecken richtig lecker und sind außerdem am günstigsten.

Ich empfehle Ihnen auch, Lebensmittel in Bio-Qualität zu kaufen, so haben Sie die Garantie, möglichst schadstoffarme Produkte zu bekommen. Ganz nebenbei leisten Sie auch noch einen Beitrag für die Umwelt. Außerhalb der Saison können Sie guten Gewissens auf tiefgekühlte Ware zurückgreifen. Gemüse und Obst werden dafür direkt nach der Ernte schockgefrostet und behalten so den größten Teil an Nährstoffen.

## Die inneren Werte zählen

Doch warum genau gehören denn Apfel, Haferflocken und Co. zu den Superfoods? Es sind ihre inneren Werte, die aus ihnen Medizin aus der Küche machen. Ihre hohe Dosis an wichtigen Makro- und Mikronährstoffen, die sie anderen Lebensmitteln voraus haben. Zu den Makro- oder Hauptnährstoffen zählen Kohlenhydrate, Fett und Eiweiß (Protein). Aus Kohlenhydraten und Fetten holt sich unser Körper die tägliche Energie, und Eiweiß ist der Baustoff für sämtliche Körperzellen. Je hochwertiger die Zusammensetzung dieser Makronährstoffe in einem Lebensmittel ist, umso besser ist es für unsere Gesundheit.
Die wahren Stars unter den Nährstoffen sind jedoch die sogenannten Mikronährstoffe: Vitamine, Mineralstoffe, Spurenelemente und sekundäre Pflanzenstoffe. Unser Körper braucht all diese Stoffe, um überhaupt lebensfähig zu sein. Sie spielen eine entscheidende Rolle in unseren Stoffwechselprozessen, schützen uns vor freien Radikalen und Krankheitserregern jeglicher Art, stärken unser Immunsystem oder sorgen für starke Knochen, schöne Haut und gesundes Haar. Sie kräftigen und erhalten das Bindegewebe, Muskeln, Blut- und Nervenzellen. Sie wirken entgiftend, schützen unseren Körper vor Entzündungen oder können Krebs vorbeugen. Kurz auf einen Nenner gebracht: Sie sind die Superhelden für unseren Körper!

## Kleine Mengen, große Wirkung

Mikronährstoffe sind in der Tat Wundermittel im doppelten Sinn: Wie ihr Name schon verrät, brauchen wir von ihnen nur geringste Mengen aufzunehmen, um unseren Körper fit und gesund zu halten. Je nach Mikronährstoff liegt die empfohlene Tagesdosis im Milli- oder sogar nur im Mikrogrammbereich. Auf den Seiten 134 bis 153 stelle ich Ihnen die wichtigsten dieser Superhelden vor: Die große Familie der Vitamine (A, B-Vitamine, C, D und E), die essenziellen Mineralstoffe Kalium, Kalzium und Magnesium sowie die lebensnotwendigen Spurenelemente Eisen, Jod, Selen und Zink. Keine Angst, Sie müssen kein Enährungsprofi sein, um sich gesünder zu ernähren. Bauen Sie einfach meine zwölf Superfoods regelmäßig in Ihren Speiseplan ein – dann sind Sie bei der Nährstoffversorgung auf der sicheren Seite.

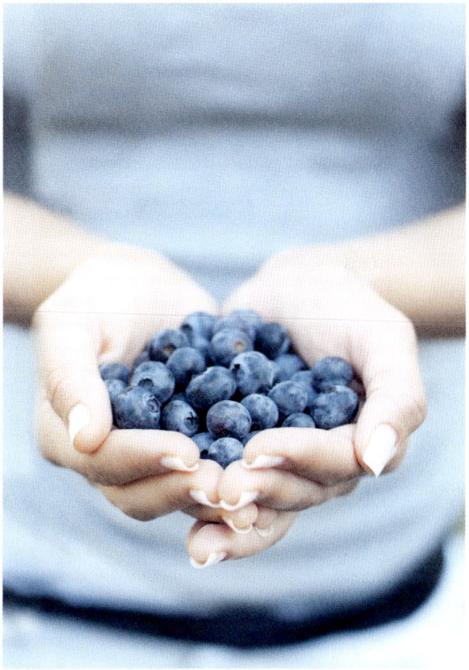

# APFEL

»An apple a day keeps the doctor away« lautet ein Sprichwort. Tatsächlich ist der Apfel ein wahres Gesundwunder, das einen tollen Mix an Vitaminen, Mineralstoffen und sekundären Pflanzenstoffen zu bieten hat. Rund 70 Prozent seiner wertvollen Inhaltsstoffe finden sich in der Schale oder direkt darunter.
Daneben schmecken Äpfel in der Tat paradiesisch: Kein Wunder also, dass die kalorienarmen Früchte das Lieblingsobst der Deutschen sind. Rund 25 Kilogramm isst jeder von uns pro Jahr. Vielleicht liegt das unter anderem auch daran, dass sie sich so unkompliziert verspeisen lassen? Einfach gründlich waschen und schon kann man genüsslich zubeißen. Über die Jahre wurden Äpfel gezüchtet, die superschön und langlebig sind. Reicher an Nährstoffen sind jedoch die alten Sorten wie Gravensteiner, Boskop oder Berlepsch.
Unser Körper freut sich über regelmäßigen Apfelkonsum: Das enthaltene Vitamin C bringt das Immunsystem rund ums Jahr auf Vordermann. Unterstützt wird es dabei von dem Farbstoff Quercentin. Die Kombi aus beiden macht den Apfel zu einem wahren Abwehrspezialisten.
Die enthaltenen Ballaststoffe bringen die Verdauung in Schwung und reinigen den Körper von Stoffwechselgiften, was dem knackigen Obst den Beinamen »broom for the body« (Besen für den Körper) einbrachte. Äpfel liefern Nahrung für die Darmbakterien und sorgen für eine gute Regeneration der Darmschleimhaut, denn

**MEINE GESUNDHEITSTIPPS**

Äpfel sind ein Hausmittel gegen Durchfall: Mit der Schale gerieben, binden die enthaltenen Pektine das Wasser im Darm.
Wer regelmäßig Äpfel verspeist, leidet laut einer finnischen Studie zudem seltener an Asthma und anderen Lungenkrankheiten.

| Das steckt in 100 g Apfel | | |
|---|---|---|
| Vitamin C | 12 mg | Tagesbedarf 100 mg |
| Kalorien | 54 kcal | |
| Eiweiß | 0,3 g | |
| Fett | 0,6 g | |
| Kohlenhydrate | 11,4 g | |
| Ballaststoffe | 2 g | |

die bei der Verdauung von Äpfeln entstehenden kurzkettigen Fettsäuren werden von den Darmschleimhautzellen als Energielieferanten genutzt.
Auch unsere Leber profitiert vom regelmäßigen Verzehr der Paradiesfrüchte: Die Polyphenole – das sind Schutzstoffe, die der Apfel bildet, um sich gegen Insekten und Pilze zu wappnen – schützen unsere Leberzellen vor Chemikalien. Das ist insbesondere für Menschen interessant, die regelmäßig Medikamente einnehmen.
Ich persönlich empfehle, nur Früchte in Bio-Qualität oder von Streuobstwiesen zu kaufen, weil diese gar nicht oder deutlich weniger mit Pestiziden und chemischen Düngern belastet sind. Die Schale von Bio-Äpfeln wird auch nicht gewachst, sodass man diese bedenkenlos mit Schale verzehren kann, wenn man sie vorab gründlich wäscht. So kommt man in den vollen Genuss der Vitamine, Mineralstoffe, Ballaststoffe und Bioaktivstoffe.
Übrigens: Für ungetrübten Genuss anderer Früche wie Bananen sollten Sie diese nicht neben Äpfeln lagern. Äpfel verströmen das Reifungsgas Ethylen, dass anderes Obst (oder auch Gemüse) schneller reifen lässt. An einem dunklen, kühlen Ort – idealerweise Keller oder Kühlschrank – bleiben die bunten Kugeln lange knackig. Wenn Sie überhaupt so lange mit dem Verputzen warten können!

**AUS MEINER PRAXIS**

Oft kommen Apfelallergiker zu mir, kein Wunder, ist es doch eine sehr häufig vorkommende Form der Obstallergie. Leiden auch Sie darunter, sollten Sie Äpfel möglichst frisch essen: Je länger sie reifen, umso mehr Allergene sammeln sie an. Hohes allergisches Potenzial haben vor allem junge Sorten (Gala, Jonagold, Granny Smith), schwach allergen sind alte Sorten (Gravensteiner, Berlepsch, Boskop). Gekochte Äpfel sind für Allergiker oft gut verträglich.

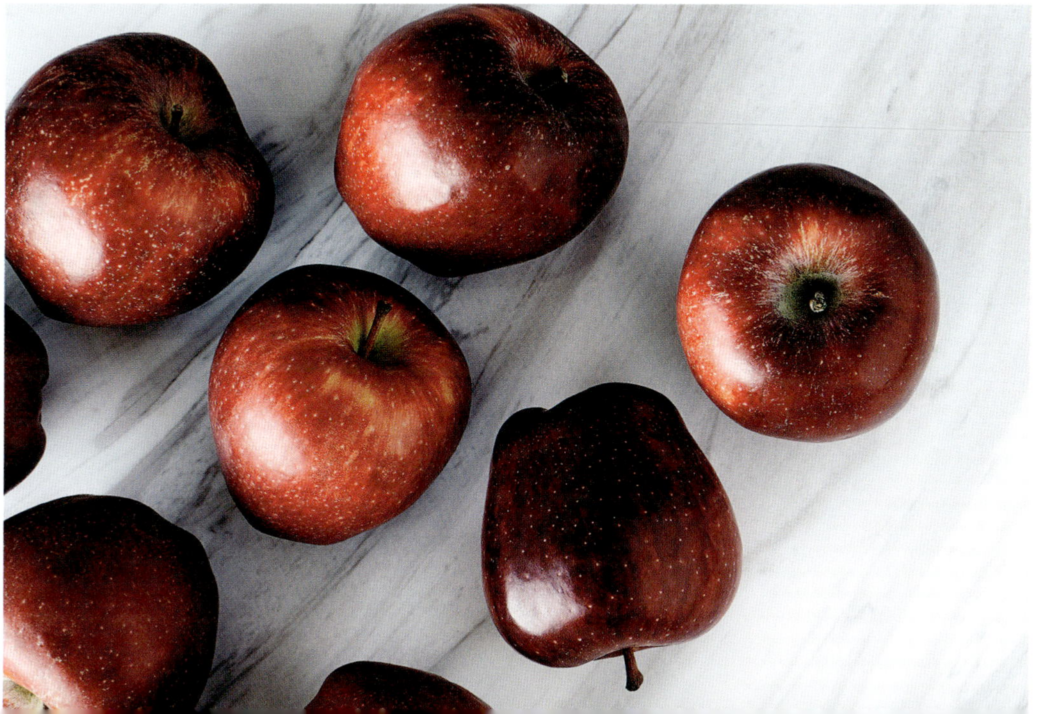

# BROKKOLI

Mit seinen dekorativen Röschen ist Brokkoli für mich mit der Abstand der Schönste aus der großen Kohlfamilie – und dank seiner zahlreichen Vitalstoffe auch einer meiner absoluten Lieblinge. So enthält der grüne Schönling doppelt so viel Vitamin C wie sein Verwandter Blumenkohl. Das Vitamin stärkt unser Immunsystem und schützt die Haut vor Alterungserscheinungen. Bereits mit rund 100 Gramm roher Brokkoli decken wir unseren Tagesbedarf an dem wasserlöslichen Vitamin.

Sein hoher Gehalt an Kalzium macht Brokkoli zu einem effektiven Knochenstärker für alle, die keine Milchprodukte verzehren. B-Vitamine und Magnesium für starke Nerven sowie Eisen für eine ausreichende Sauerstoffversorgung sind ebenfalls mit von der Partie. Daneben punktet er mit reichlich Eiweiß – perfekt für all jene, die sich pflanzenbasiert ernähren.

Und seinem Mix aus verschiedenen sekundären Pflanzenstoffen – wie Glucosinolate, Indole und Flavone – wird eine krebsvorbeugende Wirkung nachgesagt. Das Senföl Sulforaphan spielt dabei eine tragende Rolle. Greifen Sie außerdem auf die grüne Power zurück, wenn Sie eine Brille brauchen. Die sekundären Pflanzenstoffe Lutein und Zeaxanthin reichern sich in der Makula an, die für das scharfe Sehen zuständig ist, und unterstützen sie.

Auch in puncto Ballaststoffe kann sich der Brokkoli sehen lassen: Unser Darm braucht die unverdaulichen Pflanzenstoffe, um in Bewegung zu kommen. Die sogenannte Peristaltik im Darm reagiert auf Füllmen-

**MEIN KÜCHENTIPP**

Für etwas Abwechslung in der Küche sorgt Grünkohl – auch er ist rasend gesund und vielfältig einsetzbar.

| **Das steckt in 100 g Brokkoli** | | |
| --- | --- | --- |
| Vitamin C | 95 mg | Tagesbedarf 100 mg |
| Kalzium | 60 mg | Tagesbedarf 1000 mg |
| Magnesium | 23 mg | Tagesbedarf 350–400 mg |
| Vitamin K | 170 µg | Tagesbedarf 60–80 µg |
| Kalorien | 22 kcal | |
| Eiweiß | 2,8 g | |
| Kohlenhydrate | 2 g | |
| Ballaststoffe | 2,7 g | |

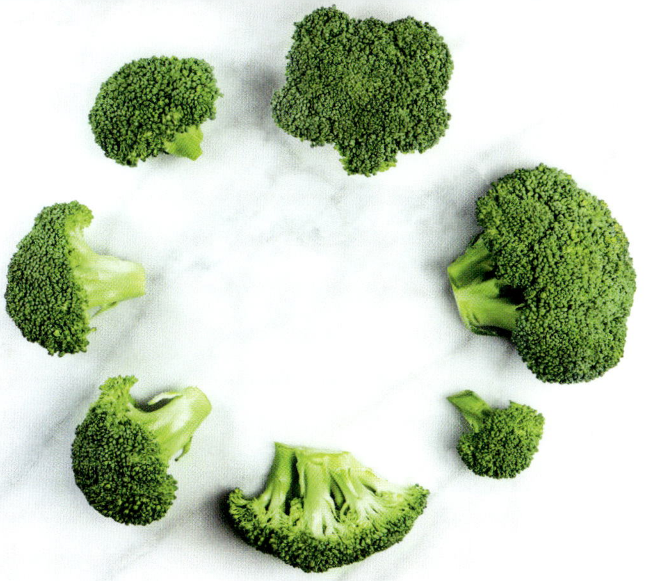

ge – und die entsteht durch Ballaststoffe, die im Darm aufquellen. Mindestens 30 Gramm am Tag sollten wir zu uns nehmen (siehe Seite 85). Ballaststoffreich sind viele Obst- und Gemüsesorten, und Brokkoli ist hier ganz vorne mit dabei: Mit 2,5 Gramm Ballaststoffen in 100 Gramm kurbelt er auf natürliche Weise die Verdauung an. Aufgrund seines geringen Kohlenhydrat- und Kaloriengehalts ist der grüne Kohl zudem perfekt für die schlanke Küche und gerade auch für Diabetiker ein wahres Wellfood.

So stark Brokkoli mit seinem Vitamin- und Mineralstoffcocktail daherkommt, so zart möchte er behandelt werden: Brokkoli soll möglichst schonend zubereitet werden, also zum Besipiel gedämpft oder kurz gedünstet werden. Denn wird er zu lange und in zu viel Wasser gekocht, verliert er seine wertvollen Inhaltsstoffe. Und auch der Geschmack leidet stark.

Übrigens können Sie beim Brokkoli auch den Stiel gut mitessen. Und das sollten Sie durchaus machen, denn der Stiel ist reich an Chlorophyll, das die Blutbildung unterstützt, und abwehrstärkendem Selen. Geschält und in Scheiben geschnitten, lässt sich der Brokkolistiel wie die Röschen zubereiten.

Frischer Brokkoli ist dunkelgrün bis bläulich. Sie sollten ihn maximal zwei Tage im Kühlschrank lagern. Sind die Blätter und Röschen bereits gelb gefärbt, dann beim Kauf lieber die Finger davon lassen. Außerhalb der Saison ist TK-Ware eine gute Alternative.

**MEINE GESUNDHEITSTIPPS**

Ein besonderer Wirkstoff in Brokkoli ist das Sulforaphan, ein sekundärer Pflanzenstoff, der im Magen gegen die schädlichen Helicobacter-pylori-Bakterien wirkt. Sie können Magenschleimhautentzündungen auslösen. Um die Bakterien aufzuspüren, macht man einen Atemtest beim Arzt oder in der Apotheke.

# GRÜNTEE

It's teatime! In vielen asiatischen Kulturen ist Grüntee seit Jahrtausenden eine feste Konstante im täglichen Leben. In China wurden bereits etwa 600 Jahre v. Chr. Teeblätter gedämpft, zerstoßen und mit anderen Zutaten zusammen gekocht. In Japan wird Grüntee mit leichten Speisen seit Jahrhunderten zur traditionellen Teezeremonie gereicht. Erst im 16. Jahrhundert kam der aromatische Tee durch Seefahrer nach Europa.

Grüner Tee wird vor allem in China und Japan, aber auch Nepal, Taiwan oder Indien angebaut. Bekannte chinesische Sorten sind mild bis leicht herb, die japanischen Sorten hingegen etwas kräftiger, dafür weniger herb im Geschmack. Meist gilt: Je dunkelgrüner und feiner die Teeblätter sind, desto besser ist die Qualität. Ich empfehle, beim Kauf auf Bio-Qualität achten, um eine Belastung mit Pestiziden und anderen Schadstoffen zu vermeiden.

Dank seines einzigartigen Cocktails aus wertvollen Bioaktivstoffen gehört grüner Tee zu den gesündesten Getränken der Welt. Er wird zwar aus derselben Pflanze wie schwarzer Tee hergestellt, ist aber nicht fermentiert. Dadurch enthält er wesentlich mehr sekundäre Pflanzenstoffe wie zum Beispiel Polyphenole, die schützend und stärkend auf den Körper wirken.

Wenn Sie grünen Tee zubereiten, so lassen Sie das aufgekochte Wasser auf 60 bis 90 °C abkühlen. Außerdem sollte der Tee nur etwa drei Minuten ziehen, sonst wird er schnell bitter. Zwei bis drei Tassen am Tag sind ideal, um sich die gesunde Wirkung des Grüntees zunutze zu machen: Regelmäßiger Genuss von grünem Tee regt die Blutzirkulation an, pusht den Stoffwechsel und schützt vor Arteriosklerose. Zudem trägt Grüntee dazu bei, dass sich unsere Cholesterin- und Blutfettwerte verbessern und wir uns so langfristig vor Krankheiten schützen können.

Grüner Tee ist reich an Catechinen. Diese Bitterstoffe sind Antioxidanzien und haben zudem eine positve Wirkung auf den Fettstoffwechsel.

Mehr als drei Tassen pro Tag sollten es jedoch nicht sein: Das Koffein im Tee beeinträchtigt die Aufnahme von Eisen aus der Nahrung. Bei Eisenmangel sollten Sie daher Grüntee, aber auch andere koffeinhaltige Getränke wie Kaffee und schwarzen Tee, bitte nicht oder nur in geringen Men-

### MEINE GESUNDHEITSTIPPS

Bei Stress empfehle ich eine Tasse grünen Tee. Die Aminosäure L-Theanin wirkt psychisch ausgleichend und kann helfen, Unruhe abzubauen. Grüner Tee wirkt antiviral und kann bei Lippenherpes unterstützend äußerlich angewendet werden: einfach eine Kompresse mit grünem Tee tränken und für 5 bis 10 Minuten auf die betroffene Stelle legen.

**AUS MEINER PRAXIS**

Suchen Sie den idealen Diätbegleiter? Ich empfehle grünen Tee. Mit null Kalorien fällt er nicht ins Gewicht und kurbelt sogar Fettverbrennung und Stoffwechsel an.

gen genießen. Es ist aber zugleich das Koffein im grünen Tee, durch das wir uns wach und geistig erfrischt fühlen. Die Produktion von Dopamin im Hirn wird angeregt und unterstützt unsere Konzentrationsfähigkeit. Da das Koffein an Gerbstoffe und Aminosäuren gebunden ist, hält die belebende Wirkung lange an.

Die sekundären Pflanzenstoffe Polyphenole machen Grüntee zu einem wahren Wundertrank: Sie bekämpfen freie Radikale und wirken so krebsvorbeugend, immunstärkend und entzündungshemmend. Die Polyphenole werden zudem bei neurodegenerativen Erkrankungen wie Morbus Alzheimer eingesetzt. Der Wirkstoff EGCG soll schädliche Ablagerungen im Gehirn verhindern. Außerdem hilft er, allergische Reaktionen zu mildern. Zur Therapie bei Allergien empfehle ich zwei bis drei Tassen am Tag.

Als Beauty-Getränk und Anti-Aging-Mittel ist grüner Tee seit Jahren im Trend: Neben Antioxidanzien stecken in ihm auch Gerbstoffe, die unsere Haut schützen und die Erneuerung der Zellen anregen. Nicht umsonst hat inzwischen auch die Kosmetikindustrie Grüntee als Wundermittel für sich entdeckt: Zahlreiche Pflegeprodukte wie Gesichtcremes sind mit den gesunden Gerbstoffen angereichert.

Und auch unsere Zähne freuen sich über die eine oder andere Tasse Grüntee, denn mit seinen antibakteriellen und antiviralen Eigenschaften schützt er sogar vor Karies.

Um möglichst lange Freude an den empfindlichen Teeblättern zu haben, bewahren Sie diese am besten in einer gut schließenden Dose auf – der Sauerstoff in der Luft lässt den Tee schnell altern, sodass er deutlich an Aroma verliert.

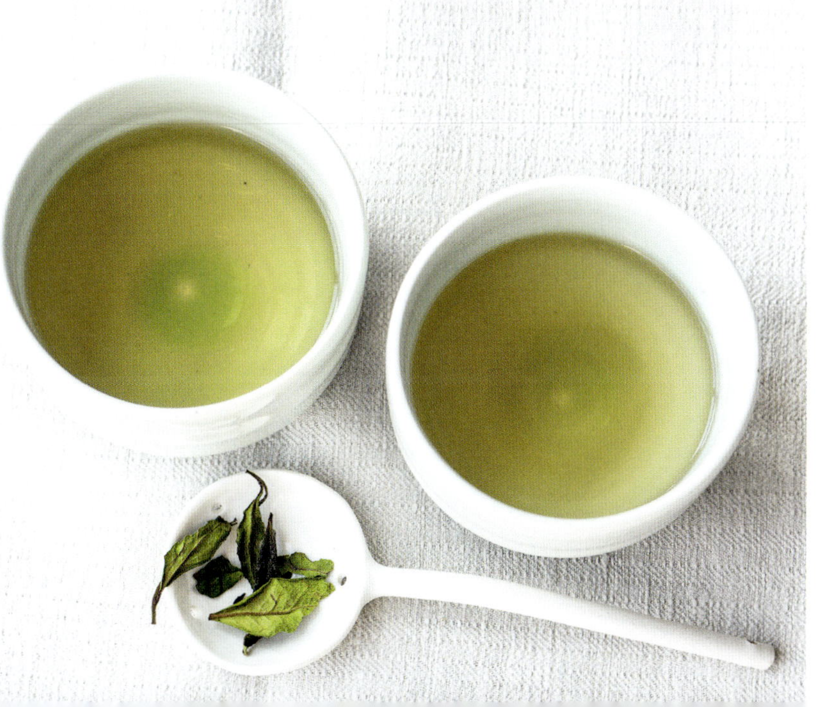

# HAFERFLOCKEN

Echte Superkörner: Haferflocken ergeben mit ihren vielen Nährstoffen ein ideales Frühstück. Mischen Sie sich zum Beispiel morgens ein Müsli aus Haferflocken, Milch und Obst. Oder kochen Sie ein Porridge. Mein Favorit sind Overnight Oats. Dafür werden die Haferflocken (am besten Vollkorn) einfach über Nacht in Milch oder Pflanzendrink eingeweicht. Am Morgen dann noch ein paar frische Beeren oder anderes Obst untermischen. Solche Overnight-Bowls sind zum einen superlecker und verhelfen zum anderen durch das im Haferkorn enthaltene Vitamin $B_1$ zu mehr Konzentration und Gelassenheit.

Und ich liefere Ihnen noch einen guten Grund für ein Haferfrühstück: Die enthaltene Aminosäure Tryptophan wird im Körper in Serotonin umgewandelt, und das wirkt wiederum stimmungsaufhellend. So starten Sie fröhlich in den Tag.

Wie alle Getreidearten enthält Hafer Phytinsäure. Sie kann im Magen und Darm Mineralstoffe binden, die dem Körper dann nicht mehr zur Verfügung stehen. Durch langes Kauen wird die Phytase, der Abbau der Phytinsäure, unterstützt. Zu-

**MEIN GESUNDHEITSTIPP**

Für Menschen mit empfindlichem Magen ist Haferbrei wohltuend und gesund. Erst beim Kochen entsteht der Schleim, der sich schützend auf die Schleimhäute in Speiseröhre und Magen legt.

| **Das steckt in 100 g Haferflocken (Vollkorn)** | | |
|---|---|---|
| Magnesium | 140 mg | Tagesbedarf 350–400 mg |
| Eisen | 5,1 mg | Tagesbedarf 10–15 mg |
| Vitamin $B_1$ | 0,55 mg | Tagesbedarf 1–1,5 mg |
| Kalium | 397 mg | Tagesbedarf 2000 mg |
| Zink | 3,64 mg | Tagesbedarf 7–10 mg |
| Kalorien | 348 kcal | |
| Eiweiß | 12,5 g | |
| Fett | 7 g | |
| Kohlenhydrate | 58,7 g | |
| Ballaststoffe | 10 g | |

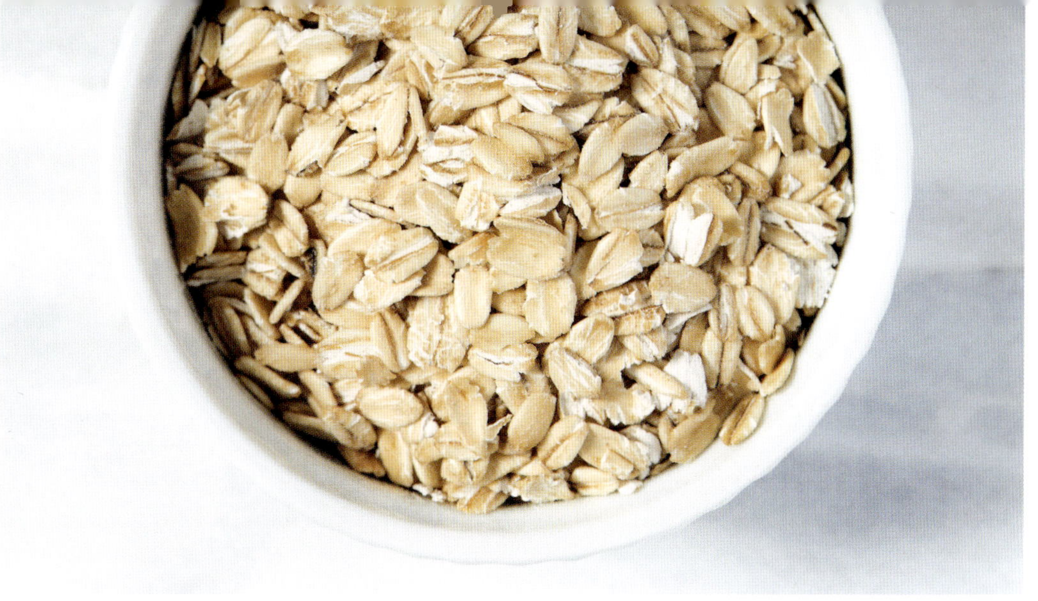

gleich wird der Phytinsäure jedoch eine positive Wirkung auf die Regulierung der Blutzuckerkonzentration nachgesagt.
Haferflocken sind eine gute Quelle für Zink. Sowohl fürs Immunsystem als auch für die Schönheit ist das Spurenelement superwichtig: Die Gesundheit von Haut, Haaren und Nägeln verbessert sich bei einer guten Zinkversorgung rasant.
Ein weiteres großes Plus: Unser Körper wird durch den Verzehr von Haferflocken ideal mit Eiweiß versorgt: Von den 20 Eiweißbausteinen, die unser Körper braucht, stecken zwölf in den Flocken, darunter auch essenzielle Aminosäuren, also solche, die unser Körper nicht selbst herstellen kann. Wer Haferflocken mit Milch verzehrt, gibt seinem Körper alle essenziellen Aminosäuren.
Die Powerflocken enthalten reichlich komplexe Kohlenhydrate, wie Stärke und Ballaststoffe, und machen so lange satt – Heißhungerattacken haben keine Chance! Besonders wertvoll sind dabei die Beta-Glucane, die einen Anstieg des Cholesterin- und Blutzuckerspiegels verhindern und damit zugleich das Herz-Kreislauf-System schützen. Hafer ist daher auch gut für Menschen mit Diabetes Typ 2 geeignet. Es gibt Studien, denen zufolge Diabetiker mit zwei Hafertagen pro Monat, an denen die Ernährung hauptsächlich auf Hafer basiert, ihren Insulinbedarf um ein Drittel senken können.
Mit einer 100-Gramm-Portion lässt sich der Tagesbedarf an essenziellen Fettsäuren decken, die Herz und Gefäße schützen. Auch in Sachen Eisengehalt kann Hafer ordentlich punkten. Das Spurenelement ist lebensnotwenig, da es maßgeblich für den Sauerstofftransport im Körper zuständig ist (siehe auch Seite 143).

**AUS MEINER PRAXIS**

Damit Ihr Körper das Eisen im Hafer besser verwerten kann, sollten Sie Flocken mit Vitamin C kombinieren, etwa aus frischen Früchten.

# HEIDELBEEREN

Beerige Superstars: Heidelbeeren sind nicht nur superlecker, sondern ein wahres Wunder für Gesundheit und Schönheit!

Es gibt zwei Arten, die man leicht auseinanderhalten kann: Die Kulturheidelbeere hat die charakteristische blaue Schale, aber das Fruchtfleisch ist hell und das Aroma nicht so intensiv. Die Heimat der »echten« Heidelbeere, die auch als Heilpflanze bekannt ist, sind die gemäßigten und nördlichen Zonen Europas und Asiens. Sobald es frische Heidelbeeren zu kaufen gibt, sollten Sie sie genießen – am besten täglich! Noch besser: Wenn Sie mal im Wald wandern, halten Sie Ausschau nach einem Heidelbeerfeld.

Im Vergleich zu anderen Obstsorten weisen Heidelbeeren das höchste antioxidative Potenzial auf. Erdbeeren oder Himbeeren, die zwar auch viele antioxidative Stoffe enthalten, haben nur ungefähr die Hälfte der Radikalfänger von Heidelbeeren. Dabei gilt: Je dunkler die Beeren, umso besser, denn die blaue Farbe der Früchte geht auf die enthaltenen Anthocyane zurück. Diese sekundären Pflanzenstoffe sind solche Radikalfänger: Sie helfen, den Alterungsprozess der Haut zu verlangsamen, sie halten die Blutgefäße elastisch, hemmen Entzündungen und wehren Krankheitserreger ab.

Als Vorstufe von Vitamin A unterstützt das Betacarotin aus der Heidelbeere die Sehkraft: Es fördert die Durchblutung der Netzhaut, dadurch verbessert sich das Hell-Dunkel-Sehen. Das ist besonders wichtig, wenn wir viel am Computer arbeiten, nachts mit dem Auto unterwegs sind und wenn wir älter werden.

Die nicht zu süßen Beeren sind darüber hinaus ideal für Diabetiker, da sie durch den niedrigen Zuckergehalt den Blutzu-

| **Das steckt in 100 g Heidelbeeren** | | |
|---|---|---|
| Betacarotin | 35 µg | Tagesbedarf 1000 µg |
| Vitamin C | 22 mg | Tagesbedarf 100 mg |
| Folsäure (Vitamin $B_9$) | 10 µg | Tagesbedarf 300 µg |
| Kalorien | 37 kcal | Tagesbedarf 2000 mg |
| Vitamin E | 2,7 mg | Tagesbedarf 12–15 mg |
| Eiweiß | 0,7 g | |
| Fett | 0,6 g | |
| Kohlenhydrate | 6,1 g | |
| Ballaststoffe | 4,9 g | |

### MEINE GESUNDHEITSTIPPS

Die Gerbstoffe vor allem in getrockneten Heidelbeeren wirken gegen Durchfall, frische Beeren hingegen regen die Verdauung an und können so bei Verstopfung helfen. Auch sind es die Gerbstoffe in den kleinen Beeren, die leicht schmerzlindernd und entzündungshemmend wirken. Für die Herzgesundheit sind die blauen Wunderbeeren gleich dreifach wertvoll: Sie wirken leicht blutverdünnend, blutdrucksenkend und sie verbessern die Elastizität der Gefäße.

cker- und Insulinspiegel nicht unnötig in die Höhe treiben. Sie sind dadurch auch ein toller Snack für die schlanke Linie und unterstützen das Abnehmen sogar aktiv: Die in den Heidelbeeren enthaltenen Polyphenole hemmen die Bildung von Fettzellen. Etwa 200 Gramm Heidelbeeren täglich haben in einer Studie der Universität Michigan zu einer messbaren Reduzierung des Bauchumfangs geführt.
Zudem sind die Früchtchen wahre Immunbooster: Die Vitamine C und E wirken antibakteriell und stärken die Abwehr.
Ihr hoher Gehalt an dem Ballaststoff Pektin macht die Beeren zu einem magenfreundlichen Snack, der zudem die Verdauung ankurbelt.

### AUS MEINER PRAXIS

Auch wenn Heidelbeeren gesund sind, sollte man nicht zu viele davon essen, da sie Salicylsäure enthalten. Dieser Wirkstoff, der auch in Aspirin steckt, wirkt blutverdünnend und manche Menschen reagieren darauf allergisch. Meine Verzehrempfehlung für eine gesunde Wirkung liegt bei 100 bis 200 Gramm am Tag.

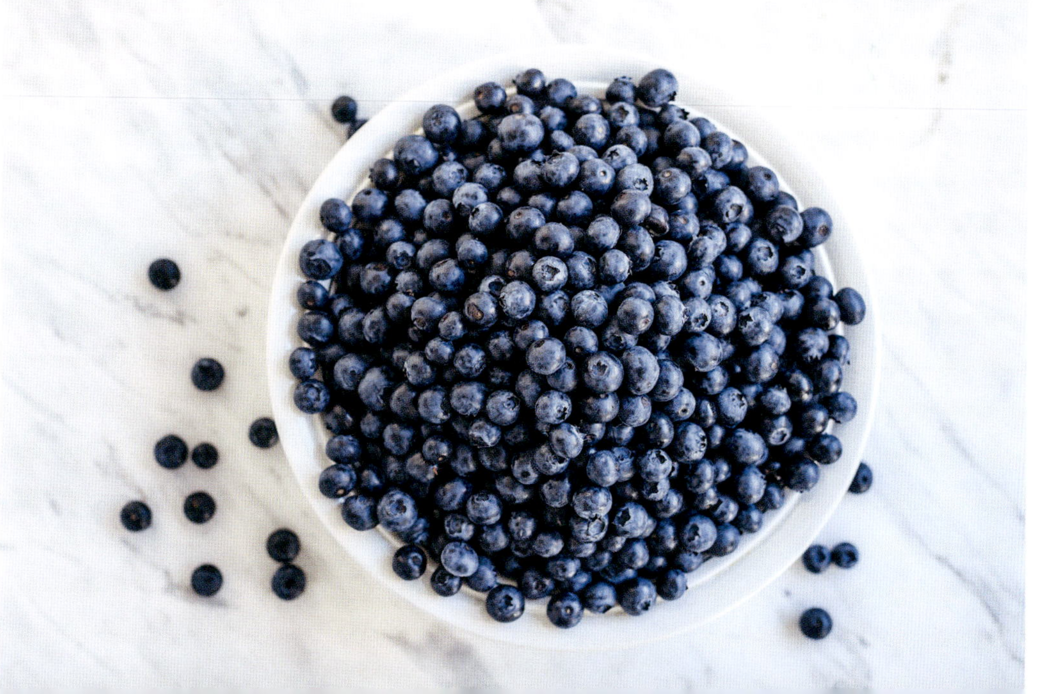

# HERING

Der beliebte Seefisch wird schon seit dem 7. Jahrhundert gezielt gefangen. Obwohl er heute immer noch alljährlich zu mehreren Milliarden gefischt wird, braucht man sich vorerst nicht um seine Bestände zu sorgen, denn ein Heringsweibchen legt pro Jahr satte 50000 Eier. Beim Hering können Sie also noch guten Gewissens zugreifen, und aufgrund seiner gesunden Bestandteile sollten Sie das auch tun.

Hering bringen Sie am besten superfrisch auf den Tisch. Bewahren Sie ihn also maximal einen Tag im Kühlschrank auf und wässern Sie ihn nicht zu viel, denn das spült die Vitamine raus. Bis zu 30 Prozent können dabei verloren gehen!

Hering enthält wie viele Fischsorten reichlich Vitamin $D_3$. Dieses ist zusammen mit Kalzium und Vitamin $K_2$ für den Knochenstoffwechsel elementar. Jedoch sind zahlreiche Menschen in unseren Breitengraden damit unterversorgt. Im Sommer bildet unser Körper ausreichend Vitamin $D_3$ mithilfe des Sonnenlichts über die Hautsynthese (siehe Seite 140), in den grauen Wintermonaten jedoch, in denen sich bei uns die Sonne nicht so häufig zeigt, muss ein Mangel eventuell mit einem Vitamin-D3-Präparat ausgeglichen werden.

**AUS MEINER PRAXIS**

Es gibt drei Omega-3-Fettsäuren: EPA, DHA und ALA. Die ersten beiden sind nur in Fisch enthalten. Wenn Sie keinen Fisch essen, greifen Sie zu Leinöl: Es enthält ALA, das jedoch nur zu fünf Prozent zu DHA und EPA umgewandelt werden kann.

| **Das steckt in 100 g Hering** | | |
|---|---|---|
| DHA | 1170 mg | Tagesbedarf 250 mg |
| EPA | 1910 mg | Tagesbedarf 250 mg |
| Vitamin $D_3$ | 25 µg | Tagesbedarf 25 µg |
| Vitamin $B_5$ | 9, 3 mg | Tagesbedarf 6 mg |
| Vitamin $B_{12}$ | 8,5 µg | Tagesbedarf 3 µg |
| Selen | 45 µg | Tagesbedarf 80 µg |
| Kalorien | 233 kcal | |
| Eiweiß | 18,2 g | |
| Fett | 15 g | |

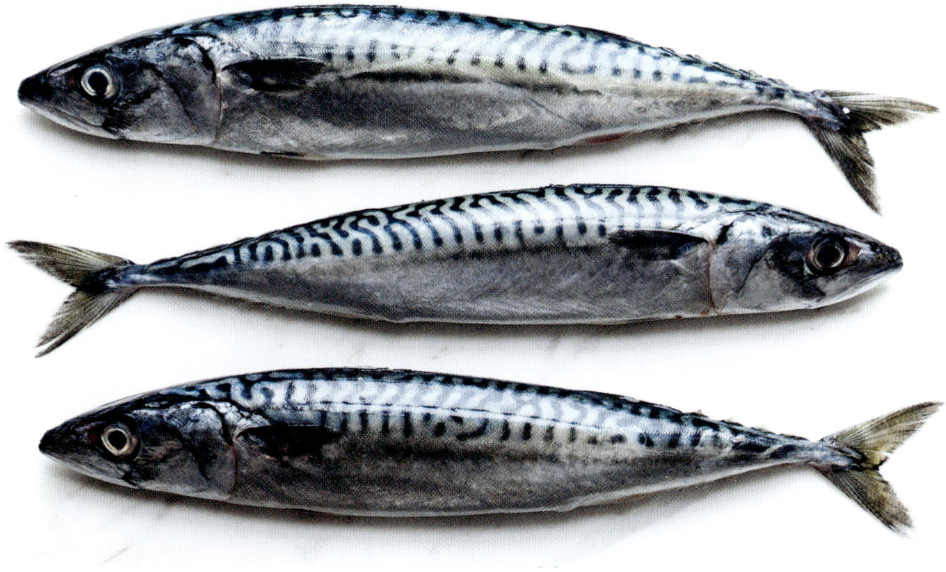

**MEINE GESUNDHEITSTIPPS**

Obwohl Hering viel Fett enthält, wirkt er auf unseren Fettstoffwechsel positiv: Der hohe Anteil an Vitamin $B_5$ kurbelt die Freisetzung von Fetten aus den Zellen (Lipolyse) an.
Für eine gesunde Schilddrüse liefert Hering Jod und Selen. Letzteres ist Teil von Glutathionperoxidasen. Diese Enzyme schützen die Schilddrüsenzellen.
Aus Jod bildet unser Körper Schilddrüsenhormone, die lebenswichtige Stoffwechselprozesse regeln.
In 100 Gramm Hering steckt sogar mehr als der Tagesbedarf an Vitamin $B_{12}$. Dieses ist essenziell für die Bildung roter Blutkörperchen.
Nach einer durchzechten Nacht darf gern Rollmops, also sauer eingelegter Hering, auf den Tisch kommen: Er gleicht den durch Alkohol verursachten Mineralstoffverlust aus.

Ebenso liefert Hering uns reichlich essenzielles Vitamin $B_{12}$, das eine elementare Funktion bei der Bildung roter Blutkörperchen hat (siehe auch Seite 138).
Wie anderer fetter Fisch ist auch Hering eine ideale Quelle für die gesunden Omega-3-Fettsäuren EPA und DHA, die stark entzündungshemmend wirken. Vor allem Kaltwasserfische bilden diese besonderen Fettsäuren aus, denn sie benötigen Fette, die auch bei niedrigen Temperaturen weich bleiben. Und genau das funktioniert auch bei uns Menschen: Unsere Zellmembranen bleiben geschmeidig, wodurch sowohl eine bessere Nährstoffaufnahme als auch der Abtransport von Stoffwechselendprodukten ermöglicht werden. Außerdem wirken sich die Omega-3-Fettsäuren positiv auf die Fließeigenschaften des Blutes aus und unterstützen damit eine gesunde Herz-Kreislauf-Funktion. Die Zellen im menschlichen Auge enthalten übrigens besonders viele Omega-3-Fettsäuren, eine Unterversorgung kann sich also auch in einer verminderten Sehkraft bemerkbar machen.

# KÜRBIS

Herbstzeit ist Kürbiszeit! Die Familie der Kürbisse hat dann ihren großen Auftritt: Leuchtend orangefarbener Hokkaidokürbis, birnenförmiger Butternut-Kürbis oder das »Schwergewicht« Muskatkürbis – jeder einzelne Speisekürbis hat sowohl kulinarisch als auch gesundheitlich einiges zu bieten: Immunsystem, Nerven und Haut freuen sich, wenn Sie häufig Kürbis essen. Insgesamt gibt es mehr als 800 Kürbissorten – darunter einige Speise- und sehr viele Zierkürbisse. Als eine der ältesten Kulturpflanzen bauten die Menschen bereits um 10 000 vor Christus Kürbisse an – als Nahrung sowie als Heilmittel. Nach Europa kam der Kürbis durch die Entdeckung des amerikanischen Kontinents. Dort wird er noch heute zahlreich angebaut, auch wenn China inzwischen Spitzenreiter im Kürbisanbau ist.

Wussten Sie, dass der Kürbis botanisch gesehen ein Fruchtgemüse, genauer gesagt sogar eine Beere ist? Aufgrund seiner harten, ledrigen Haut so spricht man von einer Panzerbeere. Und diese Riesenbeere ist ein wahres Superfood: Ihr Fruchtfleisch ist reich an Vitaminen, Mineralstof-

**MEINE GESUNDHEITSTIPPS**

Vitamin E und Linolsäure im Kürbiskernöl wirken gegen einen erhöhten Cholesterinspiegel und beugen Herz-Kreislauf-Erkrankungen vor. Damit alle gesunden Inhaltsstoffe wirken können, sollte das Öl nicht erhitzt werden.

Kürbiskerne sind harntreibend und werden in der Naturheilkunde bei Blasenschwäche und für die Prostatagesundheit eingesetzt.

| **Das steckt in 100 g Kürbis** | | |
|---|---|---|
| Betacarotin | 128 µg | Tagesbedarf 1000 µg |
| Vitamin E | 1,1 mg | Tagesbedarf 12–15 mg |
| Kalium | 304 mg | Tagesbedarf 2000 mg |
| Kalorien | 25 kcal | |
| Eiweiß | 1,1 g | |
| Fett | 0,1 g | |
| Kohlenhydrate | 4,6 g | |
| Ballaststoffe | 2,2 g | |

fen und sekundären Pflanzenstoffen. So steckt in 100 Gramm orangefarbenem Hokkaido mehr Betacarotin (auch Provitamin A genannt) als in derselben Menge Möhren. Dieses schützt die Zellen und ist wichtig für die Sehkraft. Beim Hokkaido stecken die wertvollen Stoffe auch in der Schale, die man im Gegensatz zu anderen Kürbissorten mitessen kann. Hokkaido ist so leicht verdaulich, dass auch Menschen mit sensiblem Magen ihn ohne Reue genießen können.

Durch den hohen Kaliumgehalt hat Kürbis eine entwässernde Wirkung und gleicht auf natürliche Art den Flüssigkeitshaushalt im Körper aus. Da das Fruchtgemüse so gut wie fettfrei ist und auch wenig Fruchtsäure hat, ist es super verträglich. So ist Kürbis ideale Babynahrung, aber auch die perfekte Schonkost bei Magen-Darm-Problemen. Und weil Kürbisse zu 90 Prozent aus Wasser bestehen, sind sie dazu noch extrem kalorienarm.

Für eine gesunde Haut liefert uns Kürbis wertvolle Nährstoffe: Vitamin C regt die Produktion von Kollagen an, strafft die Haut und stärkt das Bindegewebe. Betacarotin erhöht den UV-Schutz. Vitamin E schützt die Haut vor freien Radikalen.

Auch die Kürbiskerne und das daraus gewonnene Öl haben einen schönen Mix an Nährtstoffen zu bieten. So enthalten Kürbiskerne Eiweiß, ungesättigte Fettsäuren, Vitamin E, Selen und reichlich Silizium in Form von Kieselsäure, ein wichtiger Baustein für Haut, Haare, Nägel und Bindegewebe. Mein Rat: Fünf bis zehn Gramm Kürbiskerne täglich knabbern. Sie können die Kerne roh genießen oder kurz in der Pfanne anrösten. So sind sie ein perfektes Topping für Suppen und Salate.

**AUS MEINER PRAXIS**

Ich empfehle Kürbiskerne für die gute Laune, denn sie enthalten die Aminosäure Tryptophan, die an der Produktion des Glückshormons Serotonin beteiligt ist.

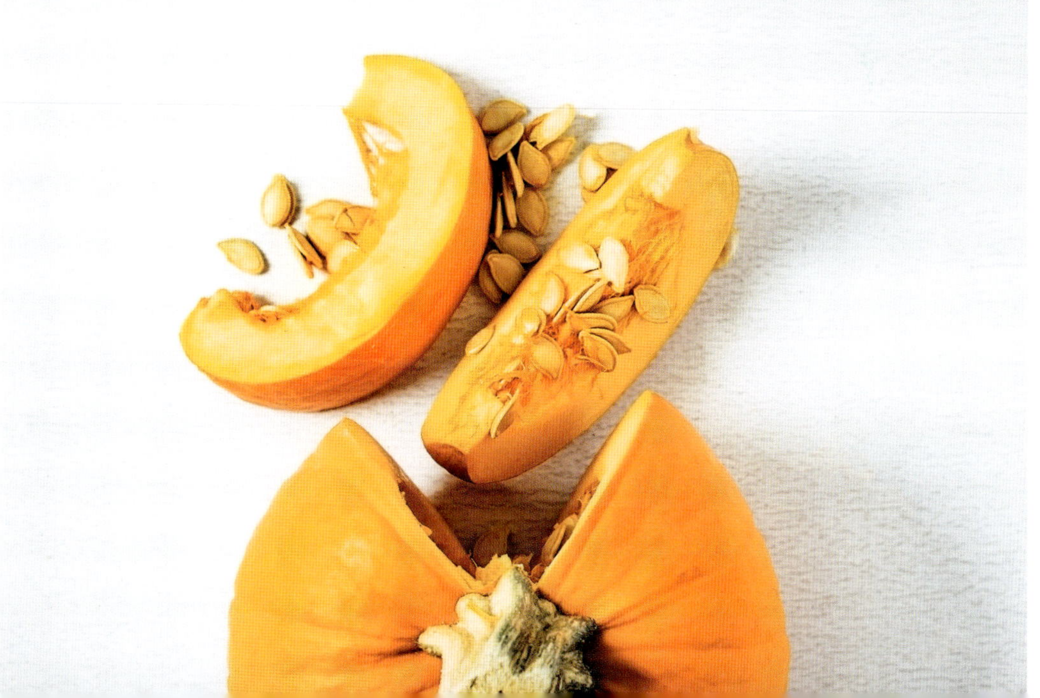

# LEINSAMEN

Diese Körnchen haben es in sich: Leinsamen schmeckt lecker nussig und ist in vielerlei Weise ein toller Gesundheitshelfer. Die guten Fette in den Samen oder auch im Öl – allen voran die Omega-3-Fettsäuren – machen sie so wertvoll. Dabei macht mehr als die Hälfte der enthaltenen Omega-3-Fettsäuren die mehrfach ungesättigte Alpha-Linolensäure (ALA) aus.

Der Lein gehört zu den ältesten Kulturpflanzen überhaupt. Bereits 3000 v. Chr. wurde er im alten Ägypten angebaut. Heute werden die Samen auch bei uns in Europa kultiviert und sind eine günstige Alternative zu den gehypten Chiasamen aus dem fernen Mexiko. Eingeweicht, geschrotet und gemahlen sind die Nährstoffe im Leinsamen für unseren Körper gut verwertbar.

Da in den Leinsamenschalen Blausäure enthalten ist, essen Sie bitte nicht zu viel davon, am besten höchstens zwei Esslöffel am Tag. Das aus den Samen gewonnene hochwertige Leinöl enthält keine Blausäure, kann dafür einen sehr hohen Gehalt am Omega-3-Fettsäuren aufweisen – mehr als Fisch. Achten Sie beim Öl darauf, dass es kalt gepresst wurde, dann sind noch alle Nährstoffe enthalten. Leinöl ist die Mimose unter den Pflanzenölen: Da es schnell verdirbt, sollten Sie es dunkel lagern und rasch verbrauchen.

| **Das steckt in 100 g Leinsamen** | | |
|---|---|---|
| Magnesium | 90 mg | Tagesbedarf 350–400 mg |
| Kalium | 730 mg | Tagesbedarf 2000 mg |
| Eisen | 8,2 mg | Tagesbedarf 10–15 mg |
| Vitamin $B_2$ | 0,16 mg | Tagesbedarf 1,2–1,5 mg |
| Vitamin $B_6$ | 0,2 mg | Tagesbedarf 1,4–1,6 mg |
| Zink | 4,16 mg | Tagesbedarf 7–10 mg |
| Selen | 38 µg | Tagesbedarf 80 µg |
| Kalorien | 376 kcal | |
| Eiweiß | 24,4 g | |
| Fett | 30,9 g | |
| Kohlenhydrate | 7,7 g | |
| Ballaststoffe | 35 g | |

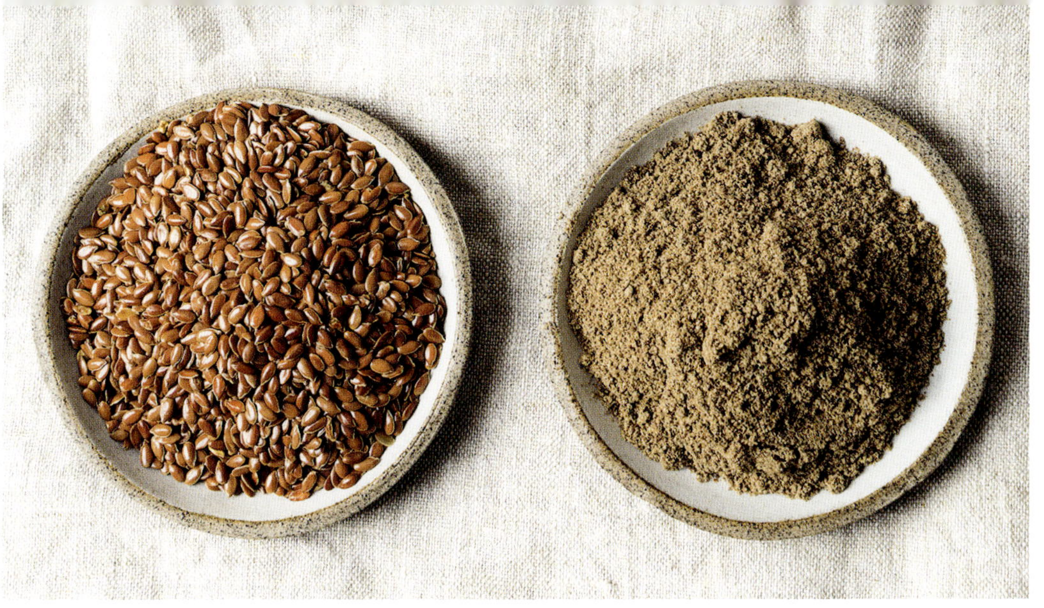

### MEINE GESUNDHEITSTIPPS

Bei Magenbeschwerden helfen die Schleimstoffe des Leinsamens, die sich schützend auf die Magenschleimhaut legen. Das wirkt beruhigend bei Entzündungen. Leinsamen enthält Lignane (Phytoöstrogene), die Menstruations- und Wechseljahrsbeschwerden wie Hitzewallungen lindern können. Sie unterstützen zudem den Hautstoffwechsel und sind gut bei Unreinheiten.

Leinsamen ist Ihr Freund, wenn Sie Diät halten, denn der äußerst hohe Ballaststoffgehalt (rund ein Drittel) macht lange satt und beugt Heißhungerattacken vor. Das macht Leinsamen auch zur Vorbeugung von Diabetes interessant: Die Kohlenhydrate aus dem Essen gelangen langsamer ins Blut und der Blutzuckerspiegel steigt nicht so schnell an. Auch unser Darm profitiert vom Leinsamen-Verzehr: Die enthaltenen Quellstoffe binden Flüssigkeit, das gesteigerte Volumen der Samen übt Druck auf die Darmwand aus und bringt den Darm dadurch in Bewegung. Eine träge Verdauung wird so angekurbelt. Das funktioniert vor allem mit ganzen oder nur leicht aufgebrochenem Leinsamen. Achten Sie aber darauf, genügend zu trinken, damit die Samen ausreichend aufquellen. Für die tägliche Dosis Leinsamen zum Beispiel zwei Esslöffel Samen unter das Müsli oder den Joghurt rühren.

### AUS MEINER PRAXIS

Pflegen Sie Ihre Haare von innen: Durch das hochwertige Fett und die vielen B-Vitamine ist Leinsamen super, um stumpfe Haare wieder in eine glänzende Pracht zu verwandeln.

# LINSEN

Lange unterschätzt, heute wahre Schätze: Ihr Image als Armeleuteessen haben die Linsen zum Glück inzwischen hinter sich gelassen. Die feinen Kleinen sind echtes Superfood: Sie liefern zahlreiche Nährstoffe – darunter Eiweiß, komplexe Kohlenhydrate, Ballaststoffe und Bioaktivstoffe – und das bei vergleichsweise wenigen Kalorien. Die kleinen Hülsenfrüchte sind ein vielfältiges Lebensmittel, aus dem man unglaublich leckere Sachen zaubern kann. Ob rote oder gelbe Linsen, schwarze Beluga- oder braune Tellerlinsen: Es gibt so viele Sorten, da kommt Farbe und Abwechslung auf den Tisch.

Für Vegetarier, Veganer, oder wenn Sie öfter mal auf Fleisch und Fisch verzichten möchten, sind Linsen eine wertvolle Eiweißquelle. Auch für Sportler und Figurbewusste können Linsen aus diesem Grund interessant sein, bringen sie doch gleichzeitig wenig Fett auf den Teller. Unser Körper kann einige Aminosäuren (Eiweißbausteine) zwar selbst herstellen, an die essenziellen Aminosäuren kommen wir allerdings nur über unsere Nahrung. Wenn Sie zum Beispiel Linsen mit Natur-Reis kombinieren, haben Sie alle acht essenziellen Aminosäuren in einer Mahlzeit. Die kleinen Powerpakete haben darüber hinaus einen niedrigen glykämischen Index. Das bedeutet, dass der Blutzucker-

**MEIN GESUNDHEITSTIPP**

Der hohe Anteil an Folsäure macht Linsen zu einem wertvollen Lebensmittel in der Schwangerschaft. Die wichtigste Aufgabe von Folsäure besteht darin, die Zellteilung und Blutbildung zu unterstützen.

| Das steckt in 100 g Linsen | | |
|---|---|---|
| Folsäure (Vitamin $B_9$) | 181 µg | Tagesbedarf 300 µg |
| Zink | 3,58 mg | Tagesbedarf 7–10 mg |
| Eisen | 8 mg | Tagesbedarf 10–15 mg |
| Kalorien | 270 kcal | |
| Eiweiß | 23,5 g | |
| Kohlenhydrate | 40,6 g | |
| Fett | 1,5 g | |
| Ballaststoffe | 17 g | |

spiegel nach dem Verzehr von Linsen nicht so rasch ansteigt und somit nur eine geringe Insulinausschüttung bewirkt. Das ist aber nicht nur für Diabetiker relevant. Auch so sind Linsen etwa einem Teller Nudeln vorzuziehen: Dank der enthaltenen Ballaststoffe bleiben wir länger satt, sind leistungsfähiger und weniger müde. Die Ballaststoffe pushen zudem die Darmtätigkeit und können auch Giftstoffe im Darm binden.

Gichtgeplagte aufgepasst: Linsen haben für pflanzliche Lebensmittel einen hohen Gehalt an Purinen, die im Körper zu Harnsäure umgewandelt werden. Ein erhöhter Harnsäurespiegel kann Auslöser für eine Gichterkrankung sein.

Achten Sie beim Kauf darauf, dass die Linsen glänzen. Wenn sie stumpf aussehen, sind sie nicht mehr ganz frisch. Ungeschälte Linsen können Sie trocken und dunkel gelagert bis zu einem Jahr aufbewahren. Sie sollten diese auf jeden Fall vor dem Kochen in kaltem Wasser einweichen. Das dauert zwar etwas länger, lohnt sich aber, da in der Schale viele Ballaststoffe sitzen. Geschälte Linsen hingegen müssen nicht eingeweicht werden. Was auf den ersten Blick relativ viel aussieht, ist halb so wild: Die Kalorienangabe auf der Linsenverpackung bezieht sich auf getrocknete Linsen. Da diese beim Kochen auf gut die doppelte Menge aufquellen, brauchen Sie tatsächlich nur etwa 50 Gramm als Beilage oder 100 bis 125 Gramm als Hauptgericht pro Person rechnen.

**AUS MEINER PRAXIS**

Jedes Böhnchen gibt ein Tönchen – keine Sorge, diese Nebenwirkung können Sie deutlich abmildern: Schon beim Einweichen und Kochen werden blähende Stoffe gelöst. Gewürze wie Kümmel oder Kurkuma machen Linsen besser verträglich. Waschen Sie die Linsen anschließend noch einmal in einem Sieb unter fließendem Wasser.

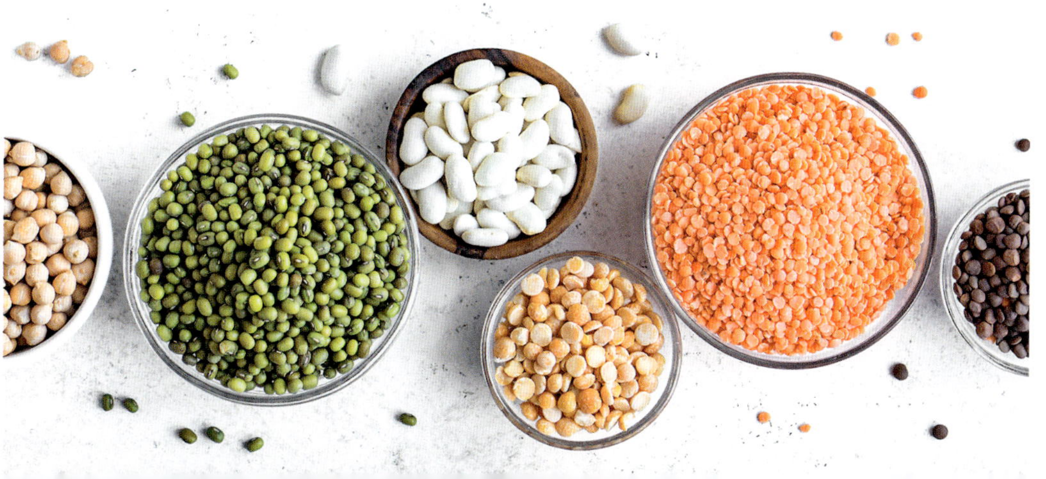

# SPINAT

Einen besseren Werbeträger hätte sich Spinat nicht wünschen können: Wer denkt bei dem grünen Blattgemüse nicht an Popeye, den muskelbepackten Comic-Helden? Der wusste schon vor vielen Jahren, was gut ist für mehr Power. Die Reihe der gesunden Inhaltsstoffe im Spinat kann sich auch durchaus sehen lassen: So ist Spinat ein hervorragender Lieferant für Magnesium. Das Spurenelement entspannt Körper, Nerven und Psyche und wirkt im Körper an über 300 verschiedenen Stoffwechselprozessen mit. Also ohne Magnesium geht nichts – oder zumindest nicht viel (siehe auch Seite 149).

Für die Augen ist Spinat sehr gesund, vor allem wenn wir ihn roh essen. Die zarten grünen Blätter enthalten Vitamin A und die Carotinoide Zeaxanthin und Lutein, die beim Kochen zerstört werden. Sie stärken die Sehkraft, beugen grauem Star vor und schützen vor Nachtblindheit.

**MEIN GESUNDHEITSTIPP**

Spinat liefert viel Magnesium, das bei Wadenkrämpfen, verspannten Schultern und Kopfschmerzen hilft. Das gilt vor allem, wenn wir Stress haben. Auch gegen Sodbrennen hilft Magnesium wunderbar.

| Das steckt in 100 g Spinat | | |
|---|---|---|
| Magnesium | 58 mg | Tagesbedarf 350–400 mg |
| Vitamin A | 0,8 mg | Tagesbedarf 1 mg |
| Vitamin C | 51 mg | Tagesbedarf 100 mg |
| Eisen | 4,1 mg | Tagesbedarf 10–15 mg |
| Folsäure (Vitamin $B_9$) | 141 µg | Tagesbedarf 300 µg |
| Kalium | 550 mg | Tagesbedarf 2000 mg |
| Kalorien | 16 kcal | |
| Eiweiß | 2,7 g | |
| Fett | 0,3 g | |
| Kohlenhydrate | 0,6 g | |
| Ballaststoffe | 1,8 g | |

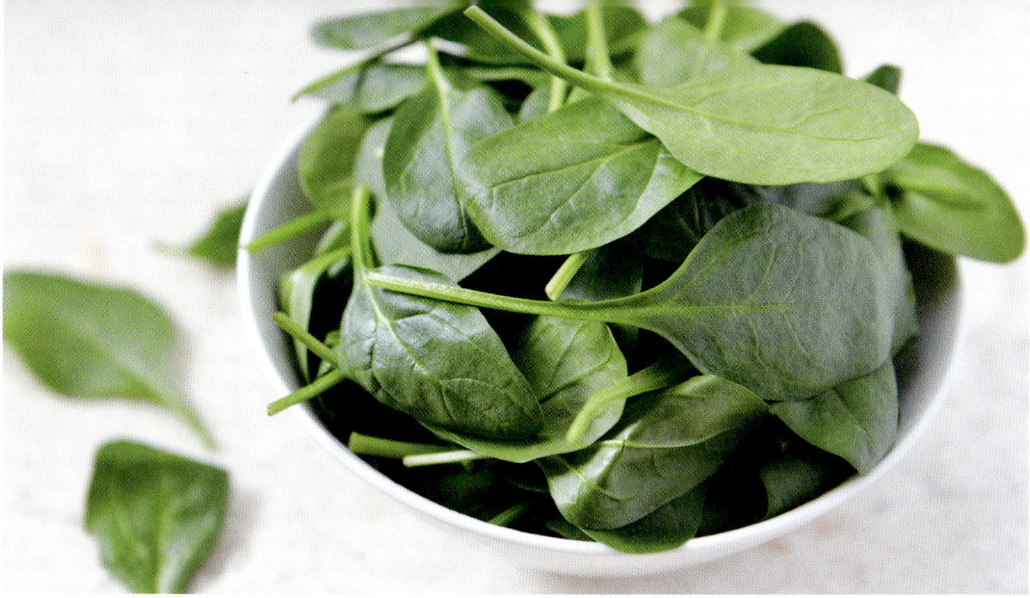

Sein hoher Gehalt an Folsäure macht Spinat vor allem für Schwangere (in Maßen verzehrt) zu einem interessanten Gemüse, denn das B-Vitamin benötigen Babys im Mutterleib für ein gesundes Wachstum und eine normale Entwicklung. Aber auch alle anderen profitieren von der Folsäure, da sie am Nervenaufbau mitwirkt.

Und selbst wenn im Spinat nicht so viel Eisen steckt, wie lange vermutet bzw. kommuniziert wurde, so zählt er dennoch zu den Top-Eisenlieferanten. Das lebenswichtige Spurenelement versorgt unsere Zellen prima mit Sauerstoff.

Wer seinem Darm Gutes tun möchte, sollte regelmäßig Spinat verzehren: Seine Ballaststoffe aktivieren den Darm und sorgen zugleich für eine gesunde Darmflora.

Das Blattgemüse kann größere Mengen an Oxalsäure enthalten. Diese bindet wichtige Mikronährstoffe wie Kalzium und Eisen, die dann unserem Körper nicht mehr zur Verfügung stehen. Daher sollten Sie Spinat immer in Kombination mit guten Kalziumlieferanten (Joghurt, Käse) und Eisenlieferanten (Fleisch, Hülsenfrüchte) essen. Vitamin C (zum Beispiel aus Zitronensaft) verhindert, dass aus dem enthaltenen Nitrat gesundheitsschädliches Nitrit und Nitrosamine entstehen.

Frischer Spinat hat übrigens zweimal im Jahr Saison: Im Frühling wird Spinat geerntet, der im Herbst gesät wurde. Er hat kräftige Blätter. Zarte Blätter hingegen besitzt der Frühlings- oder Sommerspinat, der im Herbst erhältlich ist. Da frischer Spinat leider schnell viele seiner Nährstoffe verliert, können Sie beim Kochen auch guten Gewissens auf TK-Ware zurückgreifen. Das Blattgemüse wird durch ein besonderes Verfahren schockgefostet und büßt dabei zum Beispiel nur einen kleinen Teil seines Vitamin C-Gehalts ein.

**AUS MEINER PRAXIS**

Wenn Sie unter Gicht leiden, sollten die Popeyes unter Ihnen Spinat besser meiden, da er reich an Purinen ist.

# WALNÜSSE

Fett, aber oho: Lange Zeit waren Nüsse im Allgemeinen, aber auch Walnüsse aufgrund ihres hohen Fettanteils als Dickmacher verteufelt. Zum Glück weiß man heute dank zahlreicher Studien, dass sie nicht nur gesund sind, sondern auch schön und schlau machen! Wenn das mal kein Argument ist, öfter mal ein paar von diesen Powerpaketen zu naschen. Für mich sind Walnusskerne der beste Snack überhaupt. Man nennt sie nicht umsonst die Königin unter den Nüssen, denn eine Handvoll versorgt uns mit allen essenziellen ungesättigten Fettsäuren, die unser Körper nicht selbst herstellen kann.

Wenn Sie unter Stress stehen, sind Walnusskerne der schnelle Helfer für starke Nerven. Sie stecken voller B-Vitamine, die die Reizweiterleitung der Nerven unterstützen, so können wir uns besser konzentrieren und sind weniger nervös.

Walnüsse sind das perfekte »Brain Food« und haben sogar die Form eines kleinen Gehirns: Damit wir gut lernen können und nicht vergesslich werden, braucht unser Hirn ausreichend Lecithin. Dieser Inhaltsstoff aus der Walnuss wird im Körper zu Acetylcholin umgewandelt, einem Botenstoff, der die Informationen in unserer Schaltzentrale weiterleitet.

Das Vitamin E aus der Walnuss ist ein wunderbares Pflegevitamin für unsere Haut, mindert Knitterfältchen und stimuliert die Zellerneuerung. Die Ceramide in der

| **Das steckt in 100 g Walnusskernen** | | |
|---|---|---|
| Vitamin E | 25 mg | Tagesbedarf 12–15 mg |
| Zink | 2,7 mg | Tagesbedarf 7–10 mg |
| Vitamin $B_6$ | 0,87 mg | Tagesbedarf 1,4–1,6 mg |
| Biotin (Vitamin $B_7$) | 35,5 µg | Tagesbedarf 30–60 µg |
| Folsäure (Vitamin $B_9$) | 73 µg | Tagesbedarf 300 µg |
| Selen | 5,5 µg | Tagesbedarf 80 µg |
| Energie | 663 kcal | |
| Eiweiß | 14,4 g | |
| Fett | 62 g | |
| Kohlenhydrate | 10,6 g | |
| Ballaststoffe | 7 g | |

### MEIN GESUNDHEITSTIPP

Walnüsse verbessern unsere Blutfettwerte. Beim Cholesterin gibt es zwei Werte, HDL (»das Gute«) und LDL (»das Schlechte«), die gemeinsam das Gesamtcholesterin bilden. Vor allem LDL-Cholesterin, das sich in den Arterien ablagert und so zu Arteriosklerose führen kann, wird durch den Verzehr von Walnusskernen gesenkt.

Hautbarriere brauchen Vitamin E, um die Haut vor äußeren Einflüssen zu schützen (siehe Seite 141). Haut, Haare und Nägel gedeihen außerdem prächtig, wenn unser Körper mit ausreichend Zink versorgt ist. Davon bieten Walnüsse reichlich. Gerade wer mit Haarausfall zu kämpfen hat, sollte auf eine gute Zinkversorgung achten, denn häufig steckt ein Zinkmangel dahinter, wenn uns zu viele Haare ausgehen (siehe Seite 152).

Auch wenn sie mit 674 kcal pro 100 Gramm zu Buche schlagen, sind sie ein toller Snack für Figurbewusste, denn sie liefern neben gesunden Fetten reichlich gutes Eiweiß, das wir für den Muskelaufbau benötigen. Muskeln verbrennen Kalorien, und die Formel dahinter ist einfach: mehr Muskeln = höherer Grundumsatz an Kalorien.

### AUS MEINER PRAXIS

Walnussblättertee empfehle ich bei Gicht und rheumatischen Beschwerden, zum Anregen der Lymphe und zur Blutreinigung. Überbrühen Sie 1–2 TL zerkleinerte Blätter mit 250 l Wasser und lassen alles 1–3 Min. ziehen. Trinken Sie von diesem Tee über 3 Wochen 2–3 Tassen täglich. Er darf auch von Allergikern getrunken werden, da er frei von allergen wirkenden Eiweißstoffen ist.

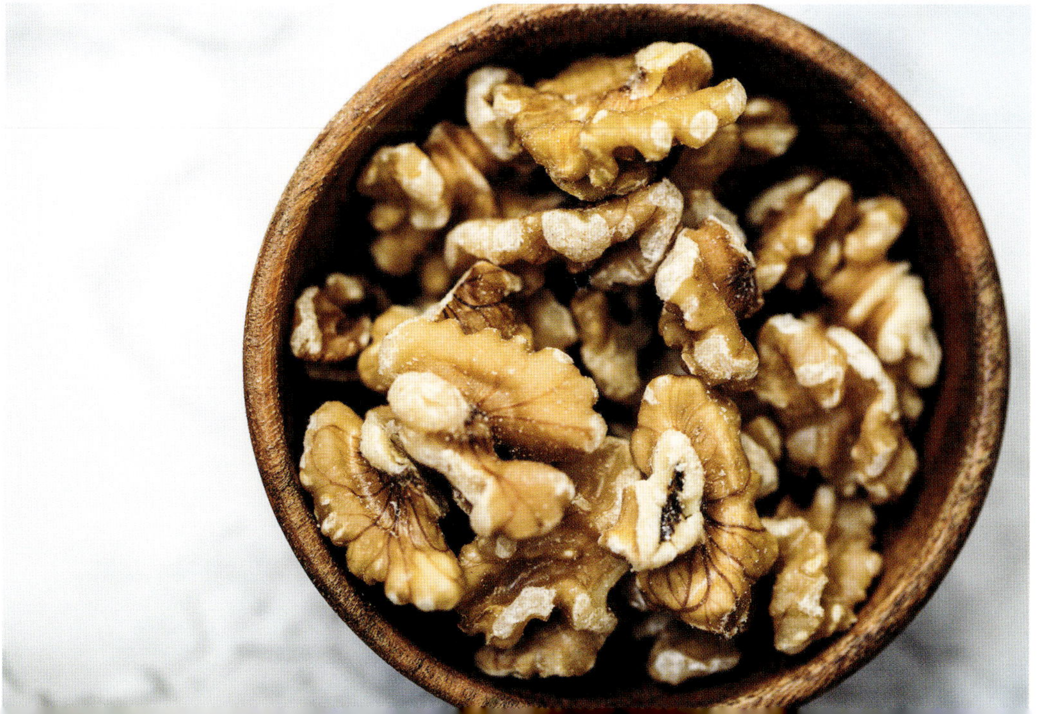

# WEISSKOHL

In der kalten Jahreszeit, wenn frisches Gemüse aus der Region Mangelware ist, hat er Hochsaison: Weißkohl. Neben Brokkoli ist er mein zweiter Liebling aus der großen Kohlfamilie. Und damit stehe ich nicht allein da: Wir Deutschen sind international bekannt für unsere Vorliebe für Krautgerichte – von Sauerkraut über Kohlrouladen und Aufläufe bis hin zu Weißkrautsalat kommt hierzulande viel Köstliches mit Weißkohl auf den Tisch. Das hat uns bei unseren englischsprachigen Zeitgenossen schon vor vielen Jahren den Spitznamen »Krauts« eingebracht. Doch zu Recht wird Weißkohl von uns so hoch geschätzt: Neben seiner kulinarischen Wandelbarkeit ist er ein echtes und zugleich preisgünstiges Superfood, das uns im Winter mit einem bunten Mix aus Nährstoffen versorgt.

Allen voran ist hier der Immunbooster Vitamin C zu nennen. Schon die Seefahrer schworen auf die Heilkraft des Krauts, um sich auf langen Fahrten über das Meer gegen Skorbut zu schützen, eine Erkrankung, die bei starkem Vitamin-C-Mangel eintritt. In 100 Gramm Kohl steckt fast so viel Vitamin C wie in einem Glas Orangensaft. In Kombination mit Vitamin E und Selen wird daraus das perfekte Trio, um unsere Abwehrkräfte zu stärken.

Das Kalium im Weißkohl sorgt für einen ausgeglichenen Wasserhaushalt und wird für die Blutdruckregulation benötigt. Bei einem Kaliummangel kann es zu Kreislauf-

**MEIN GESUNDHEITSTIPP**

Weißkohl kann die Cholesterinwerte senken: Beim Kochen entwickeln sich Ballaststoffe, die die Fähigkeit haben, Cholesterin im Darm zu binden.

| **Das steckt in 100 g Weißkohl** | | |
|---|---|---|
| Vitamin C | 51 mg | Tagesbedarf 100 mg |
| Vitamin K | 80 µg | Tagesbedarf 60–80 µg |
| Kalzium | 45 mg | Tagesbedarf 1000 mg |
| Kalium | 269 mg | Tagesbedarf 2000 mg |
| Kalorien | 25 kcal | |
| Eiweiß | 1 g | |
| Kohlenhydrate | 3,2 g | |
| Ballaststoffe | 2,3 g | |

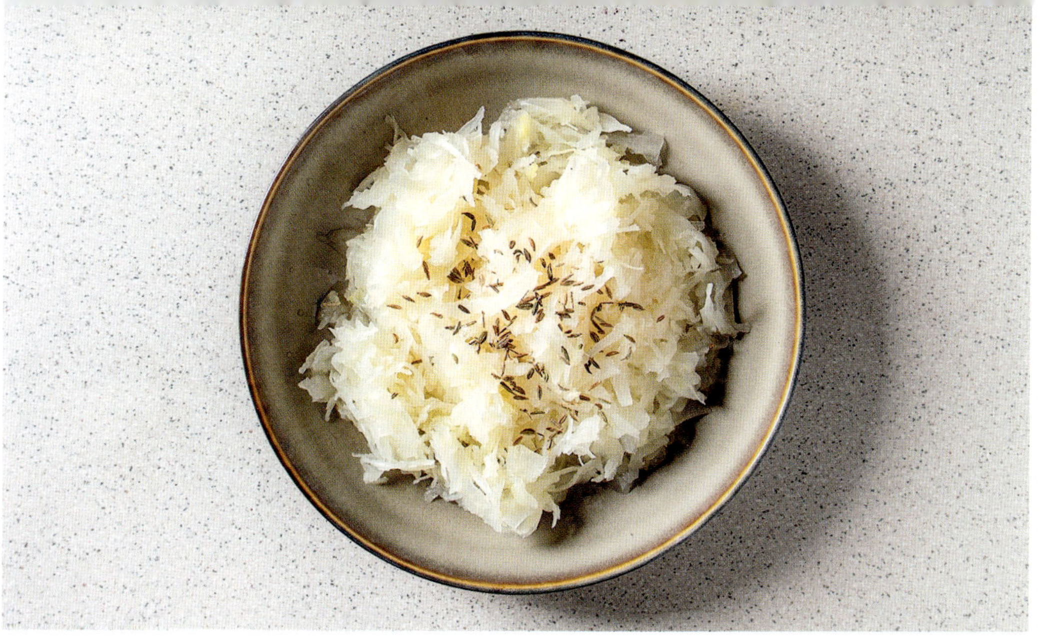

problemen und Herzrhythmusstörungen kommen. Knochen- und zähnestärkendes Kalzium steckt nicht nur in Milch, sondern auch im Weißkohl. Zum Einbau des Mineralstoffs ist Vitamin K unbedingt notwendig, welches das Kohlgemüse gleich noch mitliefert. Das ist wichtig, denn Vitamin K stellt sicher, dass Kalzium wirklich in den Knochen ankommt und sich nicht in den Blutgefäßen absetzt.
Die Senföle, die dem Kohl seinen tyischen Geschmack verleihen, gehören zugleich zu seinen Wunderwaffen: Sie wirken entzündungshemmend, sind antioxidativ und krebsvorbeugend und zusammen mit den Ballaststoffen im Kohl bringen sie die Verdauung in Schwung.
Der Nährstoff-Hero unter den Kohlzubereitungen ist Sauerkraut. Die enthaltenen Milchsäurebakterien tun unserem Darm gut und können die Darmbarriere stärken und den Darm beruhigen. Sie wirken entgiftend und können den Cholesterinspiegel senken. Und in ihnen sitzt das lebensnotwendige Vitamin $B_{12}$, das ansonsten natürlich ausschließlich in tierischen Lebensmitteln vorkommt. Für Veganer ist Sauerkraut daher eine der wenigen pflanzlichen Vitamin-$B_{12}$-Quellen. Gemeinsam mit Folsäure und Eisen fördert das Vitamin die Blutbildung.
Damit unser Körper von der geballten Nährstoff-Power bestmöglich profitiert, sollten Sie Kohl und Sauerkraut zum Teil auch roh verzehren und Sauerkraut immer frisch auf dem Gemüsemarkt kaufen. Kaufen Sie Weißkohl am besten in ganzen Köpfen. So lässt er sich, dunkel und kühl gelagert, lange aufbewahren und steht den ganzen Winter als Gesundmacher zur Verfügung.

**AUS MEINER PRAXIS**

Da Kohl alleine eine blähende Wirkung hat, sorgen Anis, Fenchel und Kümmel für wohltuende Abhilfe (entweder als Gewürz im Essen oder als Tee danach).

# EINKAUFEN, AUFBEWAHREN UND ZUBEREITEN

| Superfood | Saison | Aufbewahrung | Zubereitung |
|---|---|---|---|
| Apfel | das ganze Jahr über erhältlich dank verschiedenster Sorten und Lagerware | in Plastiktüten verpackt (Luftlöcher hineinpiksen) in Kühlschrank, Keller oder Garage über mehrere Monate | ganz nach Belieben, auf jeden Fall mit Schale |
| Brokkoli | Juni bis November | 1–2 Tage im Gemüsefach des Kühlschranks | nur kurz dünsten, nicht kochen, um Vitamine zu bewahren; oder gleich roh essen |
| Heidelbeeren | Juli bis September | nicht länger aufbewahren, gleich genießen oder einfrieren; Kulturheidelbeeren sind länger haltbar als »echte« Heidelbeeren | am besten roh und pur |
| Kürbis | September bis November (Sommerkürbis wie Zucchini Juni und Juli) | Winterkürbisse kühl (10–13 °C) und trocken über mehrere Monate lagerbar; oder blanchieren und einfrieren | Winterkürbisse ganz durchgaren, sonst sind sie unbekömmlich |
| Spinat | März bis Mai und September bis November | nicht aufbewahren, schnell verbrauchen, sonst verliert er seine Nährstoffe; TK-Ware ist mindestens genauso gut wie frischer Spinat | junge Blätter roh als Salat; große Blätter nur kurz bei mittlerer Hitze in Öl oder Wasser zusammenfallen lassen |

| Superfood | Saison | Aufbewahrung | Zubereitung |
|---|---|---|---|
| Walnüsse | September und Oktober | in der Schale gut getrocknet und dunkel gelagert mehrere Monate haltbar; auf Durchlüftung achten; Walnusskerne im Kühlschrank aufbewahren | pur als Powersnack oder über das Müsli oder den Salat gestreut |
| Weißkohl | September bis November (aber das ganze Jahr über erhältlich) | im Keller über Monate aufbewahren; als ganzen Kopf kaufen und immer benötigte Blätter von außen abnehmen, so hat man länger was davon | Vitamin C wird beim Kochen freigesetzt, aber nur kurz garen, sonst wird es zerstört; auch das Abkühlen und Lagern führt zur Reduktion des Vitamingehalts |

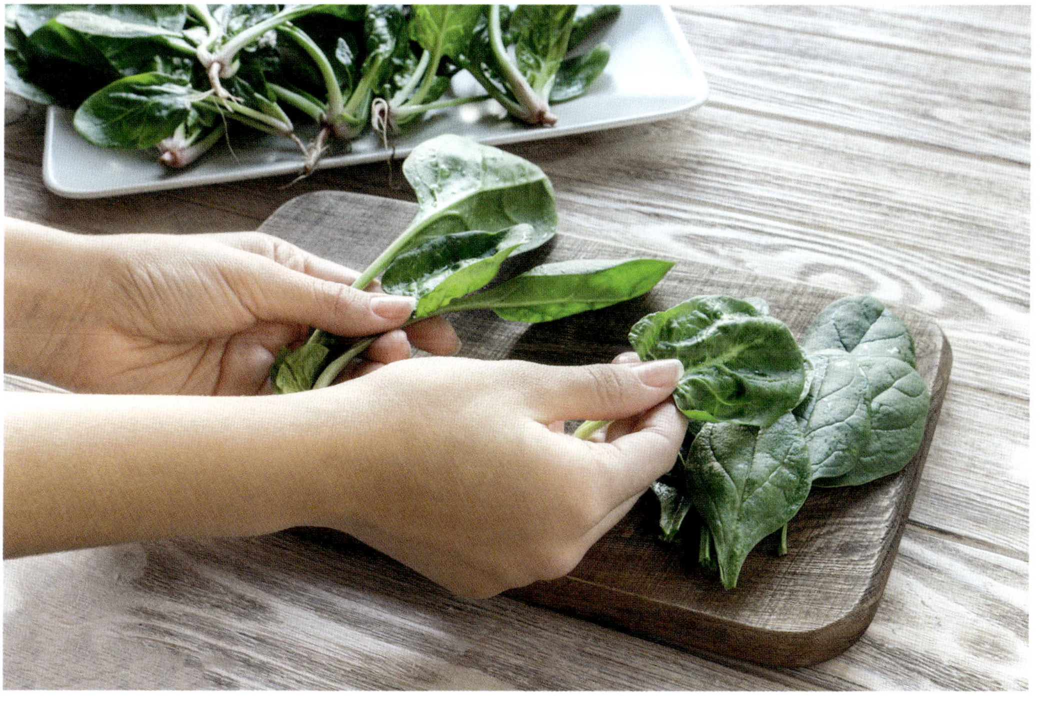

# VITAMIN A – WAHRER SCHUTZSCHILD

Jede unserer Zellen wird pro Tag 10 000-mal von freien Radikalen angegriffen. Vitamin A (Retinol) schützt uns vor diesen Attacken und macht ein Überleben so erst möglich. Das fettlösliche Vitamin kommt nur in tierischen Produkten vor. Seine Vorstufen, die Karotinoide, nehmen wir über verschiedenes Obst und Gemüse auf. Unser Körper kann den lebensnotwendigen Nährstoff aus diesen Karotinoiden bilden. Karotinoide sind die Farbstoffe, die Pflanzen und Früchten ihre herrliche Farbe geben: Wenn Gemüse und Obst reifen, reichern sie zum Schutz vor der Sonne mehr Karotinoide an und gewinnen damit an Farbe. Zur Stärkung unseres Immunsystems brauchen wir von den rund 400 verschiedenen Karotinoiden besonders das Betacarotin (wie aus Möhren) und das Lycopin, den roten Farbstoff der Tomate.

**MEIN KÜCHENTIPP**

Oft können die Karotinoide von unseren Verdauungssäften nicht aus dem Fasergerüst der Pflanzen gelöst werden, und wir scheiden sie unverdaut wieder aus. Kochen oder dünsten Sie daher grünes Gemüse am besten vor dem Verzehr. Geben Sie außerdem bei der Zubereitung immer etwas Fett mit dazu, auch das erleichtert das Herauslösen der Karotinoide aus der Nahrung.

**MEIN BEAUTYTIPP**

Wer vital und frisch aussieht, hat viele Karotinoide in seinen Zellen. Umgekehrt macht ein Mangel alt, welk und schlaff. Wichtig ist eine gute Versorgung über den Tag; also besser drei kleine Portionen als nur eine große auf einmal. Trinken Sie zwischendrin immer wieder etwas Möhrensaft mit einem Spritzer Öl.

**Wofür ist Vitamin A gut?**
Vitamin A verbessert unsere Sehkraft, kräftigt Haut, Haare, Schleimhäute, unser Immunsystem und beugt Krebs vor. Außerdem spielt es eine Rolle bei Zellteilung und Gewebewachstum. Auch unser Sexleben profitiert davon: Vitamin A ist an der Bildung von Sexualhormonen, Eizellen und Spermien beteiligt.

**Anzeichen eines Vitamin-A-Mangels** sind brüchige Fingernägel, trockene Haut, trockenes, brüchiges Haar, Nachtblindheit, Unfruchtbarkeit sowie Libidomangel. Generell ist ein ernährungsbedingter Vitamin-A-Mangel hierzulande äußerst selten und tritt nur auf bei extrem einseitiger Ernährung. In Entwicklungsländern ist ein

Vitamin-A-Mangel jedoch die häufigste Ursache für Erblindung im Kindesalter und erhöhte Kindersterblichkeit.

### Wer braucht mehr?

Menschen, die viel am Computer arbeiten, benötigen besonders viel Vitamin A, da die Augen ständig auf die Hell-Dunkel-Reize reagieren müssen. Unsere Sehstärke ändert sich übrigens ständig, je nachdem wie viel Vitamin A wir im Blut haben. Weil auch die Schleimschicht oder die Zellen der Hornhaut ohne Vitamin A austrocknen, kann ein Mangel zu trockenen und geröteten Augen bis hin zu einer Bindehautentzündung führen. Das Vitamin gelangt nicht nur über das Blut, sondern auch über die Tränenflüssigkeit zum Auge.

### Hier stecken Vitamin A und Karotinoide drin

Das bereits fertige Vitamin A steckt in tierischen Produkten wie Leber, Butter, einigen Fischarten, Vollmilch, Käse und Eiern. Schweineleber ist mit 40 mg Vitamin A pro 100 g ein besonders guter Lieferant.

Wer auf Fleisch verzichtet, kann seinen Bedarf über den Verzehr von Gemüse decken. In Möhren, Tomaten, Kürbis, Brokkoli, Spinat (in kräftig gefärbtem Gemüse) steckt viel Betacarotin, das bei Bedarf im Körper zu Vitamin A umgewandelt wird.

Es ist unerheblich, in welcher Form wir Vitamin A bekommen. Allerdings hat Betacarotin einen entscheidenden Vorteil: Vitamin A wird in der Leber gespeichert. Während das Vitamin in hohen Mengen (zum Beispiel durch einen übermäßigen Verzehr von Leber oder die Einnahme von Nahrungsergänzungsmitteln) erhebliche Nebenwirkungen zeigt, ist eine Überdosierung mit Betacarotin kaum möglich.

| **So decken Sie Ihren Tagesbedarf von 4000 IE (Internat. Einheiten) Vitamin A** | |
|---|---|
| 1 Papaya | 5700 IE |
| 1 Möhre | 9500 IE |
| 1 Portion Grünkohl | 4900 IE |
| 4 Tomaten | 4800 IE |
| 1 Portion Brokkoli | 4100 IE |

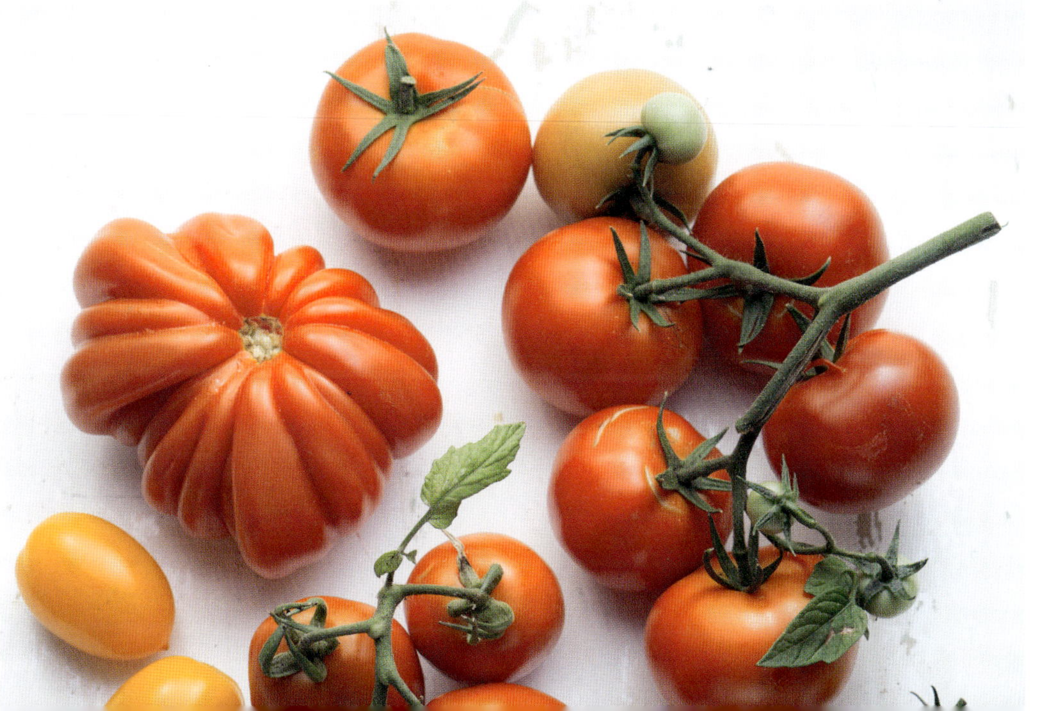

# B-VITAMINE – KUNTERBUNTE GROSSFAMILIE

Die große Familie der B-Vitamine spielt für unsere Gesundheit eine entscheidende Rolle. Und das Gute an dieser Familienkonstellation ist: Zahlreiche B-Vitamine stammen oft aus den gleichen Quellen. Dennoch kann es bei sehr einseitiger Ernährung mit viel Weißmehrprodukten und poliertem Reis zu einem Mangel kommen, da die wasserlöslichen Vitamine zum Beispiel in der Schale von Getreide und Reis stecken. Graue Haare oder Haarausfall, Depression oder ein hoher Cholesterinspiegel können die Folge sein. Die B-Vitamine arbeiten als Team, daher ist es wichtig, dass wir mit allen gut versorgt sind.

**Vitamin $B_1$ – Thiamin** (Tagesbedarf 1–1,5 Milligramm)
Müdigkeit, Verstopfung, Konzentrationsschwäche und Reizbarkeit können Anzeichen eines Vitamin-$B_1$-Mangels sein. Besonders wichtig ist es für Menschen, die unter Stress stehen oder viel Kaffee trinken. Knabbern Sie doch öfter mal Sonnenblumenkerne: 100 g Kerne enthalten 1,95 mg Vitamin $B_1$.

**Vitamin $B_2$ – Riboflavin** (Tagesbedarf 1,2–1,5 Milligramm)
Unermüdlich kurbelt es in den Zellen die Energieproduktion an. Wandelt der Körper Glukose oder Fettsäuren in Energie um, benötigt er dafür unter anderem Vitamin $B_2$. Riboflavin spielt auch eine wichtige Rolle bei aufbauenden Prozessen wie dem Muskelaufbau. Schuppen, Schwindel und brennende Augen können Anzeichen eines $B_2$-Mangels sein. 200 g Grünkohl decken den Tagesbedarf.

**Vitamin $B_3$ – Niacin** (Tagesbedarf 11–13 Milligramm)
Unser Körper wandelt die Aminosäure Tryptophan in das Glückshormon Serotonin um. Fehlt es an Niacin, wird Tryptophan jedoch zur Herstellung davon verwendet. Ein $B_3$-Mangel führt also indirekt zu einem Mangel an Serotonin und somit zu Schlafstörungen, Nervosität und auch Appetitlosigkeit. Eine Handvoll Erdnusskerne enthält 13 mg des Vitamins.

**Vitamin $B_5$ – Pantothensäure** (Tagesbedarf 6 Milligramm)
Das Vitamin zählt zu den Ankurblern der Lipolyse (Freisetzung von Fett aus Fettzellen). Außerdem unterstützt es zusätzlich die Fettverbrennung und schenkt Energie. Zu wenig Pantothensäure lässt uns alt aussehen: Das Anti-Grauhaar-Vitamin ist auch dafür zuständig, dass Haarpigmente ausreichend Farbe produzieren, und es regt den Haarwuchs an. Beste Quellen sind Hering (9,3 mg pro 100 g), Leber (7,70 mg pro 100 g) und Weizenkleie (2,85 mg pro 100 g).

**Vitamin $B_6$ – Pyridoxin** (Tagesbedarf 1,2–1,6 Milligramm)
Vitamin $B_6$ wirkt am Stoffwechsel der Aminosäuren (Eiweißbausteine) mit. Eine wichtige Rolle spielt das Vitamin außer-

dem in unserem Immunsystem. Ein Mangel führt zu Gewichtsabnahme und einer schlechten Qualität unserer Antikörper gegen Krankheitserreger. Aber das ist noch nicht alles: Vitamin $B_6$ kurbelt zusammen mit Folsäure und Vitamin $B_{12}$ die Umwandlung des Eiweißbausteins Methionin in Zystein an. Das ist superwichtig für das Bindegewebe und die Knochen. Ohne $B_6$, $B_{12}$ und Folsäure wird Methionin zur gefährlichen Substanz Homozystein umgebaut. Sie unterbindet das gesunde Verschweißen von Kollagen und führt zu einer schwachen Knochenstruktur (Osteoporose). Außerdem lässt uns Homozystein schneller altern und begünstigt Arteriosklerose. Gute Quellen für Vitamin $B_6$ sind Lachs (0,98 mg pro 100 g) und Walnusskerne (0,72 mg pro 100 g).

**Vitamin $B_7$ – Biotin** (Tagesbedarf 30–60 Mikrogramm)
Mithilfe seines Schwefelanteils sorgt das Schönheitsvitamin für frische, glatte Haut, fülliges, glänzendes Haar und gesunde, feste Nägel. Weil Schwefel der Haut und dem Haar seine ölige Schutzfunktion verleiht, werden die Haare glanzlos und die Haut fahl, wenn uns Biotin fehlt. Und auch unsere Fingernägel splittern bei einem Biotinmangel. Tolle Quellen für Vitamin $B_7$ sind Eigelb (54 µg pro 100 g) und Walnusskerne (37 µg pro 100 g).

**Vitamin $B_9$ – Folsäure** (Tagesbedarf 300 Mikrogramm)
Der wohl am weitesten verbreitete Vitaminmangel betrifft die Folsäure, dabei ist gerade dieses B-Vitamin für uns so wichtig. Es spielt eine große Rolle bei Wachstumsprozessen und der Zellteilung und ist daher gerade für die Blut bildenden Zellen im Knochenmark unersetzlich. Bei einer Unterversorgung mit Folsäure droht daher Blutarmut. Schwangere müssen für eine gesunde Enwicklung ihres Kinds auf eine ausreichende Folsäurezufuhr achten. Ein Mangel kann beim Ungeborenen zu einem Neuralrohr-Defekt führen. Top-Folsäure-Lieferanten sind Kichererbsen (340 µg pro 100 g), Grünkohl (187 µg pro 100 g) oder Spinat (141 µg pro 100 g).

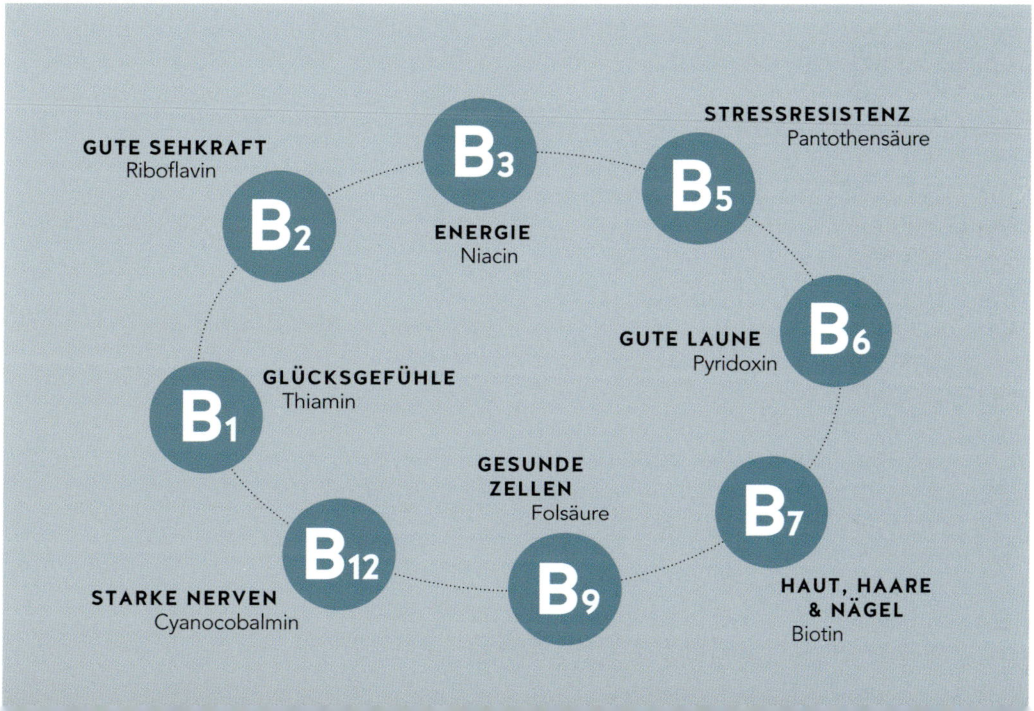

# VITAMIN $B_{12}$ – ECHTE NERVENNAHRUNG

Wir brauchen von Vitamin $B_{12}$ (Cobalamin) nur drei Millionstel Gramm am Tag, also im ganzen Leben nur so viel wie ein Getreidekorn. Selbst bilden kann unser Körper es nicht, wir müssen es also durch die Nahrung aufnehmen. Auf eine gute Versorgung mit dem wichtigen Vitamin müssen besonders Veganer achten, da es (fast) ausschließlich in tierischen Produkten vorkommt. Pflanzliche Nahrung liefert so gut wie kein Vitamin $B_{12}$.

**MEIN GESUNDHEITSTIPP**

Nervosität und Gereiztheit können oft mit Vitamin $B_{12}$ gelindert werden. In den Nervenzellen wird es gebraucht, um an den Eiweiß- und Fettstrukturen der Myelinschicht (schützende Membran) mitzubauen. Ohne Vitamin $B_{12}$ wird die Schutzschicht schwächer.

**Wofür ist Vitamin $B_{12}$ wichtig?**
Es fördert Lebensfreude sowie Stressresistenz und stärkt Gehirn, Nerven und Knochen. Außerdem ist es an der Bildung von roten Blutkörperchen sowie am Energie- und Eisenstoffwechsel beteiligt.
Ein Mangel an Vitamin $B_{12}$ führt auch zu einem Mangel an Karnitin, das Fettmoleküle aus dem Blut zu den Mitochondrien (die Brennöfen der Zellen) zur Energiegewinnung transportiert. Ohne Karnitin bleiben die Blutfettwerte unverändert hoch.

**Anzeichen eines Vitamin-$B_{12}$-Mangels** sind Müdigkeit, Nervosität, Depressionen, Taubheitsgefühl in Armen und Beinen, Menstruationsbeschwerden, Körpergeruch und Blutarmut.

**Wer braucht mehr Vitamin $B_{12}$?**
Bei chronischen Darmerkrankungen oder regelmäßiger Medikamenteneinnahme brauchen Sie mehr davon. Ältere Menschen können infolge von chronischen Magenschleimhautentzündungen unter einem Mangel an Vitamin $B_{12}$ leiden.

**Hier steckt Vitamin $B_{12}$ drin**
Vor allem tierische Produkte wie Fleisch, Fisch, Eier und Milchprodukte enthalten Vitamin $B_{12}$, in geringen Mengen findet es sich auch in Sauerkraut. Eine ausgezeichnete Zusatznahrung ist Bierhefe, denn sie synthetisiert das B-Vitamin. Zucker stört die Darmflora und behindert dadurch die Aufnahme von Vitamin $B_{12}$.

| So decken Sie Ihren Tagesbedarf von 3 µg Vitamin $B_{12}$ | |
|---|---|
| 100 g Forelle | 7,4 µg |
| 100 g Rinderfilet | 3 µg |
| 200 ml Milch | 1 µg |
| 40 g Emmentaler | 1 µg |
| 1 Spiegelei | 1 µg |

# VITAMIN C – DAS IMMUNWUNDER

Vitamin C, auch bekannt unter dem Namen Ascorbinsäure, ist für unser Immunsystem unentbehrlich. Neben den Vitaminen A, E sowie Selen und sekundären Pflanzenstoffen gehört auch Vitamin C zu den Antioxidanzien. Diese machen freie Radikale, die unseren Zellen schaden, unschädlich. Sie heißen daher auch Radikalfänger.

Zudem ist Vitamin C an zahlreichen Stoffwechselvorgängen beteiligt. So braucht unser Körper es, um Bindegewebe neu aufzubauen oder bestimmte Botenstoffe und Hormone zu bilden. Im Darm fördert es die Aufnahme von Eisen und verhindert, dass aus natürlich in Lebensmitteln vorkommendem Nitrat krebserregende Nitrosamine gebildet werden. Wir Menschen können dieses Vitamin weder selbst herstellen noch speichern, daher müssen wir es täglich über die Nahrung aufnehmen.

### Wofür ist Vitamin C gut?

Vitamin C unterstützt das Immunsystem und die Eisenaufnahme. Darüber hinaus sorgt es für gesunde Zähne und Zahnfleisch, festes Bindegewebe, stabile Knochen und Knorpel und gesunde Gefäße.

**Anzeichen eines Vitamin-C-Mangels** können Zahnfleischbluten, Erkältungen, Krampfadern, Hämorrhoiden, depressive Verstimmungen, Haarausfall, Konzentrationsschwäche und ein schwaches Bindegewebe sein.

**MEIN GESUNDHEITSTIPP**

Vitamin C konkurriert mit Glukose um die gleichen Rezeptoren an den Zellen. Deshalb erkälten sich Naschkatzen tendenziell häufiger.

### Wer braucht mehr?

Vitamin C reduziert die Häufigkeit von Erkältungserkrankungen sowie Dauer und Intensität der Symptome. Angst vor einer Überdosierung brauchen Sie nicht zu haben, da der Körper überschüssiges Vitamin C einfach ausscheidet. Unsere Zellen haben außerdem nur eine begrenzte Aufnahmefähigkeit für das Vitamin. Deshalb ist es wichtig, Vitamin C über den Tag verteilt zu uns zu nehmen.

### Hier steckt Vitamin C drin

Sehr reich an Vitamin C sind Schwarze Johannisbeeren, Zitrusfrüchte, Sanddorn, Paprika und Fenchel. Vitamin C ist sehr empfindlich. Durch Lagerung, starkes Wässern und lange Garzeiten geht ein Großteil verloren.

| So decken Sie Ihren Tagesbedarf von 100 mg Vitamin C | |
|---|---|
| 100 g Schwarze Johannisbeeren | 177 mg |
| 100 g Brokkoli | 95 mg |

# VITAMIN $D_3$ – LEUCHTENDES SONNENVITAMIN

Vitamin $D_3$ ist eigentlich gar kein richtiges Vitamin, sondern eher ein Hormon, weil der Körper es mithilfe der Sonne produzieren kann. Zumindest in den sonnenreichen Monaten (Mai bis September) können wir genügend davon bilden, wenn wir uns täglich 20 Minuten draußen aufhalten. In den anderen Monaten erreichen uns durch den schrägen Lichteinfall zu wenige UVB-Strahlen, die für die Synthese über die Haut notwendig sind. Das können Sie ganz einfach selbst testen: Steht die Sonne so niedrig, dass der Schatten Ihres Körpers länger ist als Ihr Körper selbst, kann keine Vitamin-D-Produktion stattfinden.
Vitamin-D-Mangel ist erschreckend verbreitet. Untersuchungen zufolge erreichen 91 Prozent der Frauen und 82 Prozent der Männer nicht den empfohlenen Blutwert. Lange Zeit galt Vitamin $D_3$ nur als knochenstärkendes Vitamin, doch neueste Forschungen belegen: Vitamin $D_3$ brauchen fast alle unsere Zellen. Eine unzureichende Versorgung erhöht die Anfälligkeit für Krankheiten wie Erkältungen und auch die sogenannte Winterdepression.

### Wofür ist Vitamin $D_3$ gut?

Das fettlösliche Vitamin kräftigt Zähne, Knochen, Gefäße und die Herzmuskelleistung. Es unterstützt darüber hinaus das Immunsystem, schützt die Nervenzellen und hebt die Laune. Manche Studien liefern Hinweise, dass Vitamin D auch das Risiko für manche Krebsarten sowie Diabetes senken kann.

**Anzeichen eines Vitamin-D-Mangels** sind Zahnausfall, eiternde Zähne, Muskelschwäche, depressive Verstimmungen, Schlafstörungen und Kurzsichtigkeit. Vitamin-D-Mangel bei Kindern kann zu Rachitis führen, es kann zu Verformungen der Knochen oder des Schädels kommen.

### Wer braucht mehr?

Bis zu den Wechseljahren sind Frauen durch das Hormon Östrogen geschützt, doch danach besteht die Gefahr eines Knochenabbaus. Daher empfehle ich, ab 40 Jahren regelmäßig den Vitamin-D-Spiegel testen zu lassen.
Auch ältere Menschen müssen besonders auf eine Versorgung mit dem Sonnenvitamin achten. Die körpereigene Bildung lässt mit zunehmendem Alter nach, da die Haut dünner wird. Ein Mangel kann zu Knochenerweichung und porösen Knochen führen.

### Welche Lebensmittel enthalten Vitamin $D_3$?

Nur wenige Lebensmittel enthalten Vitamin $D_3$, daher ist es relativ schwer, den täglichen Vitamin-$D_3$-Bedarf von 25 µg darüber zu decken. Lediglich fette Fische (wie Hering) oder Lebertran, Käse und Eigelb weisen größere Mengen des Vitamins auf. Ich empfehle daher, von Oktober bis März ein Nahrungsergänzungsmittel einzunehmen und auch einmal im Jahr den Vitamin-D-Spiegel beim Arzt kontrollieren zu lassen.

# VITAMIN E – ABWEHR-STARKER BODYGUARD

Unter dem Begriff »Vitamin E« wird eine ganze Gruppe von Verbindungen zusammengefasst, die sogenannten Tocopherole. Vitamin E ist ein wahres Zellschutzwunder: So wirkt es vor allem in der Membranschicht unserer Zellen und schützt sie vor freien Radikalen. Besonders gefährdet sind die roten Blutkörperchen (Erythrozyten). Wenn diese nicht von Vitamin-E-Molekülen geschützt werden, verändern sie ihre Struktur, die Zellhaut verkrustet und sie sind nicht mehr fähig, Sauerstoff in die Zellen zu transportieren. Da im ölig-feuchten Milieu der Zellmembran auch alle Nervenimpulse übertragen werden, muss die Feuchtigkeitsbalance unbedingt geschützt werden. Das stärkt unser Nervenkostüm und unsere geistige Leistungsfähigkeit. Auch im Fettstoffwechsel übernimmt Vitamin E eine wichtige Schutzfunktion. .

### Wofür ist Vitamin E gut?

Vitamin E schützt die DNA und stärkt das Immunsystem, es wirkt vorzeitiger Hautalterung entgegen und beugt Gefäßerkrankungen vor. Das Allroundtalent unterstützt außerdem die Wirkung von Insulin und verbessert die Blutqualität. Daneben wirkt es entzündungshemmend und blockiert auch die Bildung entzündungsfördernder Botenstoffe, die sogenannten Prostaglandine. Gerade für Menschen, die an entzündlichen Gelenkerkrankungen leiden, ist eine ausreichende Versorgung mit dem Zellschutzvitamin wichtig

**MEINE GESUNDHEITSTIPPS**

Vitamin E verhindert Durchblutungsstörungen, weil es der Blutgerinnung und Klumpenbildung im Blut vorbeugt.
Auch wer unglücklich darüber ist, dass er seine LDL-Cholesterinwerte nicht senken kann, sollte es mit Vitamin E versuchen. Es verhindert, dass zu viel LDL durch Oxidation zerstört wird, und beugt so Gefäßerkrankungen vor.

Als Beauty-Booster ist Vitamin E an der Zellteilung beteiligt und stimuliert de Regenerations- und Verjüngungsprozesse in unserem Körper. Daher wird es in der Kosmetikindustrie gern als Wirkstoff eingesetzt, zum Beispiel in Gesichtscremes und Sonnenschutzmitteln. Vitamin E hemmt außerdem das Verkleben von Lipiden. Das ist vor allem für die Herz-Kreislauf-Gesundheit sehr wichtig, da die Verklebungen zu Arteriosklerose führen können.

**Anzeichen eines Vitamin-E-Mangels** sind welke Haut, Sehschwäche, Müdigkeit, Unfruchtbarkeit, schlecht heilende Wunden, Konzentrationsschwäche, Nervosität und Entzündungen im Verdauungstrakt. Auch das bekannte »Ameisenkribbeln«, also Taubheitsgefühle und Kribbeln in Armen

**MEINE BEAUTYTIPPS**

Wenn in unserer Nahrung zu wenig Vitamin E enthalten ist, werden Fette im Körper ranzig. Typische Zeichen dafür sind Altersflecken, das sind Anhäufungen von Fettstoffen, die durch freie Radikale oxidiert sind. Bei einer ausreichenden Versorgung mit Vitamin E können die sich gar nicht erst bilden.

und Beinen, kann auf einen Vitamin-E-Mangel hinweisen. Bei einer ausgewogenen Ernährung kommt eine Unterversorgung mit Vitamin E nur selten vor. Von einem Mangel betroffen können Menschen sein, die sich über lange Zeit sehr fettarm ernähren. Auch manche Krankheitsbilder, die zu einer gestörten Aufnahme von Nahrungsfetten im Darm führen (wie Morbus Crohn), können einen Vitamin-E-Mangel herbeiführen.

### Welche Lebensmittel enthalten Vitamin E?

Viel Vitamin E enthalten kalt gepresste Pflanzenöle, allen voran Sonnenblumen- und Rapsöl. Bei industriell aufbereiteten Ölen werden durch die Bearbeitung dagegen bis zu zwei Drittel des wertvollen Vitamins zerstört. Da Vitamin E durch Licht und Sauerstoff schnell abgebaut wird, sollten Öle dunkel und fest verschlossen gelagert werden. Weitere Quellen für das Zellschutzvitamin sind auch Nüsse wie Walnüsse, Mandeln und Erdnüsse sowie Samen, so zum Beispiel Leinsamen und Sesamsamen. In Butter und Eiern ist das fettlösliche Vitamin ebenfalls vorzufinden.

| So decken Sie Ihren Tagesbedarf von 12–15 mg Vitamin E | |
|---|---|
| 50 g Mandeln | 15 mg |
| 60 g Walnusskerne | 15 mg |
| 2 EL Sonnenblumenöl | 15 mg |
| 3 Eier | 3,6 mg |

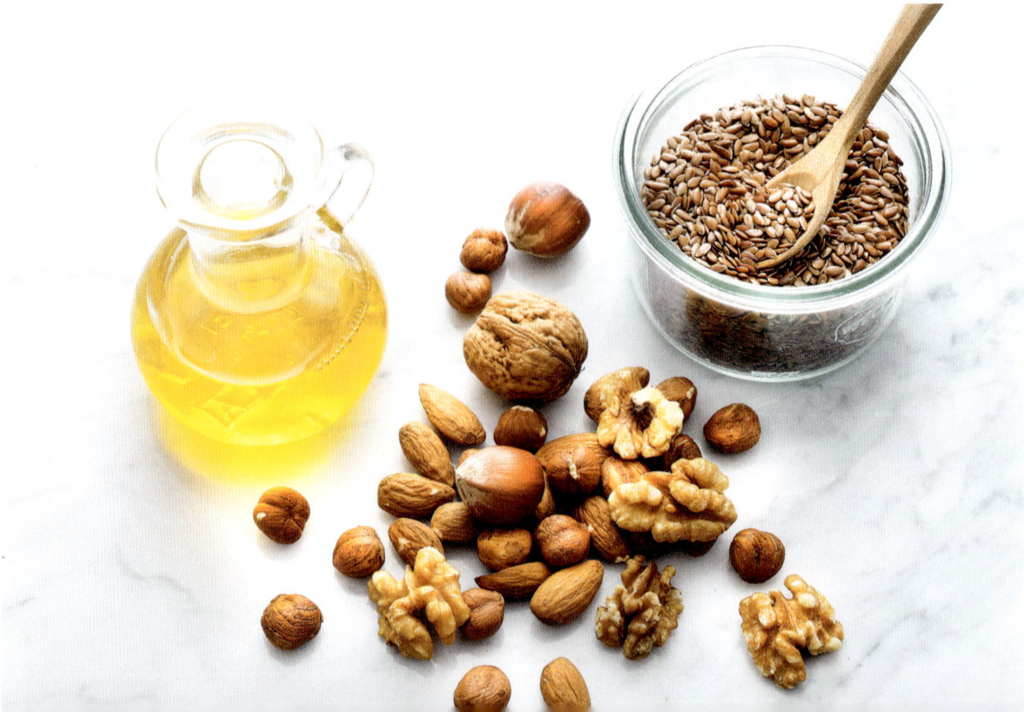

# EISEN – KONZENTRIERTE LEISTUNGSFÄHIGKEIT

Eisen schenkt uns Vitalität und Energie. Als Baustein des roten Blutfarbstoffs (Hämoglobin) ist das Spurenelement wichtig für den Transport des Sauerstoffs im Körper. Es wirkt bei der Blutbildung sowie bei Stoffwechselvorgängen mit. Bei Kindern und Jugendlichen ist ein ausreichender Vorrat an Eisen unentbehrlich für gesundes Wachstum und eine optimale Entwicklung des Gehirns. Fehlt dem Körper das lebenswichtige Spurenelement, kann es im schlimmsten Fall zu einer Blutarmut, einer sogenannten Eisenmangelanämie, kommen. Man erkennt sie an Beschwerden wie Müdigkeit, Konzentrationsschwäche, Schwindel und Haarausfall.

### Wofür ist Eisen wichtig?

Eisen unterstützt die Sauerstoffversorgung, die Blutbildung, den Energiestoffwechsel, die Regeneration von Bindegewebe, Knorpel und Knochen, die Produktion von Schilddrüsenhormonen und Nervenbotenstoffen sowie Entgiftungsprozesse.

**MEIN BEAUTYTIPP**

Haarausfall bei Frauen wird häufig durch Eisenmangel mitverursacht. Das Ferritin (der Wert im Blut, der das gespeicherte Eisen anzeigt) sollte bei 70 µg/l liegen.

| So decken Sie Ihren Tagesbedarf von 10–15 mg Eisen (in der Schwangerschaft 30 mg) | |
|---|---|
| 100 g Leinsamen | 8,2 mg |
| 100 g Linsen | 8 mg |
| 100 g Haferflocken | 5,1 mg |

### Wer braucht mehr?

Unter Eisenmangel leiden häufig Frauen, denn durch den Blutverlust bei der Menstruation geht regelmäßig Eisen verloren. Während Schwangerschaft und Stillzeit ist der Eisenbedarf um einiges erhöht. Der Eisengehalt im Blut sollte daher in dieser Zeit regelmäßig überprüft werden.

### Welche Lebensmittel enthalten Eisen?

Leinsamen ist neben rotem Fleisch eine der besten Quellen für Eisen. Pluspunkt: Die kleinen Samen machen aufgrund ihres hohen Ballaststoffgehalts lange satt. Eisen aus tierischen Quellen können wir zu 30 Prozent, das aus pflanzlichen Quellen nur zu etwa 5 Prozent verwerten. Das kommt daher, dass das Eisen in Obst und Gemüse in schwer löslichen Verbindungen vorliegt. Zudem hemmen Substanzen wie Kalzium, Phytinsäure, Tannine und Koffein die Aufnahme. Vitamin C hingegen fördert diese. Meine Empfehlung: Kombinieren Sie eisenreiche Lebensmittel (Fleisch, Getreide, Hülsenfrüchte) immer mit Vitamin-C-haltigen Lebensmitteln (Gemüse und Obst).

# JOD – ESSENZIELLER ALLROUNDER

Jod gehört wie Eisen und Zink zu den essenziellen, also lebensnotwendigen Spurenelementen, jedoch fehlt es durch die Auswaschung der Böden in der Eiszeit häufig in unserer Nahrung. Es wird vom Körper als wichtiger Bauteil der Schilddrüsenhormone Thyroxin (T4) und Trijodthyronin (T3) verwendet und reguliert darüber den Stoffwechsel und das Herzkreislaufsystem. Grundumsatz, Stimmung und die Qualität von Haut, Haaren sowie Nägeln werden maßgeblich über die Schilddrüse gesteuert.

**AUS MEINER PRAXIS**

Eine Aufnahme von etwa 100 Mikrogramm pro Tag ist auch für Menschen mit Schilddrüsenkrankheiten wie Morbus Basedow oder Hashimoto unbedenklich.

**Wofür ist Jod wichtig?**
Es unterstützt Wachstumsprozesse, die Entwicklung des Nervensystems und damit des Gehirns. Im Säuglings- und Kindesalter führt Jodmangel zu schweren Entwicklungsstörungen.
Ohne Jod können außerdem keine Schilddrüsenhormone gebildet werden. Ein Mangel an diesen Hormonen führt zu einer Unterfunktion der Schilddrüse (Hypothyreose). Mit der Zeit kann diese sich dadurch krankhaft vergrößern: Es entsteht ein Kropf. Schon ein kleiner Kropf kann zu Atembeschwerden, Schluck- sowie Durchblutungsstörungen im Halsbereich führen. Wenn Kröpfe über einen längeren Zeitraum bestehen, kann sich das Schilddrüsengewebe verändern und es bilden sich Knoten.

**Anzeichen eines Jodmangels** (beziehungsweise einer Unterfunktion der Schilddrüse) sind Gewichtszunahme, Verstopfung, blasse, raue und trockene Haut, struppiges Haar, Müdigkeit, Regelstörungen bei Frauen, unerfüllter Kinderwunsch, Kropfbildung, Fettstoffwechselstörungen und Depressionen.

**Welche Lebensmittel enthalten Jod?**
Da Seefisch der beste Jodlieferant ist, empfehle ich, ein- bis zweimal pro Woche Fisch, wie zum Beispiel Kabeljau, zu essen. Auch Jodsalz ist eine willkommene Quelle für das Spurenelement (besonders wichtig für Vegetarier und Veganer!) sowie Milch und Milchprodukte wie Parmesan und andere Hartkäsesorten.

| So decken Sie Ihren Tagesbedarf von 200 µg Jod | |
|---|---|
| 100 g Seelachs | 263 µg |
| 100 g Kabeljau | 120 µg |
| 100 g Parmesan | 67 µg |
| 5 g Jodsalz | 100 µg |

# KALIUM – LEBENSWICHTIGER MINERALSTOFF

Kalium gehört neben Kalzium, Natrium und Magnesium zu den wichtigsten Elektrolyten des Körpers. Elektrolyte sind kleine geladene Teilchen (Ionen), die den Wasserhaushalt im menschlichen Organismus regulieren. Kalium ist ein positiv geladenes Ion und kommt vor allem in den Körperzellen vor. Mit seinem Gegenspieler Natrium sorgt es dafür, dass die motorischen Abläufe im Körper nicht gestört werden und dass unsere Nerven und Muskeln normal funktionieren. Vor allem das Herz, unser wichtigster Muskel, braucht ausreichend Kalium, um fehlerfrei zu schlagen. Der Körper kann den Mineralstoff nicht selbst herstellen, wir müssen ihn also über die Nahrung aufnehmen.

Für den Transport von Kalium in die Zellen ist die sogenannte Kalium-Natrium-Pumpe zuständig. Sie sorgt dafür, dass sich innerhalb der Zellen mehr Kalium befindet als außerhalb der Zellen. Bei Natrium verhält es sich genau andersherum. Diese unterschiedliche Konzentration von Natrium und Kalium inner- und außerhalb der Zellen ist lebenswichtig: Nur so können Nervenimpulse entstehen und diese an die wichtigen Ziele Herz, Nervensystem und Muskelfasern übertragen werden.

**AUS MEINER PRAXIS**

Bei langanhaltendem Durchfall kommt es schnell zu einem Kaliummangel. Auf den Verlust reagiert der Magen-Darm-Trakt dann häufig mit Verstopfung. Wer diesem Problem mit Abführmitteln begegnet, riskiert erneuten Durchfall und in der Folge weiteren Kaliumverlust. Trinken Sie stattdessen viel kaliumreiches Mineralwasser und füllen Sie so Ihre Speicher wieder auf.

**Wofür ist Kalium wichtig?**

Kalium reguliert Blutdruck, Herzrhythmus, Wasserhaushalt und den Säure-Basen-Haushalt des Körpers. Auch auf den Blutzuckerspiegel hat Kalium eine ausgleichende Wirkung, da es beim Transport von Insulin mitwirkt. Es regt die Produktion von Verdauungssäften an und sorgt für eine fehlerfreie Reizübertragung auf die Muskeln. Und es aktiviert viele Hormone, die an der Produktion von Eiweiß und an der Fettspeicherung beteiligt sind.

**Anzeichen eines Kaliummangels** sind Erschöpfung, Herzrhythmusstörungen, Muskelschwäche, Kreislaufprobleme, Schwindel, Appetitlosigkeit, Verdauungsbeschwerden (wie Verstopfung, Übelkeit, Bauchschmerzen), Kopfschmerzen, Schlafstörungen, Stimmungsschwankungen und Müdigkeit.

**Wer braucht mehr?**

Bei Durchfallerkrankungen, Erbrechen oder durch längere Einnahme von Abführmitteln oder Entwässerungstabletten kommt es öfter zu einem Kaliummangel, da viele wichtige Elektrolyte dabei aus dem Körper ausgespült werden.

Menschen mit Herzschwäche oder Herzrhythmusstörungen sollten besonders auf eine gute Kaliumversorgung achten. Ein Mangel kann die Beschwerden verstärken. Dasselbe gilt auch, wenn Sie eine Diät machen: Oft besteht hier die Gefahr, aufgrund der reduzierten Nahrungsaufnahme grundsätzlich zu wenig Nährstoffe zu sich zu nehmen, so eben auch Kalium.

Ältere Menschen sollten genug trinken, da mit den Jahren häufig das Durstgefühl nachlässt. Hier empfehle ich, auf Mineralwasser mit einem hohen Anteil an Kalium zurückzugreifen. Es kann wichtiger Teil zur Deckung des Tagesbedarfs sein.

**Welche Lebensmittel enthalten Kalium?**

Der elementare Mineralstoff ist vor allem in pflanzlichen Lebensmitteln enthalten. Eine tolle Kaliumquelle bilden alle Hülsenfrüchte. Daneben sind die meisten Gemüse- und Obstarten reich an Kalium. Natürlich liefert auch der Klassiker unter den »Kaliumlebensmitteln«, die vielgepriesene Banane, den herzgesunden Stoff. Auch getrocknete Früchte sind gute Kaliumlieferanten. Fleisch, Fisch, Milch- oder Weißmehlprodukte enthalten dagegen kaum Kalium. Ein zu hoher Kochsalzkonsum erhöht übrigens die Kaliumausscheidung, ersetzen Sie daher beim Würzen das Salz besser durch viele frische Kräuter. Schöner Nebeneffekt: So bekommt Ihr Essen auch noch einen extra Aromakick mitgeliefert.

| So decken Sie Ihren Tagesbedarf von 2 g Kalium (je 100 g Lebensmittel) | |
|---|---|
| 100 g Weizenkleie | 1,35 g |
| 100 g Bohnen | 1,34 g |
| 100 g Linsen | 0,84 g |
| 100 g Quinoa | 0,8 g |
| 100 g getrocknete Tomaten | 0,8 g |
| 100 g Blattspinat | 0,55 g |
| 100 g Fenchel | 0,4 g |
| 100 g Banane | 0,38 g |

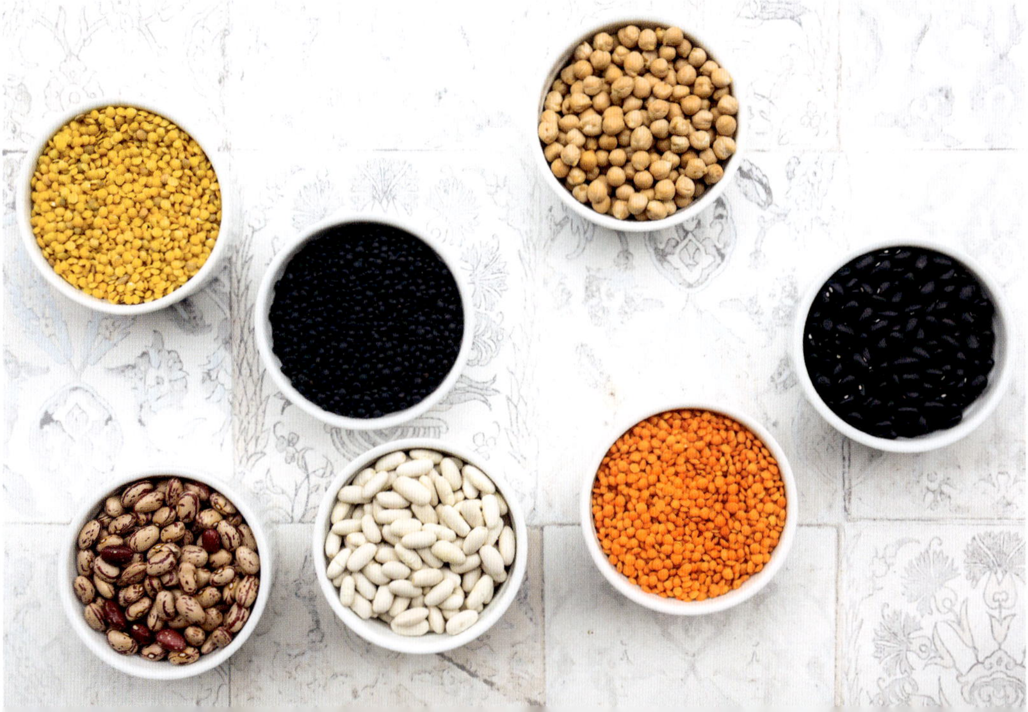

# KALZIUM – STARKER BAUSTEIN

Die wohlbekannte Aufgabe von Kalzium ist der Aufbau und Erhalt von Knochen und Zähnen. Und das ist auch nicht verwunderlich: Etwa 99 Prozent (etwa 1,2 kg) des Kalziums im Körper stecken genau dort.

Knochen sind lebendiges Gewebe, das ständigen Auf- und Abbauprozessen unterliegt. Es besteht ein dynamisches Gleichgewicht, bei dem Kalzium aus dem Blut aufgenommen und wieder abgegeben wird. Steht der wichtige Mineralstoff nicht ausreichend zur Verfügung, greift der Körper auf die Kalziumspeicher in den Knochen zurück. Auf diese Weise wird auch bei einer geringen Kalziumaufnahme durch die Nahrung die Konzentration des Mineralstoffs im Blut aufrechterhalten.

Das restliche Kalzium befindet sich im Gewebe und ist dort für eine Vielzahl von Aufgaben zuständig: So beeinflusst es die Erregbarkeit der Nerven und die Muskelkontraktionen und trägt dazu bei, dass unser Herz reibungslos arbeiten kann.

Der Kalziumspiegel wird im Blut genau reguliert. Dafür zuständig sind die Hormone Kalzitonin und Parathormon. Kalzitonin hat eine kalziumsenkende Wirkung, Parathormon eine kalziumsteigernde Wirkung. Kommt es aufgrund bestimmter Erkrankungen zu einer erhöhten Ausschüttung eines der beiden Horomone, verändert das auch den Kalziumgehalt im Blut. Das kann garvierende gesundheitliche Folgen haben. Wie viel Kalzium wir täglich zu uns nehmen sollten, hängt unter anderem vom Alter, dem Geschlecht und den Hormonen ab. Besonders Jugendliche haben einen hohen Kalziumbedarf, da die Knochenmasse in den ersten Lebensjahrzehnten noch kontinuierlich zunimmt.

**Wofür ist Kalzium wichtig?**

Ein langfristiger Kalziummangel kann zu einer Entkalkung von Knochen und Zähnen führen: Knochenbrüche und -verformungen drohen. Gerade in den ersten Lebensjahren benötigen wir große Mengen Kalzium, damit möglichst viel in den Knochen eingelagert werden kann. Dadurch werden diese besonders fest und stabil, man spricht dann von einer hohen Knochendichte. Von dieser Grundlage zehren wir dann ein Leben lang.

Kalzium spielt darüber hinaus eine wichtige Rolle für die Blutgerinnung, die Muskel- und Nerventätigkeit, die Abwehr von Entzündungen und Allergien sowie die Funktion von Herz, Lungen und Nieren. Daneben ist Kalzium an der Aktivierung einiger Hormone und Enzyme beteiligt.

**WUSSTEN SIE …**

… dass Rohmilch, pasteurisierte Milch und H-Milch sich nicht in ihrem Kalziumgehalt unterscheiden?

… dass der Fettgehalt kaum Einfluss auf den Kalziumgehalt der Milch hat?

**Anzeichen eines Kalziummangels** sind Muskelkrämpfe und -zittern, Herz- und Kreislaufprobleme, brüchige Nägel, Haut- und Haarveränderungen, Karies, Parodontose, Verdauungsstörungen, psychische Störungen, grauer Star, Störungen im Knochenstoffwechsel sowie Osteoporose (erhöhte Verringerung der Knochensubstanz).

### Wer braucht mehr?

Ab dem 30. Lebensjahr nimmt die Knochendichte ab. Ist in der Jugend keine optimale Knochendichte erreicht worden, können die Knochen schon früh an Stabilität verlieren. Die Folge ist eine erhöhte Bruchgefahr. Deshalb ist es wichtig, besonders in den ersten drei Lebensjahrzehnten kalziumreiche Lebensmittel zu sich zu nehmen.

Mit Beginn der Wechseljahre schwindet der Schutzeffekt der Östrogene, die den Knochenabbau bis dahin verzögern. Dann steigt die Gefahr einer Osteoporose. Zahlreiche Oberschenkelhalsbrüche bei älteren Menschen sind auf diese Erkrankung zurückzuführen.

### Welche Lebensmittel enthalten Kalzium?

Milch und Käse sind die wichtigsten Kalziumquellen. Sie können auch auf Sauermilchprodukte wie Buttermilch, Kefir oder Joghurt zurückgreifen. Auch grünes Blattgemüse und Brokkoli enthalten den Mineralstoff in nennenswerten Mengen. Trinken Sie kalziumreiches Mineralwasser (mehr als 150 mg/l) und achten Sie auf eine ausreichende Vitamin-$D_3$-Zufuhr (siehe Seite 140). Das Vitamin verbessert die Kalziumverwertung im Körper und wird ebenfalls zum Knochenaufbau benötigt.

| So decken Sie Ihren Tagesbedarf von etwa 1000 mg Kalzium | |
|---|---|
| 30 g Hartkäse | 320 mg |
| 200 ml Milch | 240 mg |
| 150 g Joghurt | 180 mg |
| 1 l Mineralwasser | 150 mg |
| 200 g Brokkoli | 120 mg |
| 25 g Haselnusskerne | 56 mg |
| 60 g Quark | 51 mg |

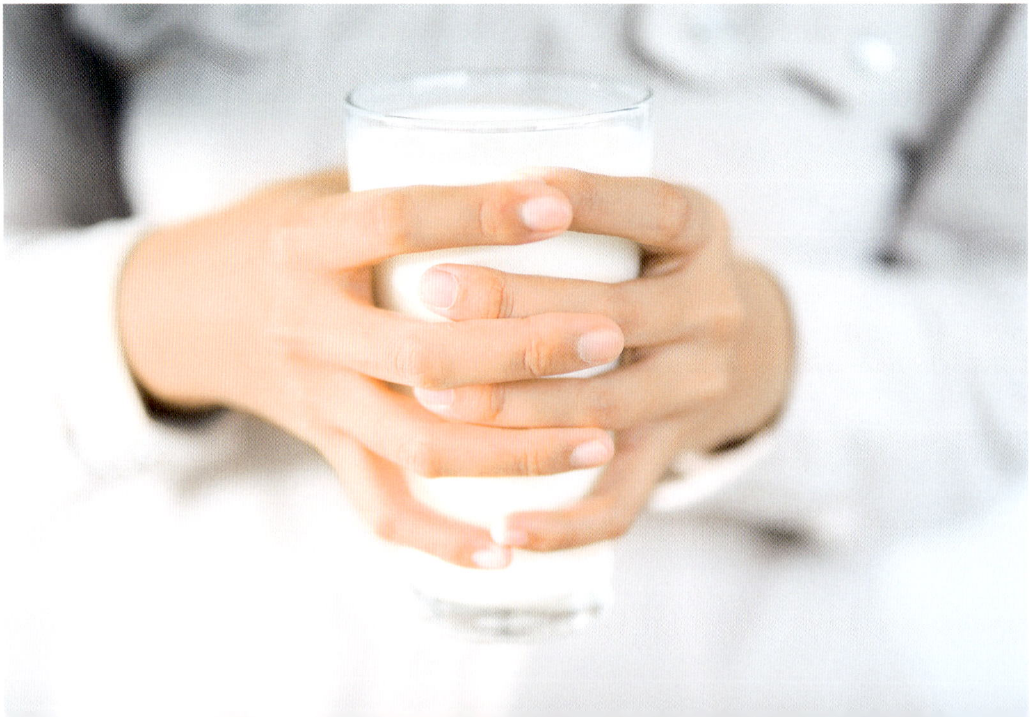

# MAGNESIUM – STABILES FUNDAMENT

**AUS MEINER PRAXIS**

Bei Mangelsymptomen empfehle ich, über 3 Monate die tägliche Magnesiumzufuhr über ein Präparat (300–400 mg) zu erhöhen. Vorsicht: Menschen mit chronischen Nierenerkrankungen sollten darauf verzichten.

Jeder weiß: Gegen Krämpfe hilft Magnesium. Dabei kann dieser Mineralstoff so viel mehr! Es war der erste Nährstoff, von dem man wusste, dass er Angstzustände und Depressionen lindern kann. Magnesium gilt daher als »Salz der inneren Ruhe«. Besonders Menschen, die unter Stress leiden, sollten ausreichend davon zu sich nehmen. Kaum hebt man den niedrigen Magnesiumpegel an, sind Erschöpfung und Nervosität wie weggeblasen.

**Wofür ist Magnesium wichtig?**
Es reguliert Hunderte von Stoffwechselabläufen im Körper, es stimuliert die Nervenfunktion, reguliert den Blutzucker und reduziert das Diabetesrisiko. Darüber hinaus unterstützt Magnesium die Muskelfunktion, sorgt für starke Knochen und entspannt den Herzmuskel (als Gegenspieler zum Kalzium, das für die Erregung des Muskels zuständig ist). Ein Mangel an Magnesium kann daher die Ursache für Herzrhythmusstörungen sein. Auch das Prämenstruelle Syndrom (PMS) kann Magnesium lindern.

**Anzeichen eines Magnesiummangels** sind Wadenkrämpfe, Unruhegefühle, Muskelverspannungen im Nacken, Kopfschmerzen, Augenlidzucken, Kribbeln in Fingern, Armen und/oder Beinen, Schwindelgefühle und Konzentrationsschwäche.

**Wer braucht mehr?**
Medikamente wie die Pille, Antibiotika, Abführmittel, Anti-Diabetes-Mittel und Protonenpumpenhemmer sind Magnesiumräuber. Ich empfehle in diesem Fall die Einnahme von Magnesium über ein Nahrungsergänzungsmittel.
Mit zunehmendem Alter leiden viele Menschen an Arthrose, der fortschreitenden Schädigung der Gelenke. Eine gute Magnesiumversorgung fördert die Knorpelregeneration und lindert die Beschwerden.

| So decken Sie Ihren Tagesbedarf von 350–400 mg Magnesium | |
|---|---|
| 100 g Weizenkleie | 550 mg |
| 100 g Sonnenblumenkerne | 420 mg |
| 100 g Bitterschokolade | 290 mg |
| 100 g Cashewkerne | 270 mg |
| 100 g Haferflocken | 140 mg |
| 100 g Walnusskerne | 135 mg |
| 100 g Linsen | 129 mg |

# SELEN – VIELSEITIGER TAUSENDSASSA

Lange Zeit ging man davon aus, dass Selen giftig sei. Erst in den 1950er-Jahren haben Wissenschaftler entdeckt, dass es lebenswichtige Aufgaben übernimmt und in all unseren Körperzellen vorkommt. Und zwar als Bestandteil einiger Enzyme. Selen ist somit an einer Vielzahl von Reaktionen im Körper beteiligt – von der Immunabwehr über die Regulation des Schilddrüsenstoffwechsels und der Muskelfunktion bis hin zu Entgiftungsprozessen.

Deutschland ist – wie viele europäische Länder – ein Selenmangelgebiet. In der Eiszeit wurde Selen großflächig aus den oberen Bodenschichten ausgewaschen, sodass es heute in der Erde oft nicht mehr ausreichend vorkommt. Dadurch fehlt es auch in unserer Nahrung.

**HÄTTEN SIE'S GEWUSST?**

Selen ist ein sogenanntes Spurenelement. Man unterscheidet bei Mineralstoffen zwischen Mengen- und Spurenelementen, je nach Konzentration im Körper. Mengenelement nennt man Mineralstoffe, die in einer Konzentration von über 50 Milligramm pro Kilogramm Körpergewicht vorkommen. Alles darunter fällt unter den Begriff Spurenelement.

**Wofür ist Selen gut?**

Selen unterstützt die Schilddrüse, da es am Schilddrüsenhormonstoffwechsel beteiligt ist und das Schilddrüsengewebe vor Eigenzerstörung (Morbus Hashimoto) bewahrt.

Darüber hinaus schützt Selen die Leber und hilft ihr beim Entgiften, daher ist bei Leberbeschwerden auch eine gute Selenversorgung wichtig.

Zudem ist Selen auch bei der Entwicklung von Spermien beteiligt und somit essenziell für die Fruchtbarkeit des Mannes.

Selen wirkt als natürliches Anti-Aging-Mittel, da es freie Radikale, die unsere Zellen schädigen und dadurch altern lassen, neutralisiert. Zusammen mit Vitamin C und Zink schützt Selen die Körperzellen optimal. Auch die Augen werden dank Selen vor grauem Star geschützt.

Es kann außerdem Schwermetalle wie Quecksilber, Blei und Arsen in unserem Körper binden, die dieser dann ausleitet. Über die Entgiftung wirkt Selen auch gegen Entzündungsprozesse.

Auch als Immunbooster ist Selen von großer Wichtigkeit für uns: So kann es die Virenbildung hemmen (etwa bei Erkältungen) und unsere Abwehrkräfte stärken. Es ist an der Bildung von Antikörpern, den natürlichen Abwehrstoffen in unserem Körper, beteiligt.

**Anzeichen eines Selenmangels** sind häufige Erkältungen, ständige Müdigkeit, Gewichtszunahme (aufgrund einer hervorge-

**AUS MEINER PRAXIS**

Ihren Selenstatus können Sie durch eine Blutuntersuchung bei Ihrem Hausarzt testen lassen. Der Wert sollte optimalerweise zwischen 130 und 150 µg/l liegen.

rufenen Schilddrüsenunterfunktion), dünnes Haar und schlechte Spermienwerte.

### Wer braucht mehr?

Mit zunehmendem Alter geht der Selengehalt im Blut zurück, gleichzeitig nimmt die Zahl der freien Radikale zu. Daher ist dann eine gute Selenversorgung besonders wichtig. Auch Menschen mit chronisch entzündlichen Krankheiten wie Hashimoto, Rheuma oder Morbus Crohn haben einen erhöhten Selenbedarf. Außerdem kann die Medikamenteneinnahme von Abführmitteln und Entwässerungstabletten den Selenbedarf erhöhen. Neurodermitiker haben häufig einen ausgeprägten Selenmangel. Hier unterstützt Selen die Hautregeneration und reduziert Rötungen und Schuppenbildung.

### Welche Lebensmittel enthalten Selen?

Für eine gute Selenversorgung sorgen tierische Lebensmittel wie Fleisch, Innereien, Fisch und Eier. Der Selengehalt in pflanzlichen Lebensmitteln ist abhängig vom Selengehalt der Böden und kann daher stark variieren. Unter den pflanzlichen Lebensmitteln sind Getreideprodukte (vor allem Vollkorn), Linsen, Kohl, Zwiebelgemüse, Spargel und Paranusskerne gute Selenlieferanten. Bei einer streng veganen Ernährung kann ein Selenmangel auftreten. Veganer sollten daher regelmäßig ihren Selenstatus beim Arzt kontrollieren lassen.

| So decken Sie Ihren Tagesbedarf von 80 µg Selen | |
|---|---|
| 100 g Hering | 47,6 µg |
| 100 g Paranusskerne | 63,5 µg |

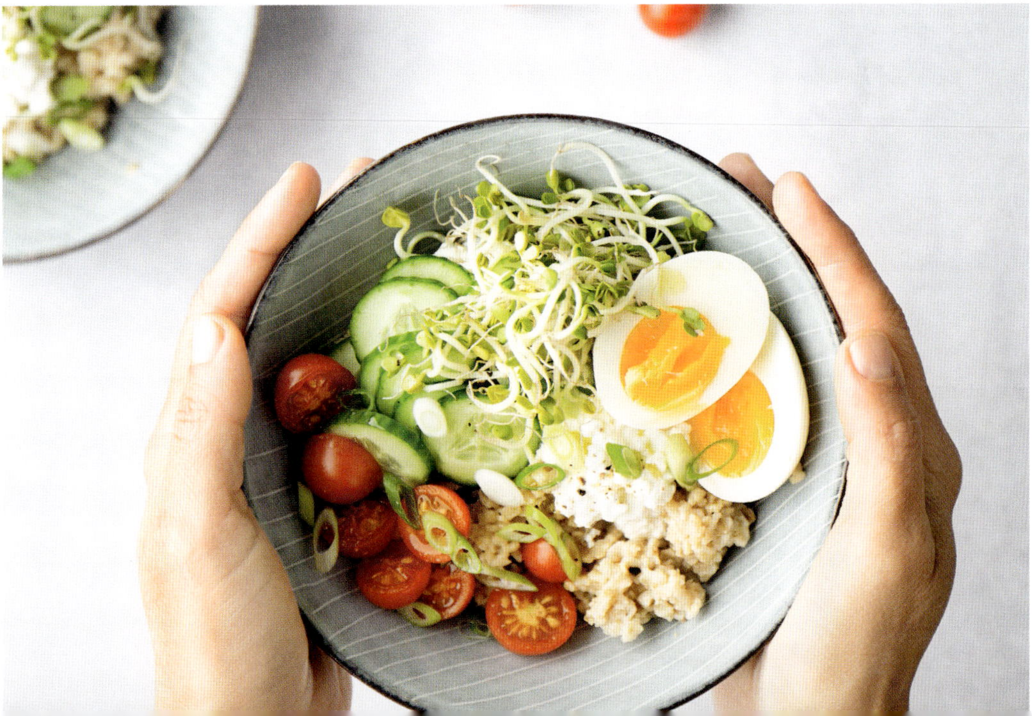

# ZINK – WERTVOLLES MULTITALENT

Zink ist ein beliebtes Mittel bei vielerlei Beschwerden, da es im ganzen Körper wertvolle Arbeit leistet: Das Spurenelement sorgt dafür, dass wir fit und geistig leistungsfähig bleiben, es hat eine zentrale Bedeutung für die Struktur von Haut und Haaren und ist für viele Prozesse im Körper extrem wichtig. Mehr als 300 Enzyme und zahlreiche Nährstoffe brauchen Zink, um ihre Funktion voll erfüllen zu können. In 50 Enzymen ist Zink sogar als Baustein enthalten. Und natürlich, das weiß inzwischen jedes Kind, ist Zink ein tolles Mittel als Schutz vor Erkältungen.

**Wofür ist Zink gut?**
Zink stärkt unser Immunsystem gleich auf mehreren Ebenen: Es aktiviert einerseits die für die Abwehrkräfte zuständigen weißen Blutkörperchen, sodass in den Organismus eintretende Viren erfolgreich bekämpft werden können. Andererseits können bei einer guten Zinkversorgung entzündete Schleimhäute eine Schutzmembran bilden, was den Viren das Eindringen erschwert.
Darüber hinaus steigert Zink die Fruchtbarkeit und Potenz und wirkt sich positiv auf Geruchs- und Geschmackssinn sowie auf die Hell-Dunkel-Anpassung des Auges aus.
Da es am Ablauf der Zelllteilung beteiligt ist, spielt es eine elementare Rolle für das Wachstum und die Zellerneuerung. So fördert es zum Beispiel auch die Wundheilung. Zink hilft bei allergischen Reaktionen, lindert Lippenherpes und wirkt positiv bei Darmerkrankungen.

**Anzeichen eines Zinkmangels** sind erhöhte Infektanfälligkeit, Haarausfall, Muskelschwäche, dünnes Haar, brüchige Nägel, verzögerte Wundheilung, Nachtblindheit, Beeinträchtigung von Potenz und Empfängnisbereitschaft. In der Schwangerschaft kann sich ein Zinkmangel fatal auswirken, da Fehlbildungen beim ungeborenen Kind ausgelöst werden können. Bei Kindern kann es zu Wachstumsstörungen und zu einer verzögerten sexuellen Reife kommen.
Die Bedeutung von Zink für das Nervensystem spiegelt sich außerdem in Mangelsymptomen wie Depressionen, Aggressivität, Lethargie und auch Angstzuständen wider.

**Wer braucht mehr?**
Zink ist sehr wichtig für Allergiker. Es hemmt die bei einer allergischen Reaktion hohe Histaminausschüttung und kann so eine übertriebene Immunreaktion auf be-

**FORSCHUNGSSTAND**

Forscher vermuten, dass ein Zusammenhang zwischen Zinkmangel und Ohrgeräuschen (Tinnitus) besteht. Da heißt es, Abhilfe schaffen!

**MEIN SPEZIALTIPP**

Austern stärken die Manneskraft: Sie haben mit Abstand den höchsten Zinkgehalt und kurbeln so die Testosteronproduktion an.

stimmte Stoffe wie Pollen mildern. Auch Diabetiker benötigen mehr Zink, da sie über den Urin viel Zink ausscheiden. Ein guter Zinkhaushalt verbessert die Insulinwirkung und Verwertung von Glukose. Schwangere und Stillende haben ebenfalls einen erhöhten Zinkbedarf, genauso wie chronisch Nieren- oder Darmkranke.

### Welche Lebensmittel enthalten Zink?

Die Aufnahme von Zink kann durch Phytinsäure (kommt in pflanzlichen Lebensmiteln vor), durch die in Kaffee und Tee enthaltenen Tannine und durch eine hohe Zufuhr an Kalzium bzw. Eisen verringert, durch Zitronensäure und Eiweiß hingegen erhöht werden. Generell kann der Körper Zink aus tierischen Lebensmitteln besser verwerten – was unter anderem auch an dem meist höheren Eiweißanteil dieser Produkte liegt. Zu den Top-Lieferanten zählen Austern, Fleisch, Innereien, Fisch, Milchprodukte (vor allem Käse) und Eier. Bei den pflanzlichen Lebensmitteln enthalten Vollkorngetreide (und die daraus hergestellten Produkte) sowie Kürbiskerne nennenswerte Mengen an Zink.

| **So decken Sie Ihren Tagesbedarf von 10 mg (Männer) und 7 mg (Frauen) an Zink** | |
|---|---|
| 100 g Austern | 21,71 mg |
| 100 g Weizenkleie | 9,2 mg |
| 100 g Kürbiskerne | 7 mg |
| 100 g Leber | 6,16 mg |
| 100 g Käse (Parmesan, Emmentaler, Gouda) | 5–6 mg |
| 100 g Linsen | 3,58 mg |
| 100 g Haferflocken | 3,64 mg |

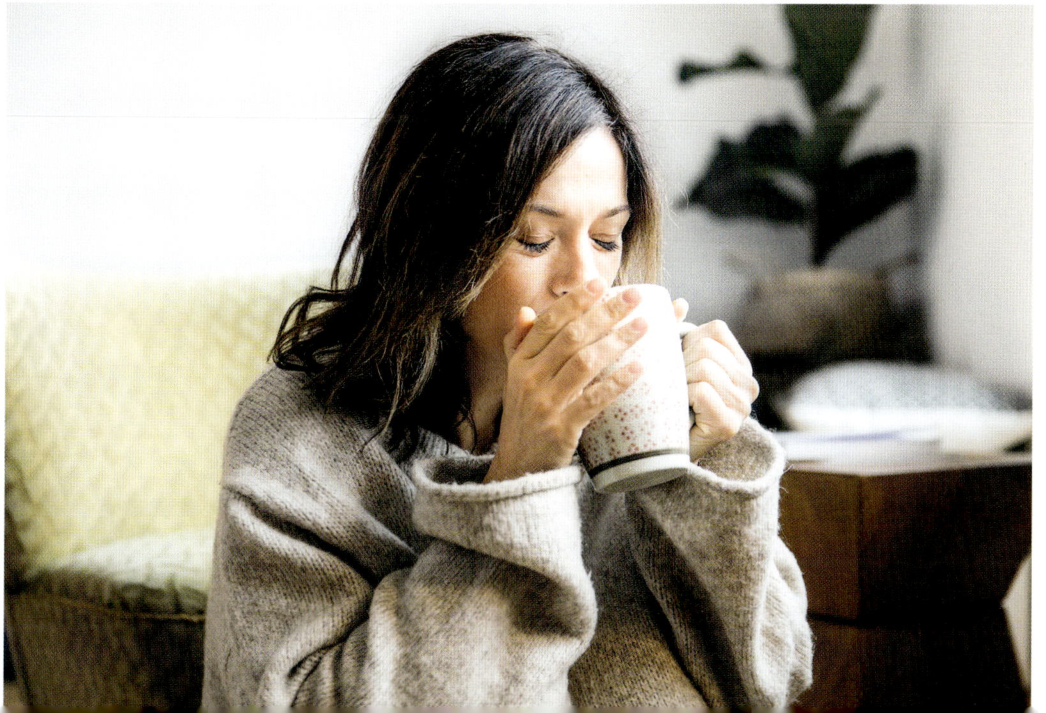

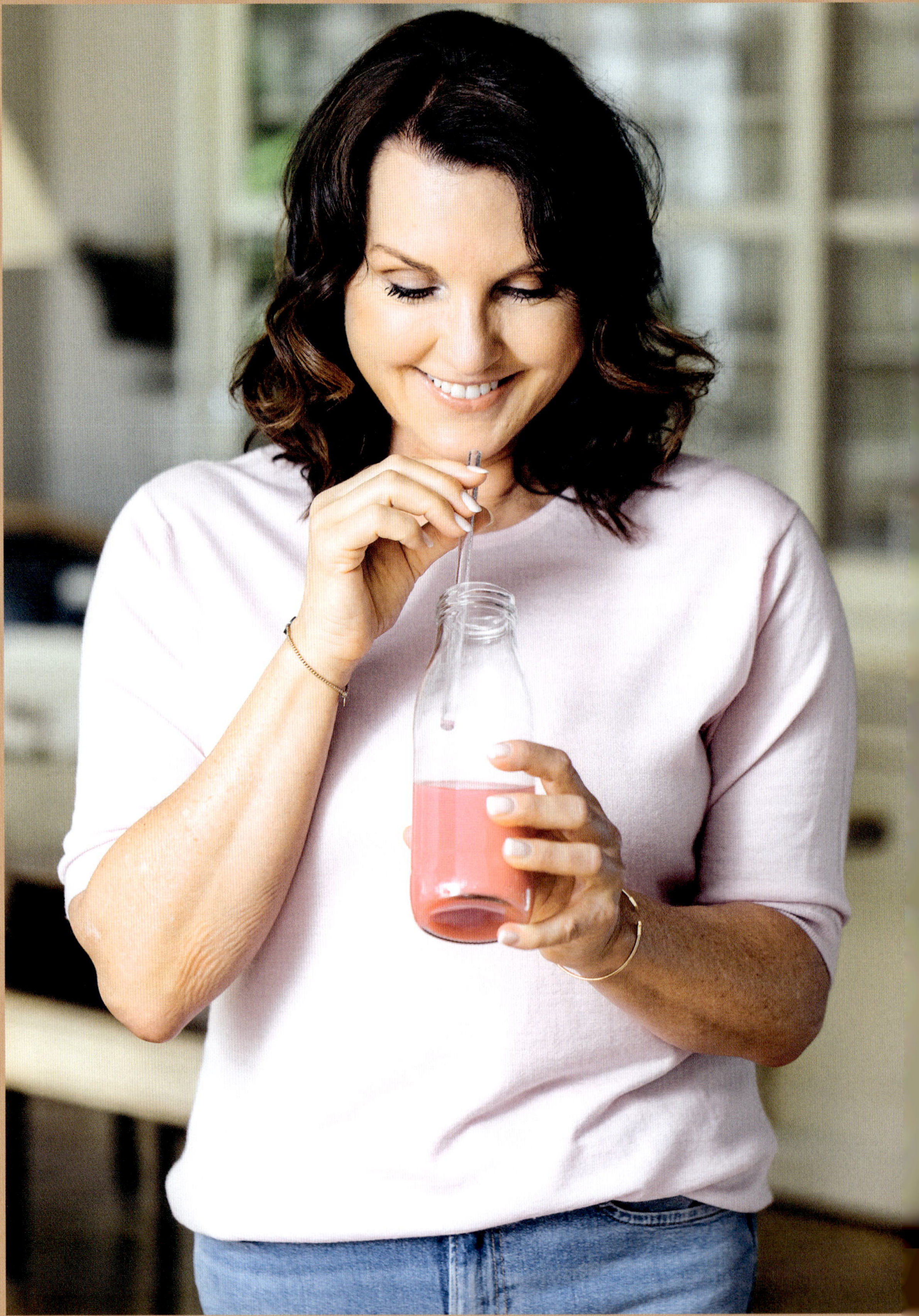

# DIE FEINE GESUNDKÜCHE

Hier geht es lecker zu! Mit diesen köstlichen Rezepten sind Sie den ganzen Tag über mit den besten Mineralstoffen, Spurenelementen und sekundären Pflanzenstoffen versorgt. Was im jeweiligen Gericht alles so drinsteckt, steht immer dabei. Sie können die Rezepte aber auch nach Lust und Laune ausprobieren, ganz egal, ob Sie gesund essen wollen oder einfach nur einen Bärenhunger haben.

# KOCHEN MIT ALLEN WERTVOLLEN VITALSTOFFEN

## NATÜRLICH UND GESUND GENIESSEN

Obst und Gemüse in rauen Mengen, noch dazu knackig frisch – Sie wissen es nun, das ist der Schlüssel zu einer optimalen Versorgung mit Vitalstoffen. Doch wie können wir beim Kochen dafür sorgen, dass all die wertvollen Inhaltsstoffe erhalten bleiben und nicht etwa bei der Zubereitung verloren gehen? Hier erfahren Sie mehr darüber!

### Nährstofferhaltend lagern

Auch wenn es in der Küche angenehm kühl ist, sollten Sie Gemüse, Salate, Kräuter und Obst nicht lange bei Zimmertemperatur liegen lassen. Viele Vitalstoffe reagieren empfindlich auf Einflüsse wie Licht, Sauerstoff oder Wärme. Am besten alles Frische sofort nach dem Einkauf auspacken und dunkel, kühl und feucht lagern. Günstig sind Kühlschränke mit extra Frischezonen: Im Temperaturbereich von null bis ein Grad, und bei hoher Luftfeuchtigkeit (etwa 95 Prozent) fühlen sich die meisten Gemüse und Früchte gut aufgehoben. Ausnahme: Auberginen, Paprikaschoten, Tomaten, Kürbis – sie mögen keine Kälte. Auch Bananen und Zitrusfrüchte nicht in den Kühlschrank, sondern an einem kühlen Ort aufbewahren, sonst verlieren sie ihr Aroma.

### Die eisige Alternative

Moderne Tiefkühltechnik macht´s möglich: Ob sortiert oder gemischt, Gemüse und Obst wird sofort nach der Ernte schockgefrostet. Kurzzeitiges Erhitzen zuvor schützt Farbe, Geschmack und Aroma der frischen Produkte. Die Verluste an wertvollen Inhaltstoffen wie Vitamine und Pflanzenstoffe sind gering.
Greifen Sie ruhig in die Tiefkühltruhe, wenn das frische Angebot gerade nicht so viel hergibt. Es gibt kaum Qualitätsunterschiede zwischen frischer und tiefgekühlter Ware, vorausgesetzt, die Lagertempe-

ratur im Gefrierfach liegt permanent bei minus 18 Grad.

## Frisches richtig vorbereiten

Waschen, Putzen, Zerkleinern, Garen – bei jeder Bearbeitung von Gemüse und Obst geht ein Teil der wertvollen Mikronährstoffe verloren. Die größten Feinde: Luft und Licht. Auch Hitze setzt den meisten sekundären Pflanzenstoffen und Vitaminen zu und kann sie sogar zerstören. Die gute Nachricht: Wenn Sie das empfindliche Gut behutsam behandeln und schonend zubereiten, bleiben die Inhaltstoffe, die Frische und der Geschmack weitgehend erhalten. Darauf sollten Sie achten:

- Fangen Sie am besten immer erst kurz vor der Zubereitung der Mahlzeit mit dem Zerkleinern der Zutaten an – gleich, ob Sie Gemüse dünsten, einen Salat zubereiten oder einen Smoothie mixen. Falls das nicht möglich ist – ab in den Kühlschrank mit den vorbereiteten Lebensmitteln! Am besten abgedeckt oder luftdicht verpackt in einer Box.
- Waschen Sie frisches Gemüse und Obst immer im Ganzen, nicht erst dann, wenn sie geputzt und klein geschnitten sind. Denn an den Schnittstellen gehen die Inhaltstoffe am ehesten verloren. Auch sollten Grünzeug, Salate und Früchte nicht längere Zeit im Wasser liegen bleiben, weil dann Vitamine, Mineralstoffe und einige Pflanzenstoffe »herausgewaschen« werden.
- Schälen – ja oder nein? Das ist eine Frage des persönlichen Geschmacks und der Qualität von Gemüse und Obst. Ist die Schale essbar, dann verarbeiten Sie diese am besten mit. Denn viele Vitamine und sekundäre Pflanzenstoffe wie zum Beispiel Polyphenole beim Apfel, stecken direkt in oder unter der Schale und würden sonst verloren gehen. Geschält werden sollten aus praktischen Gründen Zitrusfrüchte, Bananen, Kohlrabi, Rote Beten, weißer Spargel oder Zwiebeln. Kartoffeln möglichst ungeschält garen und erst danach pellen. Übrigens: Kleingeschnittene Zutaten büßen weniger Inhaltstoffe ein, wenn sie mit etwas Säure wie Zitronensaft oder Essig vermischt werden.
- Schneiden Sie Gemüse, beispielsweise für eine bunte Pfanne oder Ofengemüse, nur grob klein. Je kleiner die Stücke, desto größer sind die Nährstoffverluste. Eine Ausnahme gilt für das Kochen einiger Gemüsesorten: Nur zerkleinert können die zellschützenden Lycopine aus Tomaten und Carotinoide aus Möhren und Kürbis vom Körper optimal aufgenommen werden.

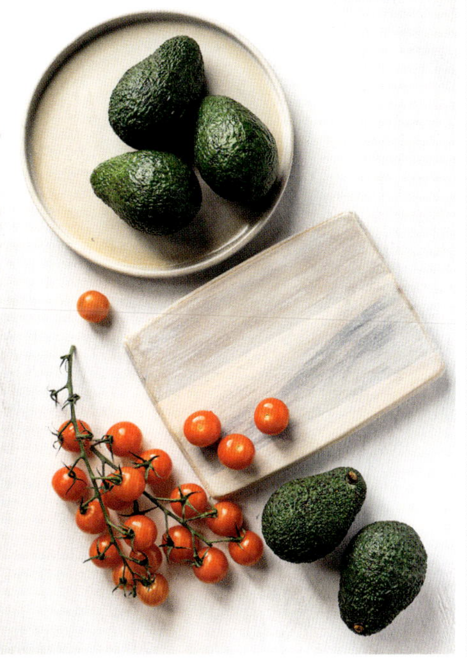

# FRÜHSTÜCKSFREUDEN

## MORGENSTUND HAT GOLD IM MUND

Das Frühstück ist die wichtigste Mahlzeit des Tages – dieser Spruch stimmt tatsächlich. Mit der ersten Mahlzeit sorgen wir dafür, dass der Stoffwechsel in Schwung kommt und wir ausreichend Energie tanken. Ein gutes Frühstück legt die Basis für einen powervollen Start in den Tag. Morgens brauchen Sie Kohlenhydrate, damit Ihr Körper seine Grundfunktionen aktivieren kann, und zusätzlich auch etwas Fett. Aus diesem Grund folgen nun einige Rezepte mit leckeren »Energiebomben«, die Sie mit allen Nährstoffen versorgen, die Sie tagsüber benötigen.

Sie frühstücken meist das Gleiche und haben keine Idee, wie Sie für mehr Abwechslung sorgen können? Dann blättern Sie hier genüsslich durch die Seiten und lassen Sie sich inspirieren. Egal ob Pancakes, Obstsalat, Porridge oder Bowl – am Frühstückstisch kommt sicher keine Langweile auf. Auch ein gelingsicheres und leckeres Brotrezept wartet auf Sie – und zwar ohne Mehl. So ist es auch prima für abends geeignet, wenn Sie sich nach dem Low-Carb-Prinzip ernähren möchten.

Sie frühstücken nicht so gern? Auch daran haben wir gedacht und stellen Ihnen zwei Drinks vor, die schnell zubereitet sind und in denen all die Power steckt, die Sie gut durch den Tag bringt. Natürlich können Sie auch zu den Smoothies auf den Seiten 159 und 161 greifen.

Ihnen wird auffallen, dass wir auf Kuhmilch weitesgehend verzichtet haben und meist Ersatzprodukte aus Mandel oder Hafer vorschlagen. Sie enthalten mehr Wasseranteile und sind weniger reichhaltig als herkömmliche Milch. Probieren Sie sich gerne durch die verschiedenen Varianten und testen Sie, was am besten schmeckt.

Bei den Obstsorten können Sie je nach Saison variieren und Ihr Lieblingsobst verwenden. Entdecken Sie aber auch immer wieder einen neuen Geschmack!

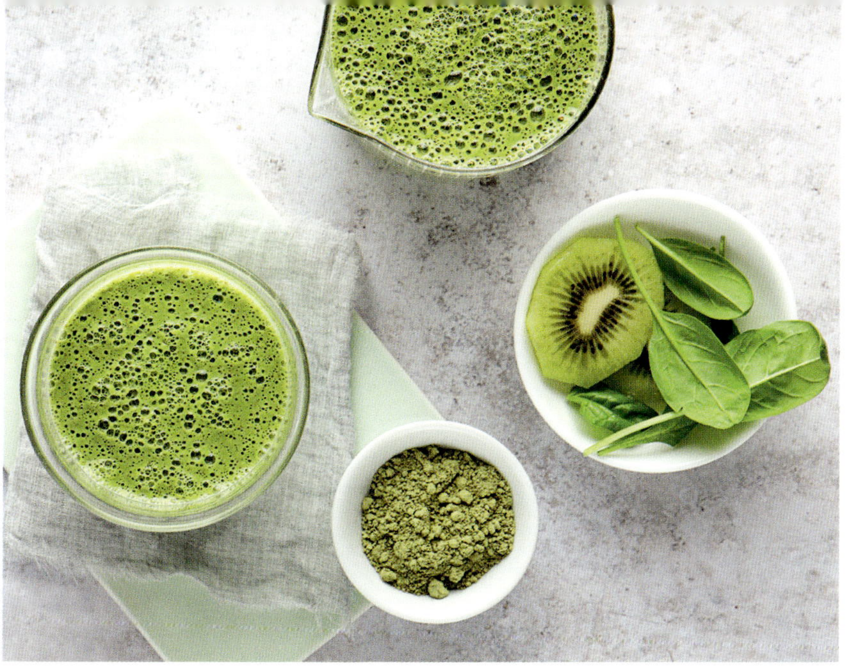

# KIWI-MATCHA-SMOOTHIE

•

Reich an Vitamin C und Magnesium (gegen Stress) und an Antioxidanzien für gesunde Arterien

**FÜR 2 GLÄSER (À 300 ML)**
2 Kiwis, 1 reife Banane, 50 g Baby-Blattspinat, 2 TL Matcha-Pulver, 1 EL Zitronensaft, 250 ml ungesüßter Haferdrink (ersatzweise Mandeldrink), 2 TL flüssiger Honig, ½ TL Zimtpulver

**ZUBEREITUNG: CA. 15 MIN.**
PRO PORTION CA. 190 KCAL, 3 G E, 3 G F, 32 G KH

**1.** Die Kiwis schälen, zwei Scheiben abschneiden und zum Garnieren beiseitelegen. Übrige Kiwis grob würfeln. Banane schälen und in grobe Stücke schneiden. Spinat waschen und trocken schleudern.

**2.** Kiwis, Banane, Spinat, Matcha-Pulver und Zitronensaft in den Standmixer oder einen hohen Rührbecher füllen. Mit Haferdrink aufgießen und alles zuerst auf kleiner, dann auf hoher Stufe im Mixer oder mit dem Pürierstab cremig mixen. Honig, Zimt und 100 ml kaltes Wasser hinzufügen und alles kurz und kräftig mixen. Den Smoothie auf zwei Gläser verteilen und mit je 1 Kiwischeibe garnieren. Sofort servieren und genießen.

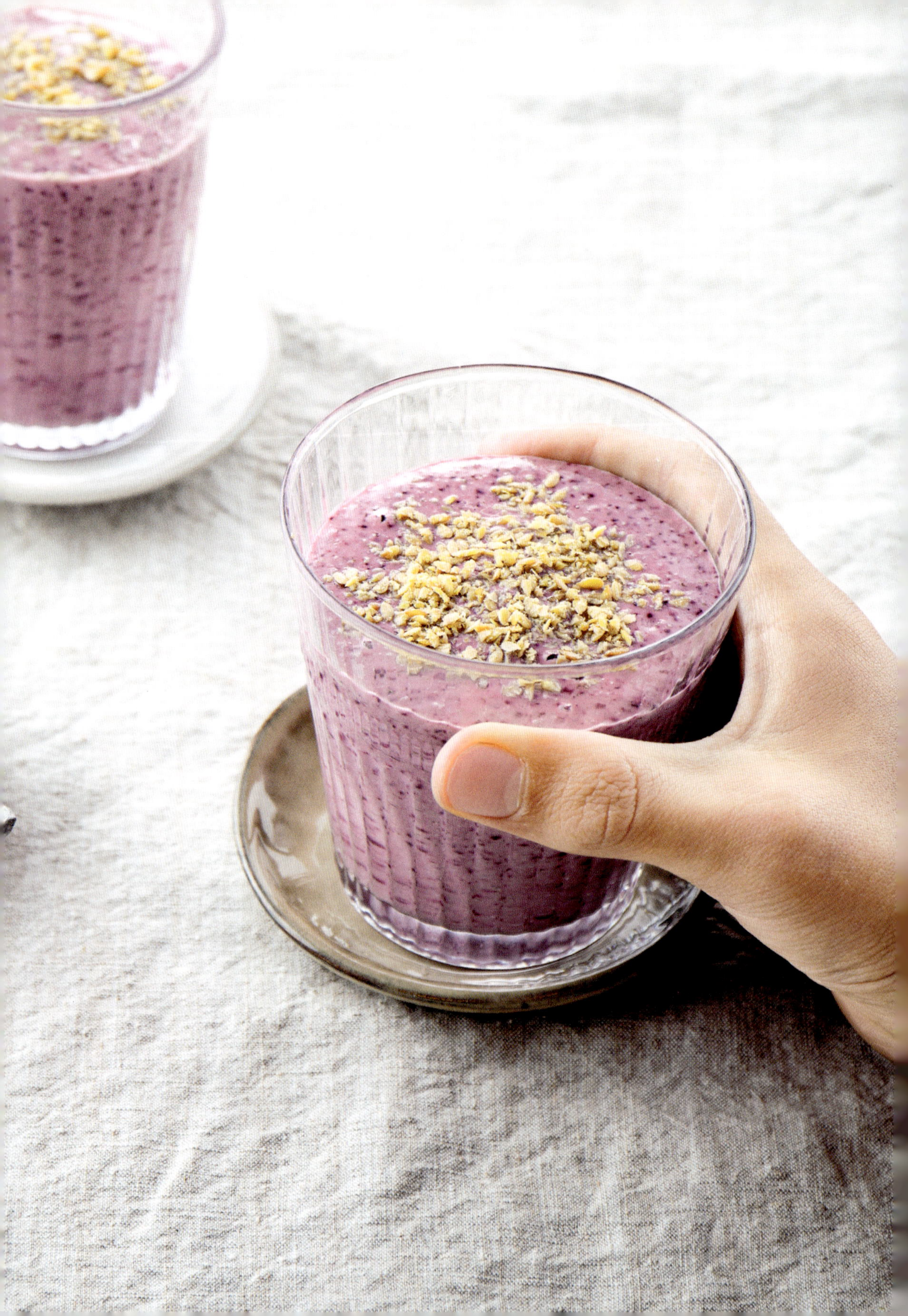

# HEIDELBEER-MANGO-KEFIR

•

Reich an Zink und Betacarotin für einen strahlenden Teint und schöne Haut

**FÜR 2 GLÄSER (À 300 ML)**
100 g TK-Heidelbeeren, 200 g reife Mango (ohne Stein), 2 EL zarte Haferflocken, 2 TL flüssiger Honig, 1 EL Zitronensaft, 2 TL dunkles Mandelmus, 250 g Kefir (1,5 % Fett), 1 TL geschroteter Gold-Leinsamen

**ZUBEREITUNG: CA. 15 MIN.**
PRO PORTION CA. 270 KCAL, 8 G E, 10 G F, 31 G KH

1. Die Heidelbeeren 10 Min. antauen lassen. Inzwischen die Mango schälen und in grobe Stücke schneiden.

2. Obst, Haferflocken, Honig, Zitronensaft und Mandelmus in den Standmixer oder einen hohen Rührbecher geben. Mit Kefir auffüllen und alles zuerst auf kleiner, dann auf hoher Stufe im Mixer oder mit dem Pürierstab sehr fein pürieren. Falls der Smoothie zu dickflüssig ist, noch etwa 50 ml kaltes Wasser zufügen und untermixen. Den Smoothie in Gläser füllen und mit Leinsamen bestreuen. Sofort servieren und genießen.

**VOLLE FRUCHT VORAUS!**

Der vitaminreiche Muntermacher ist nicht nur ein blitzschnelles Frühstück, sondern auch ein belebender Snack oder ein erfrischendes Dessert.

# QUARK-LEINÖL-CREME NACH BUDWIG

•

Reich an entzündungshemmenden Omega-3-Fettsäuren und Vitamin E für ein starkes Immunsystem

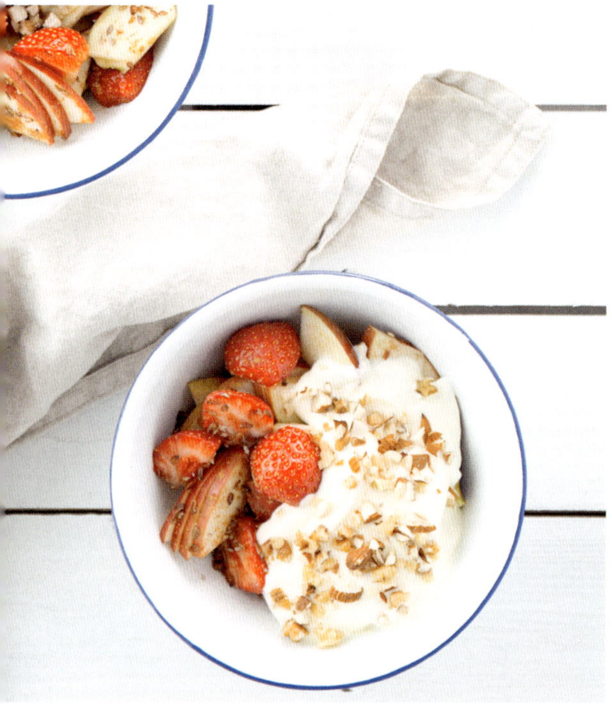

**FÜR 2 PERSONEN**

200 g Magerquark, 4 EL Milch, 4 EL Leinöl, 2 TL flüssiger Honig, 2 kleine säuerliche Äpfel (z. B. Elstar), 100 g Erdbeeren, ¼ TL Zimtpulver, 1 Msp. gemahlener Anis, 4 EL geschroteter Leinsamen, 20 g Walnusskerne, 20 g Mandeln

**ZUBEREITUNG: CA. 15 MIN.**

PRO PORTION CA. 620 KCAL, 23 G E, 40 G F, 35 G KH

1. Den Quark mit Milch, Leinöl und Honig mit dem Schneebesen in einer Schüssel gründlich verrühren.

2. Die Äpfel waschen, vierteln, entkernen und quer in dünne Scheiben schneiden. Erdbeeren putzen, waschen und je nach Größe halbieren oder vierteln. Das Obst mit Zimt und Anis vorsichtig mischen und auf Müslischalen verteilen. Mit je 2 EL geschrotetem Leinsamen bestreuen. Quark-Leinöl-Creme darauf verteilen.

3. Die Walnusskerne und Mandeln hacken und vor dem Servieren auf die Quark-Leinöl-Creme streuen.

**SUPERGESUNDES ÖL**

Schon Gesundheitspionierin Dr. Johanna Budwig schwor auf Leinöl: Es versorgt den Körper mit wertvollen ungesättigten Fettsäuren und dem Immunbooster Vitamin E.

# OBSTSALAT MIT GRÜNTEESIRUP

•

Reich an entzündungshemmenden Polyphenolen und antioxidativ wirksamen Flavonoiden gegen Hautalterung

**FÜR 2 PERSONEN**
2 TL Goji-Beeren, 1 EL Kokosraspel, 1 EL Kokosblütenzucker, 1 geh. TL Grüntee, 200 g Mango (ohne Stein), 1 Kiwi, 50 g kernlose blaue Weintrauben, 50 g Himbeeren, 1 Bio-Limette, 150 g ungesüßter Kokosjoghurt

**ZUBEREITUNG: CA. 25 MIN.**
PRO PORTION CA. 195 KCAL, 5 G E, 5 G F, 26 G KH

**1.** Goji-Beeren und Kokosraspel im Blitzhacker fein zerkleinern. Beiseitestellen.

**2.** Für den Sirup 5 EL Wasser, Kokosblütenzucker und Tee aufkochen. Vom Herd nehmen und abkühlen lassen.

**3.** Mango und Kiwi schälen und in dünne Scheiben schneiden. Trauben waschen und halbieren. Himbeeren verlesen, abbrausen und trocken tupfen. ½ TL Schale von der Limette fein abreiben und den Saft auspressen.

**4.** Den Grünteesirup durch ein Sieb gießen und mit 2 EL Limettensaft und -schale verrühren. Das Obst auf flache Schalen verteilen, Sirup darüberträufeln. Obstsalat mit dem Joghurt garnieren und mit dem Kokos-Goji-Topping bestreut servieren.

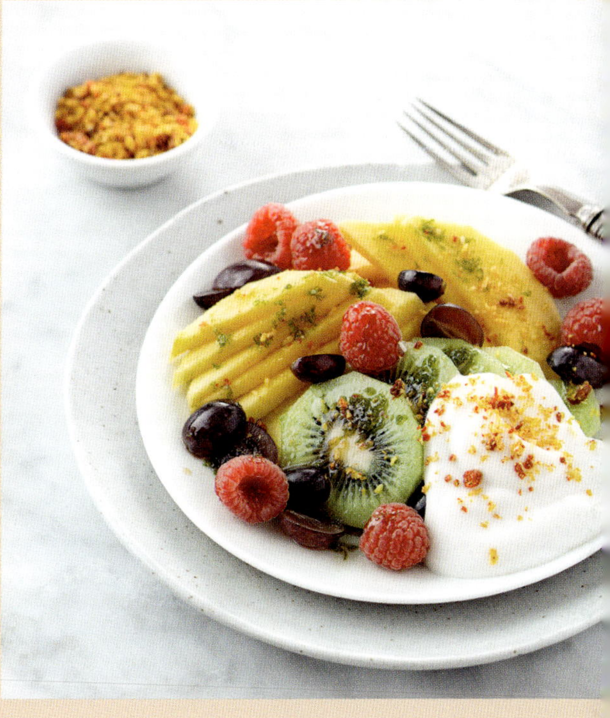

**SAISONAL VARIIEREN**

Je nach Jahreszeit können Sie den Obstsalat auch mit anderen Früchten abwandeln. Gut geeignet sind Papaya und Physalis oder heimisches Obst wie Apfel, Pflaumen und Erdbeeren.

# GRÜNE OVERNIGHT-OATS-BOWL

•

Reich an Chlorophyll gegen freie Radikale und für ein gesundes Gewebewachstum

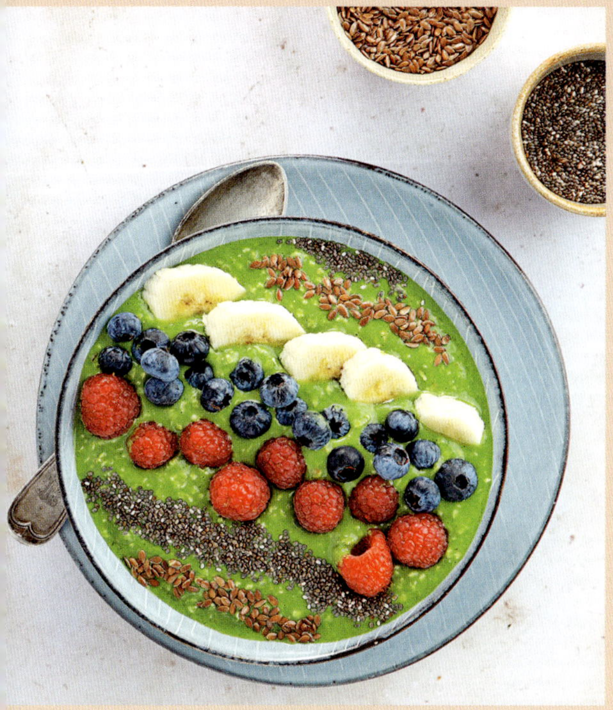

**FÜR 2 PERSONEN**
100 g Baby-Blattspinat, 1 kleine Stange Staudensellerie, 1 Banane, 1 Orange, 2 TL Zitronensaft, 200 ml ungesüßter Mandeldrink, 2 TL Agavendicksaft, 80 g zarte Haferflocken, 125 g Heidelbeeren und Himbeeren, je 1 EL Chia- und Leinsamen

**ZUBEREITUNG: CA. 20 MIN., QUELLEN: ÜBER NACHT**
PRO PORTION CA. 340 KCAL, 11 G E, 8 G F, 47 G KH

**1.** Den Spinat waschen und trocken schleudern. Sellerie putzen, waschen und in Scheiben, das Grün grob schneiden. ½ Banane schälen, in Stücke schneiden. Alles in einen hohen Rührbecher oder den Standmixer geben. Die Orange auspressen und den Saft mit Zitronensaft, Mandeldrink und Agavendicksaft zufügen. Alles erst auf kleiner Stufe, dann auf hoher Stufe mit dem Pürierstab oder im Mixer fein pürieren. In einer Schüssel mit den Haferflocken verrühren und abgedeckt über Nacht im Kühlschrank quellen lassen.

**2.** Beeren verlesen und abbrausen. Übrige Banane schälen, schräg in Scheiben schneiden. Smoothie durchrühren, auf Schalen verteilen und mit Beeren, Bananenscheiben, Chia- und Leinsamen in Streifen nebeneinander garnieren.

**LUST AUF ABWECHSLUNG?**

Natürlich können Sie die Bowl auch mit jedem anderen Obst zubereiten. Achten Sie auf eine liebevolle Deko – das Auge isst mit!

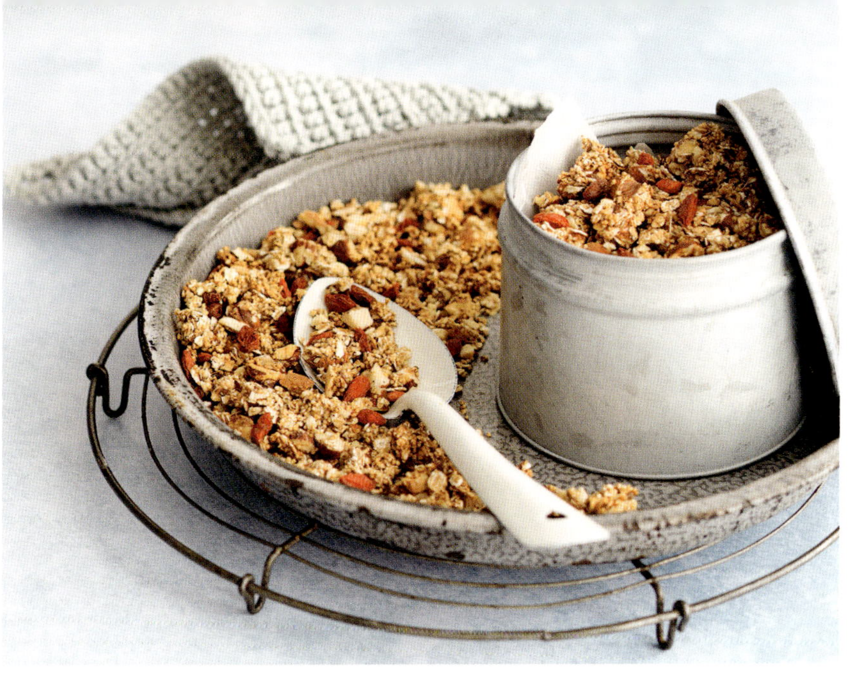

# CRUNCHY LEINSAMEN-GRANOLA

•

Reich an Vitamin $B_1$ und $B_6$ für starke Nerven und Abwehrkräfte

**FÜR 12 PORTIONEN**
1 reife Banane, 1 TL Zimtpulver, ½ TL gemahlene Vanille, Salz, 50 g Cashewmus (ersatzweise Mandelmus), 100 g Mandeln, 100 g Haselnusskerne, 250 g Dinkelflocken, 4 EL geschroteter Leinsamen, 50 g gepuffter Amarant, 50 g Goji-Beeren

**ZUBEREITUNG: CA. 20 MIN.,**
**BACKEN: 20 MIN.**
PRO PORTION (50 G) CA. 265 KCAL,
9 G E, 14 G F, 22 G KH

**1.** Backofen auf 180 °C vorheizen. Banane schälen und in Stücke schneiden. Mit Zimt, Vanille, 1 Prise Salz und Cashewmus mit dem Pürierstab fein pürieren. Mandeln und Haselnüsse hacken. Das Mus in eine Schüssel füllen und mit Nüssen, Flocken, Leinsamen und Amarant mischen.

**2.** Mischung auf einem mit Backpapier belegten Backblech verteilen. Im heißen Ofen (Mitte) in 15–20 Min. backen. Mehrmals mit einem Holzlöffel vermischen.

**3.** Müsli vollständig erkalten lassen, dann Goji-Beeren untermischen. Das Granola hält sich luftdicht verschlossen an einem dunklen, kühlen Ort 4–6 Wochen.

# HAFERFLOCKEN-AMARANT-RIEGEL

•

Reich an der Aminosäure Lysin und Kalzium für gesunde Haut und starke Knochen

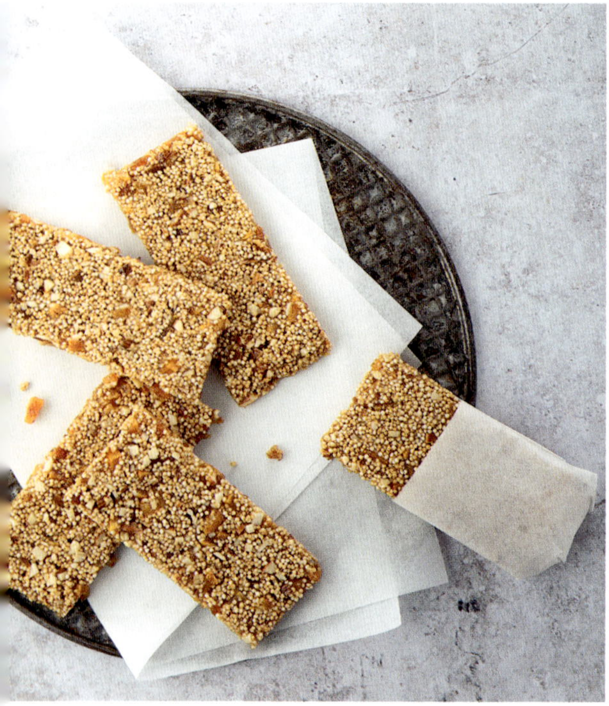

**ZUBEREITUNG: CA. 25 MIN., BACKEN: 20 MIN.**
PRO PORTION CA. 110 KCAL, 3 G E, 4 G F, 15 G KH

**FÜR 16 STÜCK**
100 g getrocknete Soft-Aprikosen, 50 g Mandeln, 100 g zarte Haferflocken, 50 g gepuffter Amarant, 2 EL Limettensaft, 30 g Butter, 100 g flüssiger Honig, 2 EL Vollrohrzucker, 1 Eiweiß (M)

**1.** Aprikosen in feine Würfel schneiden. Mandeln fein hacken. Beides mit Haferflocken, Amarant und Limettensaft mischen.

**2.** Butter, Honig und Zucker unter Rühren aufkochen, bis sich der Zucker gelöst hat. Vom Herd nehmen und etwas abkühlen lassen. Eiweiß mit der Honigmischung in eine große Schüssel geben und in 1 Min. mit den Rührbesen des Handrührgeräts schaumig schlagen. Die Flockenmischung mit dem Kochlöffel gründlich unterrühren.

**3.** Den Backofen auf 130 °C vorheizen. Die Masse auf ein mit Backpapier belegtes Backblech geben und mit einem Esslöffel zu einer etwa 1 cm dicken Platte von 20 × 32 cm flach drücken. Im Ofen (Mitte) in 30–40 Min. goldbraun backen.

**4.** Aus dem Ofen nehmen und auf einem Rost 10 Min. abkühlen lassen, dann die Müsliplatte mit einem Sägemesser in 16 Riegel (à 10 × 4 cm) schneiden. Vollständig abkühlen lassen. Die Riegel halten sich verschlossen aufbewahrt 3–4 Wochen.

# KURKUMA-ORANGEN-PORRIDGE

Reich an antioxidativ wirkenden Polyphenolen für eine starke Abwehr und eine Verjüngungskur der Zellen

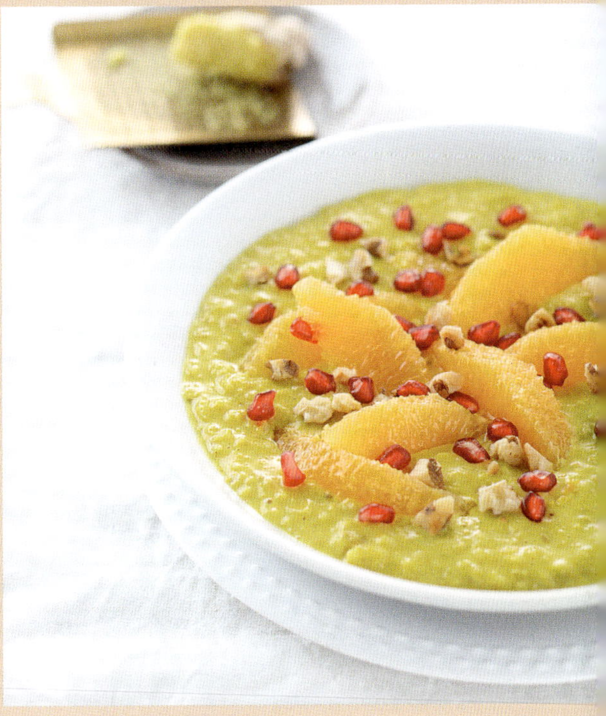

**FÜR 2 PERSONEN**
1 Stück Ingwer (1 cm lang), 500 ml Milch, ½ TL gemahlene Kurkuma, ¼ TL Zimtpulver, Salz, 60 g zarte Haferflocken, 20 g Walnusskerne, 1 Bio-Orange, 2 TL flüssiger Honig, 2 EL Granatapfelkerne (siehe Tipp)

**ZUBEREITUNG: CA. 30 MIN.**
PRO PORTION CA. 365 KCAL, 15 G E, 13 G F, 43 G KH

**1.** Den Ingwer schälen und fein reiben. Mit Milch, Kurkuma, Zimt und 1 Prise Salz in einem Topf unter Rühren aufkochen. Haferflocken zugeben und bei kleiner Hitze unter gelegentlichem Rühren 10 Min. quellen lassen.

**2.** Die Walnüsse grob hacken und in einer Pfanne ohne Fett bei mittlerer Hitze in 4 Min. rösten. Abkühlen lassen. ½ TL Schale von der Orange abreiben. Die Orange schälen, die Filets zwischen den Trennhäuten herausschneiden, abtropfenden Saft auffangen, Fruchtgerippe auspressen.

**3.** Den Porridge vom Herd nehmen, Orangensaft und Honig unterrühren. Den Brei auf Schalen verteilen, Orangenfilets darauf anrichten. Mit Nüssen und Granatapfelkernen bestreut servieren.

**RUBINROTE EDELSAMEN**

Granatapfelkerne findet man in der Obstabteilung im Supermarkt oder in türkischen Gemüseläden. Oder man löst alternativ die Kerne frisch aus ½ Granatapfel.

# HERZHAFTER PORRIDGE MIT GEMÜSE UND EI

•

Reich an Eiweiß und Spurenelementen für die Zellerneuerung und ein gutes Nervenkostüm

**FÜR 2 PERSONEN**
400 ml ungesüßter Haferdrink, Salz, Pfeffer, 100 g zarte Haferflocken, 2 Eier (M), 100 g Kirschtomaten, 1 Mini-Salatgurke, 1 Frühlingszwiebel, 20 g Radieschensprossen, 100 g körniger Frischkäse (halbfett), 2 EL Zitronensaft, 2 EL Olivenöl

**ZUBEREITUNG: CA. 30 MIN.**
PRO PORTION CA. 520 KCAL, 22 G E, 24 G F, 48 G KH

1. Den Haferdrink mit Salz und Pfeffer in einem Topf aufkochen, Flocken unterrühren und diese zugedeckt bei kleiner Hitze 8–10 Min. quellen lassen.

2. Inzwischen die Eier in Wasser 7 Min. kochen. Die Tomaten waschen und halbieren. Die Gurke putzen, waschen und in dünne Scheiben schneiden. Die Frühlingszwiebel putzen, waschen und in feine Ringe schneiden. Sprossen abbrausen. Eier abschrecken, pellen und längs halbieren.

3. Den Porridge auf Schalen verteilen. Tomaten, Gurke, Frühlingszwiebel, Eier und Frischkäse darauf anrichten. Mit Salz, Pfeffer und Zitronensaft würzen, Olivenöl darüberträufeln und alles mit Sprossen bestreut servieren.

**POWER FÜR UNTERWEGS**

Zum Mitnehmen den Porridge in verschließbare Gläser füllen, kalt stellen und am nächsten Tag in die Tasche packen. In der Mittagspause kalt genießen oder in der Mikrowelle kurz erwärmen.

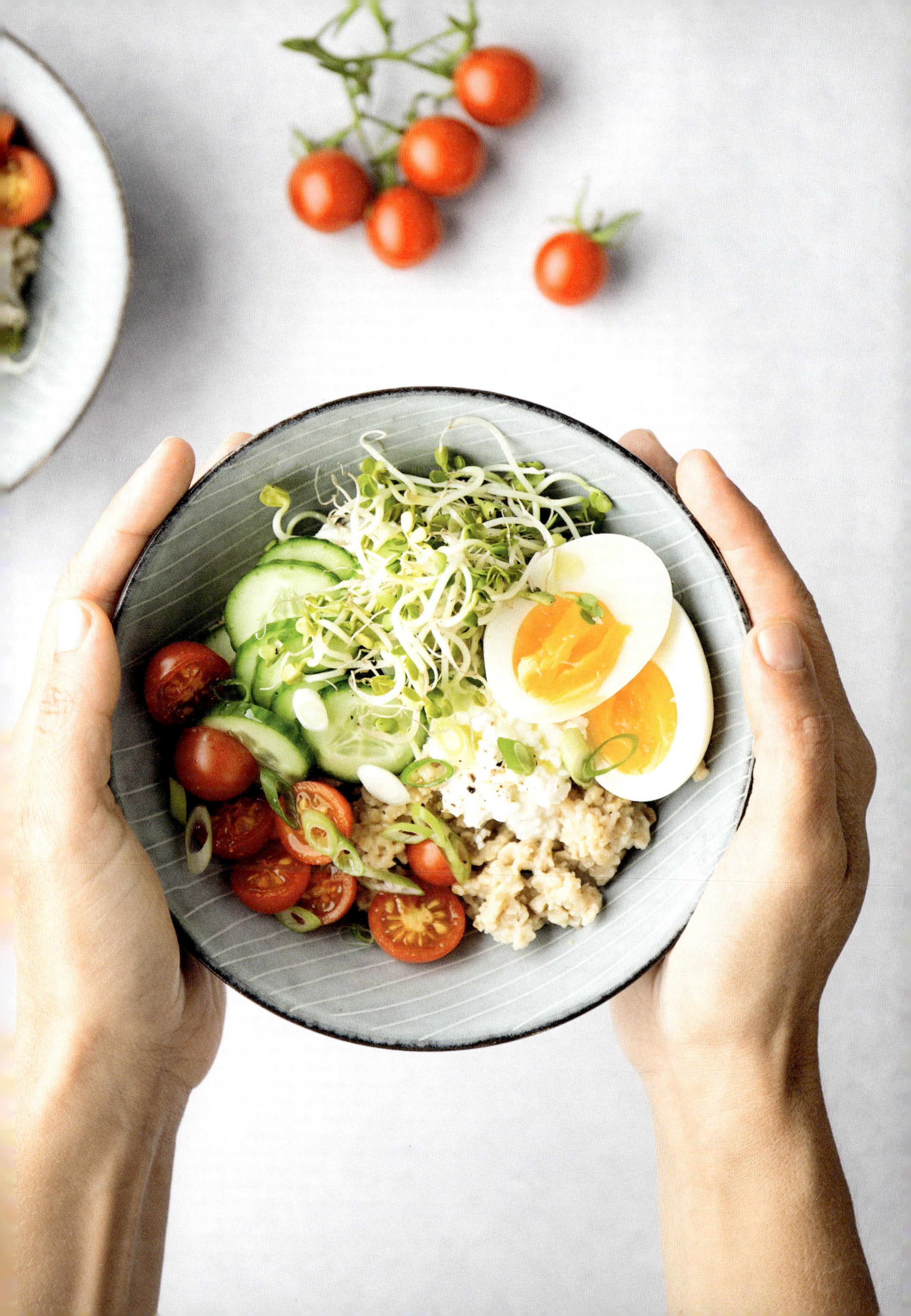

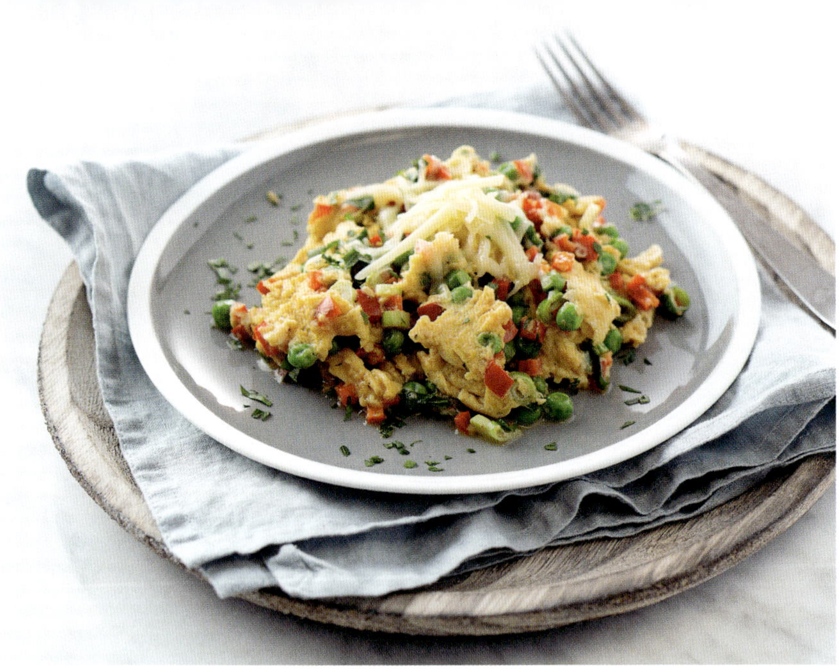

# GEMÜSERÜHREI MIT LEINSAMEN

•

Reich an Karotinoiden als hochwirksame Radikalfänger und Anti-Aging-Mittel für die Haut

**FÜR 2 PERSONEN**
4 Eier (M), 3 EL Milch, 2 EL geschroteter Gold-Leinsamen, Salz, Pfeffer, ½ TL edelsüßes Paprikapulver, 1 EL Rapsöl, 2 TL Butter, 1 rote Spitzpaprika (in Würfeln), 2 Frühlingszwiebeln (in Ringen), 75 g TK-Erbsen, 30 g Bergkäse (gerieben), 3 Stängel Petersilie (gehackt)

**ZUBEREITUNG: CA. 20 MIN.**
PRO PORTION CA. 420 KCAL, 25 G E, 29 G F, 12 G KH

1. Eier, Milch, Leinsamen, Salz, Pfeffer und Paprikapulver verrühren. Öl und Butter in einer Pfanne erhitzen. Paprika, Frühlingszwiebeln und Erbsen darin bei mittlerer Hitze 2 Min. braten. Die Eiermischung dazugießen und kurz stocken lassen.

2. Die Masse dann mit einem Pfannenwender von außen nach innen schieben, bis sie schön gestockt ist. Das Rührei auf Tellern anrichten und mit Käse und Petersilie bestreut servieren.

# NUSS-LEINSAMEN-BROT OHNE MEHL

•

Reich an Linolsäure, die für den Aufbau der Zellen wichtig ist, und Vitamin E als Schutz vor UV-Strahlung

**FÜR 1 BROT (CA. 800 G)**
60 g Haselnusskerne, 60 g Mandeln, 150 g zarte Dinkelflocken, 80 g Leinsamen, 100 g Sonnenblumenkerne, 40 g Flohsamenschalen, 2 EL Chia-Samen, 1½ TL feines Meersalz, 3 EL Rapsöl, 1 TL Ahornsirup

**ZUBEREITUNG: CA. 30 MIN., RUHEN: 2 STD., BACKEN: 1 STD. 15 MIN.**
PRO PORTION (65 G) CA. 210 KCAL, 8 G E, 13 G F, 12 G KH

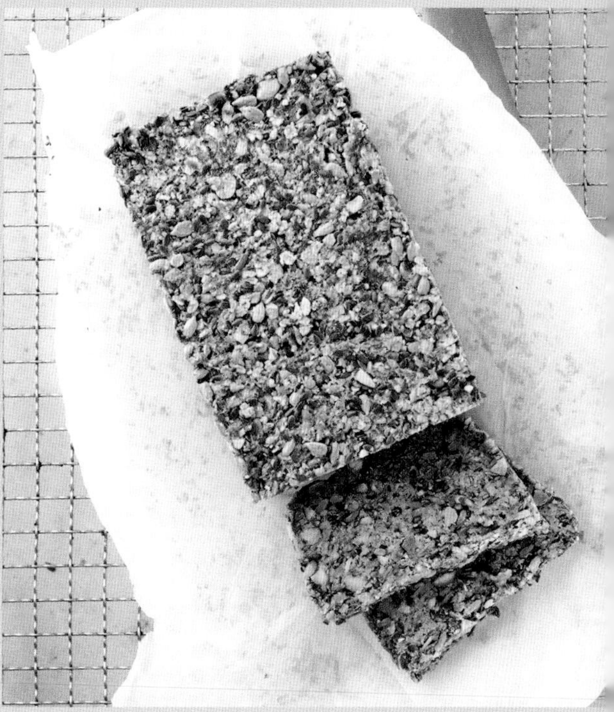

1. Eine Kastenform (ca. 25 cm) mit Backpapier auslegen. Nüsse grob hacken und mit den restlichen trockenen Zutaten in einer Schüssel mischen. Öl, Ahornsirup und 350 ml kaltes Wasser mit einem Kochlöffel unterrühren. Die Masse in die Form füllen, glatt streichen und zugedeckt an einem warmen Ort 2 Std. ruhen lassen.

2. Backofen auf 180 °C vorheizen. Die Brotmischung im Ofen (Mitte) 30 Min. backen. Das Brot aus der Form heben und auf einem Ofenrost weitere 45 Min. backen.

3. Das Brot auf einem Kuchengitter vollständig abkühlen lassen. Kühl und trocken gelagert bleibt es etwa 1 Woche saftig und frisch. In Scheiben eingefroren, hält es sich noch länger.

**LOW-CARB-ZUTATEN**

Chia-, Lein- und Flohsamen nehmen viel Wasser auf, eignen sich daher gut zum Backen ohne Mehl und Eier. Die ballaststoffreichen Samen sind im Bioladen oder Supermarkt erhältlich.

# WALNUSS-CIABATTA-BRÖTCHEN

•

Reich an faltenvorbeugender Alpha-Linolensäure – ein echter Beautygeheimtipp also

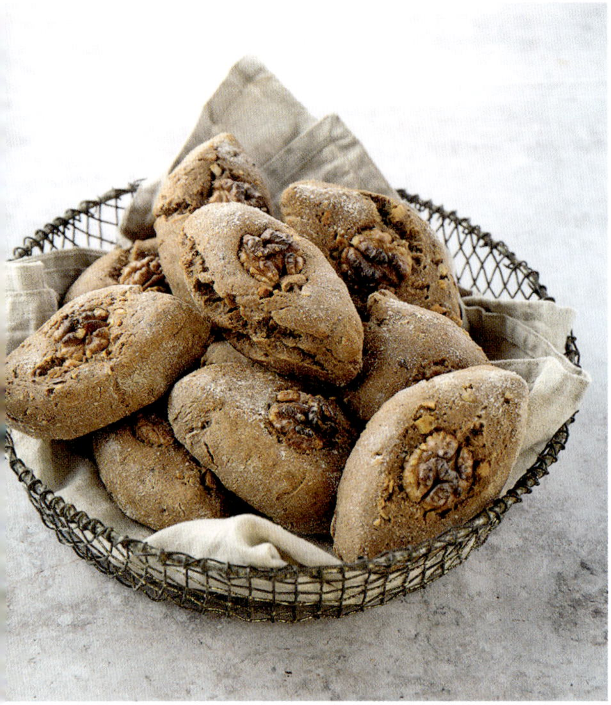

**FÜR 12 STÜCK**

400 g Vollkorn-Dinkelmehl, 100 g Mandelmehl (teilentölt), ½ TL feines Meersalz,20 g frische Hefe, 1 TL flüssiger Honig, 150 g Walnusskerne, 2 EL Olivenöl
Außerdem: Mehl zum Arbeiten

**ZUBEREITUNG: CA. 25 MIN., GEHEN: 12 STD. 10 MIN., BACKEN: 30 MIN.**
PRO PORTION CA. 280 KCAL, 9 G E, 16 G F, 23 G KH

1. Beide Mehle mit dem Salz mischen. Eine Mulde hineindrücken. Hefe hineinbröckeln, Honig und 100 ml lauwarmes Wasser zugeben. Hefe damit verrühren. Vorteig zugedeckt an einem warmen Ort 10 Min. gehen lassen. 12 Walnusshälften beiseitelegen, die übrigen grob hacken und in einer Pfanne ohne Fett bei mittlerer Hitze in 4 Min. rösten. Abkühlen lassen.

2. Gehackte Nüsse, Öl und 250 ml lauwarmes Wasser zum Teig geben. Alles mit den Knethaken des Handrührgeräts zu einem glatten Teig verarbeiten. Zugedeckt über Nacht gehen lassen.

3. Backofen auf 220 °C vorheizen. Teig auf der bemehlten Arbeitsfläche durchkneten, in 12 Stücke teilen, zu Brötchen formen und mit Abstand auf ein mit Backpapier belegtes Blech legen. Mit Wasser bestreichen und mit je 1 Nusshälfte belegen. Im Ofen (2. Schiene von unten) 25–30 Min. backen, dabei eine ofenfeste Schale mit Wasser auf den Ofenboden stellen. Brötchen abkühlen lassen.

# GRÜNER LINSEN-SPINAT-AUFSTRICH

•

Reich an Magnesium, das der Muskulatur guttut, und hochwertigem Eiweiß für den Zellaufbau

**FÜR 12 PORTIONEN (CA. 360 G)**
1 Schalotte, 1 Knoblauchzehe, 1 EL Olivenöl, 80 g Puy-Linsen, 50 g Kürbiskerne, 250 ml Gemüsebrühe, ½ Bund Basilikum, 30 g Baby-Blattspinat, 2 TL Kürbiskernöl, Salz, Pfeffer, 1–2 TL Aceto balsamico

**ZUBEREITUNG: CA. 45 MIN.,**
**RUHEN: 30 MIN.**
PRO PORTION (30 G) CA. 70 KCAL,
3 G E, 4 G F, 3 G KH

1. Schalotte und Knoblauch schälen, fein würfeln und im Öl in einem Topf bei mittlerer Hitze 2–3 Min. anschwitzen. Linsen und Kürbiskerne mitrösten. Mit Brühe aufgießen, zugedeckt aufkochen und Linsen bei kleiner Hitze in 25 Min. weich garen.

2. Basilikum abbrausen, trocken schütteln und Blätter von den Stängeln zupfen. Spinat waschen und trocken schleudern. .

3. Linsen abgießen, dabei die Flüssigkeit auffangen. Linsen, Spinat, Basilikum und Kürbiskernöl im Blitzhacker glatt pürieren, bei Bedarf 3–4 EL Kochsud zugeben. Alles mit Salz, Pfeffer und Essig abschmecken. Vor dem Servieren 30 Min. durchziehen lassen. Der Aufstrich hält sich luftdicht verschlossen im Kühlschrank bis zu 1 Woche.

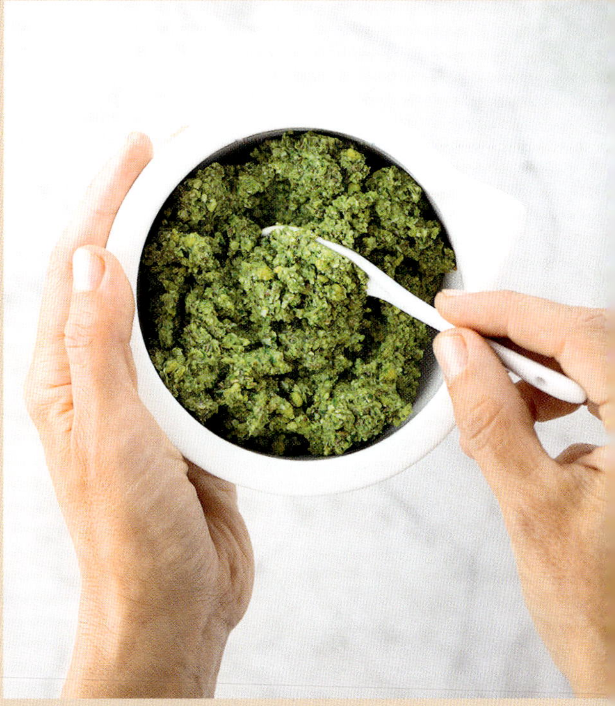

**ROTER LINSENAUFSTRICH**

Rote Linsen mit Schalotte, Knoblauch und gehackten Walnüssen 15 Min. garen. Mit 100 g roter Paprika (Glas) und 1 EL Tomatenmark pürieren. Mit Salz, Pfeffer und Zitronensaft würzen.

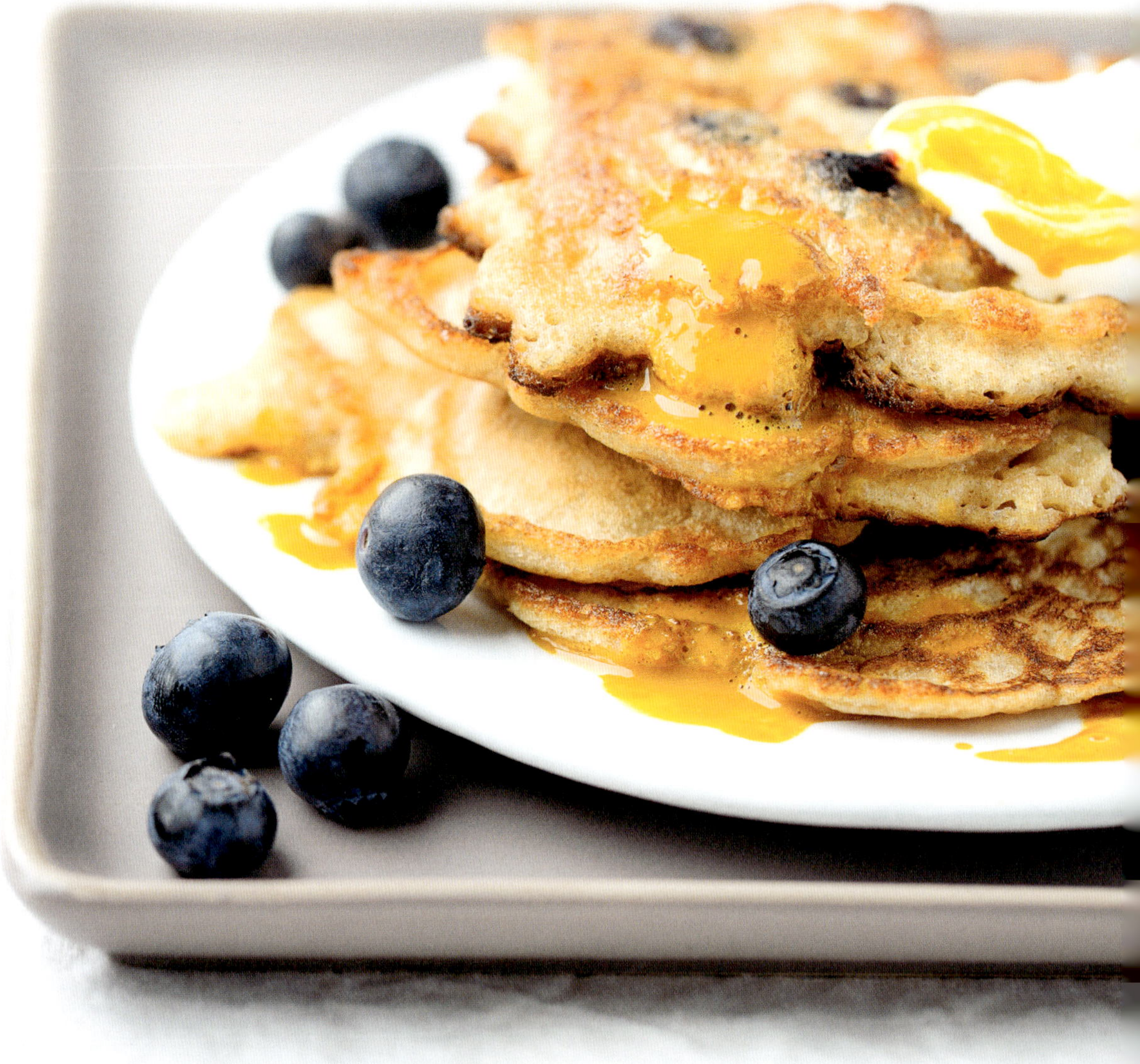

# HEIDELBEER-PANCAKES MIT SANDDORNSAUCE

•

Reich an zellschützendem Vitamin A und C für die Sehkraft und ein starkes Immunsystem

**FÜR 2 PERSONEN**
75 g Vollkorn-Dinkelmehl, 1 TL Weinstein-Backpulver, 1 EL Vollrohrzucker, Salz, 3 EL Rapsöl, 2 Eier (M), 100 g Buttermilch (max. 1 % Fett), 125 g Heidelbeeren, 100 g Joghurt, 2 EL Sanddornfruchtsauce (aus dem Glas)

**ZUBEREITUNG: CA. 35 MIN.**
PRO PORTION CA. 480 KCAL, 16 G E, 24 G F, 45 G KH

1. Mehl, Backpulver, Zucker und 1 Prise Salz in einer Schüssel mischen. 1 EL Öl, Eier und Buttermilch zugeben und alles mit dem Schneebesen kräftig verrühren. Masse zugedeckt 10 Min. quellen lassen.

2. Inzwischen Heidelbeeren verlesen, abbrausen und trocken tupfen. Zwei Drittel davon unter die Teigmasse rühren.

3. Den Backofen auf 80 °C vorheizen. In einer großen beschichteten Pfanne das übrige Öl erhitzen und pro Pancake 1–2 EL Teig in die Pfanne geben. Die Pfannkuchen bei mittlerer Hitze 3–4 Min. backen, dann wenden und in 2–3 Min. goldbraun backen.

4. Die Pancakes auf Küchenpapier auf einen Teller legen und im Ofen warm halten, bis alle Pfannküchlein fertig gebacken sind.

5. Die Pancakes mit den restlichen Beeren und dem Joghurt anrichten. Mit der Sanddornfruchtsauce beträufeln und servieren.

# HASELNUSS-APFEL-SCHMARREN

•

Reich an Quercetin gegen Schwellungen und für ein verringertes Allergie- und Krebsrisiko

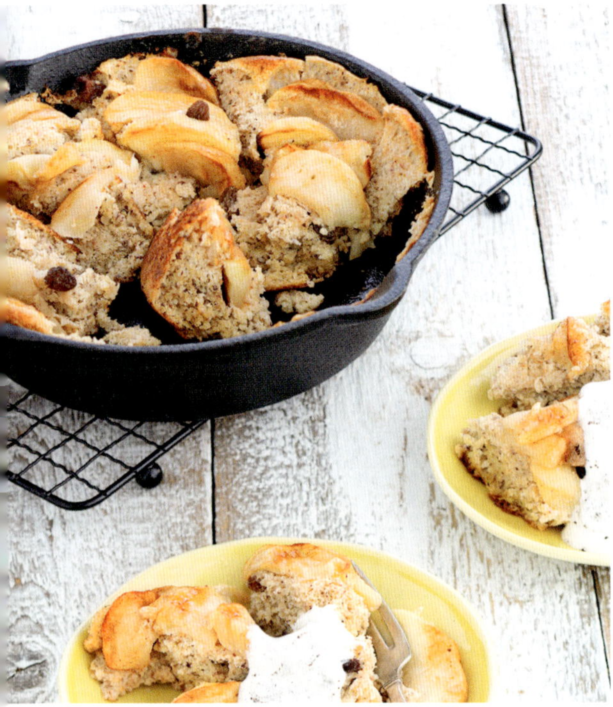

**FÜR 2 PERSONEN**

2 säuerliche Äpfel (z. B. Elstar), 4 TL Butter, 1 EL Vollrohrzucker, ½ TL Zimtpulver, 1 EL Zitronensaft, 2 Eier (M), Salz, 30 g gemahlene Haselnusskerne, 50 g Vollkorn-Dinkelmehl, 100 ml Milch, 1 EL Rosinen, 150 g Joghurt, ½ TL gemahlene Vanille

**ZUBEREITUNG: CA. 35 MIN., BACKEN: 15 MIN.**

PRO PORTION CA. 530 KCAL, 18 G E, 26 G F, 51 G KH

1. Die Äpfel schälen, vierteln, entkernen und in 0,5 cm dicke Spalten schneiden. In einer Pfanne 2 TL Butter bei mittlerer Hitze zerlassen, ½ EL Zucker und Zimt einrühren und Äpfel darin 2–3 Min. dünsten. Mit Zitronensaft ablöschen. Vom Herd nehmen.

2. Den Backofen auf 180 °C vorheizen. Eier trennen. Eigelbe mit übrigem Zucker mit den Rührbesen des Handrührgeräts in 3–4 Min. cremig rühren. Eiweiße mit 1 Prise Salz steif schlagen. Nüsse und Mehl vermischen, mit der Milch unter die Eigelbmasse rühren. Den Eischnee unterheben.

3. Übrige Butter in einer ofenfesten Pfanne erhitzen. Den Teig einfüllen und bei mittlerer bis starker Hitze 2 Min. backen. Mit Apfelspalten und Rosinen belegen und im Ofen (Mitte) noch 15. Min. backen.

4. Den Pfannkuchen mit einer Gabel in mundgerechte Stücke zupfen und auf Tellern anrichten. Joghurt mit Vanille verrühren und dazu servieren.

# BANANEN-HEIDELBEER-BROT

•

Reich an Anthocyanen (Zellschutz vor freien Radikalen) und Ballaststoffen für einen gesunden Darm

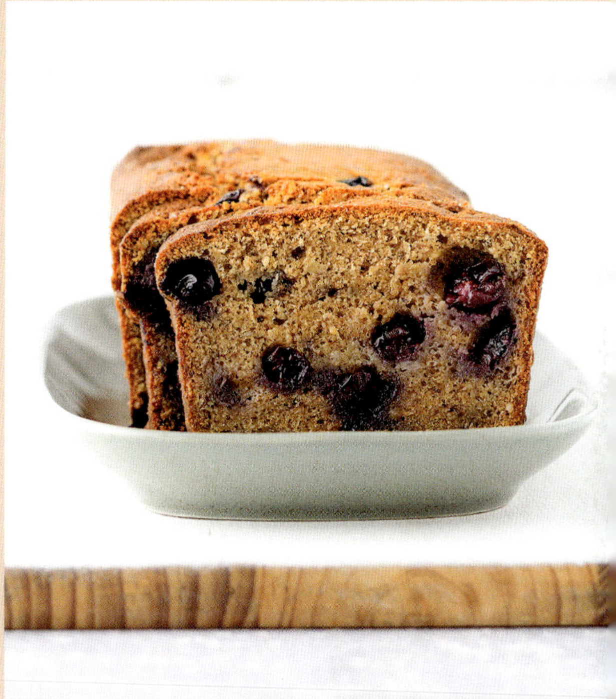

**FÜR 1 KUCHEN (20 SCHEIBEN)**
100 g Vollkorn-Dinkelmehl, 100 g Dinkelmehl (Type 1050), 75 g gemahlene Haselnusskerne, 1 TL Weinstein-Backpulver, Salz, ½ TL gemahlene Vanille, 125 g weiche Butter, 130 g Vollrohrzucker, 2 Eier (M), 125 ml Milch, 2 Bananen, 100 g Heidelbeeren, 10 g getrocknete Heidelbeeren
Außerdem: Butter für die Form

**ZUBEREITUNG: CA. 25 MIN., BACKEN: 55 MIN.**
PRO PORTION CA. 160 KCAL, 3 G E, 8 G F, 17 G KH

**1.** Den Backofen auf 180 °C vorheizen. Eine Kastenform (ca. 25 cm) mit Butter einfetten. Mehle, Nüsse, Backpulver, ¼ TL Salz und Vanille mischen. Butter und Zucker in einer Schüssel mit den Rührbesen des Handrührgeräts in 5 Min. cremig schlagen. Die Eier nacheinander unterrühren. Die Mehlmischung und die Milch abwechselnd unterrühren.

**2.** Die Bananen schälen, in einer Schüssel mit einer Gabel zerdrücken und unter den Teig rühren. Die Heidelbeeren verlesen, abbrausen und abtropfen lassen. Mit den getrockneten Heidelbeeren unter den Teig heben.

**3.** Teig in die Form füllen und im Ofen (Mitte) 50–55 Min. backen (Stäbchenprobe machen: Der Kuchen ist durchgebacken, wenn an einem hineingestochenen Holzstäbchen kein feuchter Teig hängen bleibt). Kuchen aus dem Ofen nehmen, etwas abkühlen lassen, dann auf ein Kuchengitter stürzen und auskühlen lassen.

# AN DEN MITTAGSTISCH

## MITTAGS DREHT SICH ALLES UM GEMÜSE

Mittags sollten Sie vor allem Vitalstoffe aus Gemüse auf Ihren Teller laden. Dabei stellt sich meist die Frage: Roh oder gekocht? Keine Frage – in frischem Gemüse und Obst entfalten hitzeempfindliche Vitamine, Mineral- und Pflanzenstoffe ihre größte Gesundheitswirkung. Aus diesem Grund sollte zumindest ein Teil der täglichen Nahrung unerhitzt gegessen werden, beispielsweise Blattsalate, Rohkost und Smoothies (siehe Seite 68). Oder knabbern Sie zwischendurch als Snack an einer Möhre, einem Stück Kohlrabi oder einer Stange Staudensellerie.
In einigen Fällen ist das Garen von Gemüse jedoch ein Muss: Grüne Bohnen, getrocknete Hülsenfrüchte wie Linsen, Bohnen und Kichererbsen, auch Kartoffeln werden durch Erhitzen erst genießbar, die darin enthaltenen gesundheitsschädlichen Stoffe zerstört. Gemüse ist grundsätzlich bekömmlicher, wenn es schonend gegart wurde. Unser Verdauungsprozess wird dadurch unterstützt. Damit die Nährstoffe erhalten bleiben, beachten Sie ein paar wenige Dinge: Garen Sie Gemüse stets kurz und knackig, damit Vitamine, Mineralstoffe und sekundäre Pflanzenstoffe nicht verkochen. Je weniger Flüssigkeit beim Garen verwendet wird, desto besser. Kochen Brokkoli, Rosenkohl und Möhren mit viel Wasser, werden einige Nährstoffe einfach ausgeschwemmt und mit dem Kochwasser weggeschüttet.
Auch Kräuter sind sehr vitalstoffreich und meist relativ hitzeempfindlich. Basilikum, Petersilie, Schnittlauch und Co. immer erst am Schluss über die Gerichte geben, frisch gehackt, zerzupft oder geschnitten. Denn wenn die zarten Blättchen länger zerkleinert an der Luft liegen, verflüchtigen sich Inhaltstoffe rasch. »Robuste« Kräuter wie Rosmarin, Thymian und Salbei können »am Stück« mitgegart werden, sie geben ihr Aroma nur langsam ab.

# WEISSKOHL-MINESTRONE MIT WEISSEN BOHNEN

•

Reich an Kalium für ein gesundes Herz

**FÜR 2 PERSONEN**
300 g Weißkohl, 2 kleine Möhren, 1 dünne Stange Lauch, 1 kleine Zwiebel, 1 Knoblauchzehe, 2 EL Olivenöl, 1 EL Tomatenmark, 1 Dose stückige Tomaten (400 g), 500 ml Gemüsebrühe, 1 TL getrocknete italienische Kräuter, 1 Lorbeerblatt, Salz, Pfeffer, 125 g weiße Bohnen (aus der Dose), 20 g Pecorino, 4 Stängel Petersilie

**ZUBEREITUNG: CA. 40 MIN.**
PRO PORTION CA. 370 KCAL, 15 G E, 18 G F, 28 G KH

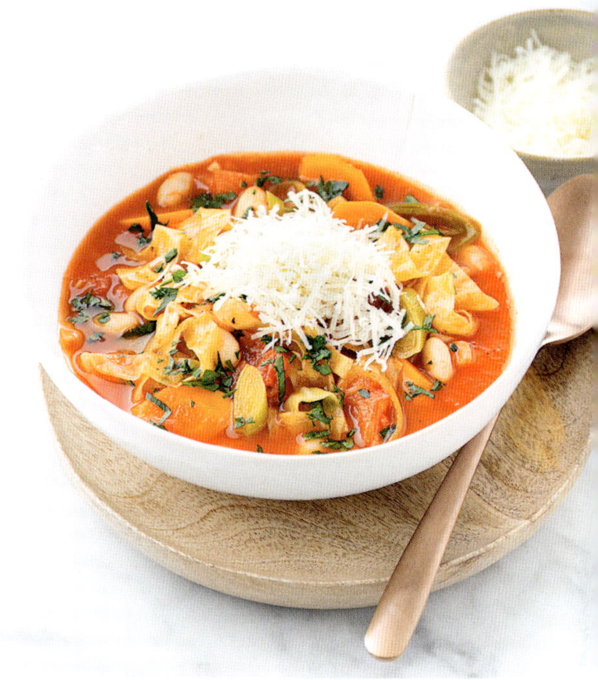

1. Kohl putzen, von den äußeren Blättern befreien, waschen, halbieren, vom Strunk befreien und in 1 cm breite Streifen schneiden. Möhren und Lauch putzen und schälen oder waschen und schräg in 0,5 cm breite Stücke schneiden. Zwiebel und Knoblauch schälen und fein würfeln.

2. In einem Topf das Öl erhitzen. Die Zwiebel darin bei mittlerer Hitze in 3 Min. glasig dünsten. Kohl, Möhren und Knoblauch zufügen und 5 Min. unter Rühren mitgaren. Tomatenmark kurz mitrösten. Tomaten dazugeben, alles gut durchrühren und mit der Brühe aufgießen. Kräuter und Lorbeer zufügen und alles mit Salz und Pfeffer würzen. Aufkochen und zugedeckt bei kleiner Hitze 10 Min. köcheln lassen.

3. Inzwischen die Bohnen abbrausen und abtropfen lassen. Mit dem Lauch in die Suppe geben und alles weitere 10 Min. köcheln lassen. Den Pecorino reiben. Die Petersilie waschen, trocken schütteln, Blätter abzupfen und hacken. Die Weißkohl-Minestrone mit Salz und Pfeffer abschmecken und mit Käse und Petersilie bestreut servieren.

# LINSEN-CHILI MIT AVOCADO

•

Reich an nervenstärkenden B-Vitaminen und an Zink für gesunde Haare und Nägel

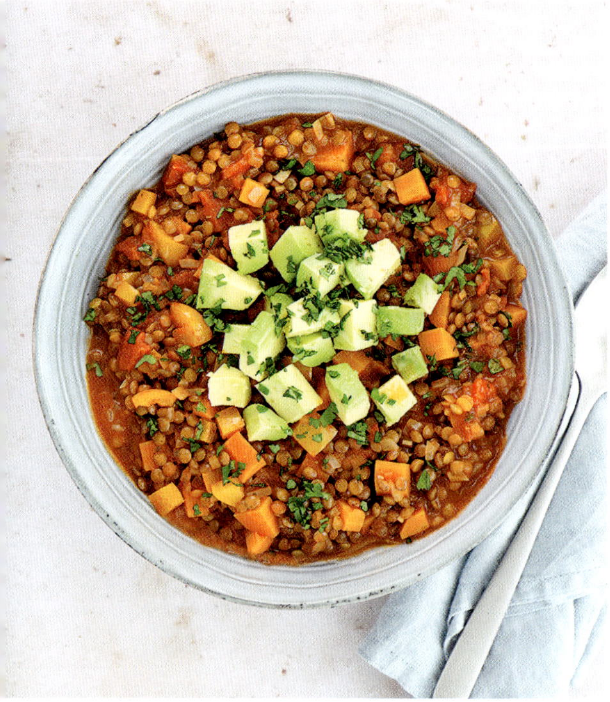

## FÜR 2 PERSONEN

1 Zwiebel, 1 Knoblauchzehe, 1 große Möhre, 1 EL Olivenöl, 125 g Berglinsen, 1 TL Tomatenmark, ½ TL gemahlener Kreuzkümmel, 1 TL edelsüßes Paprikapulver, ½ TL rosenscharfes Paprikapulver, 200 g stückige Tomaten (aus der Dose), 400 ml Gemüsebrühe, 1 gelbe Paprika, 1 Avocado, 1 EL Limettensaft, 4 Stängel Koriandergrün, Salz, Pfeffer, ½ EL Aceto balsamico

**ZUBEREITUNG: CA. 50 MIN.**

PRO PORTION CA. 450 KCAL, 19 G E, 19 G F, 40 G KH

**1.** Zwiebel und Knoblauch schälen und fein würfeln. Möhre putzen, schälen und 1 cm groß würfeln.

**2.** Das Öl in einem Topf erhitzen, Zwiebel darin bei mittlerer Hitze in 3 Min. glasig anschwitzen. Möhre, Knoblauch und Linsen dazugeben und 2 Min. mitgaren. Tomatenmark, Kreuzkümmel und Paprikapulver zufügen und kurz mitdünsten. Tomaten und Brühe angießen, alles aufkochen und zugedeckt 25–30 Min. garen.

**3.** Inzwischen die Paprika waschen, halbieren, von Kernen befreien und klein würfeln. Nach 15 Min. die Paprika in den Topf geben. Eintopf ab und zu umrühren und gegen Ende der Garzeit evtl. etwas Wasser nachgießen.

**4.** Inzwischen Avocado halbieren, entsteinen, schälen, würfeln und mit Limettensaft beträufeln. Koriander abbrausen, trocken schütteln, die Blätter abzupfen und hacken. Chili mit Salz, Pfeffer und Aceto balsamico abschmecken. Mit Avocadowürfeln und Koriander bestreut servieren.

# KÜRBIS-CURRY MIT TOFU

•

Reich an östrogenartigen Phytohormonen für eine straffe Haut und ein festes Bindegewebe

**FÜR 2 PERSONEN**

350 g Hokkaido-Kürbis, 150 g Aubergine, 2 Schalotten, 1 Stück Ingwer (1 cm lang), 1 Knoblauchzehe, 4 Stängel Koriandergrün, 2 EL Rapsöl, 2 TL grüne Thai-Currypaste, 200 g Kokosmilch (aus der Dose), 150 ml Gemüsebrühe, 2 EL Sojasauce, 200 g Baby-Pak-Choi, 125 g Tofu, 1 EL Limettensaft, Pfeffer

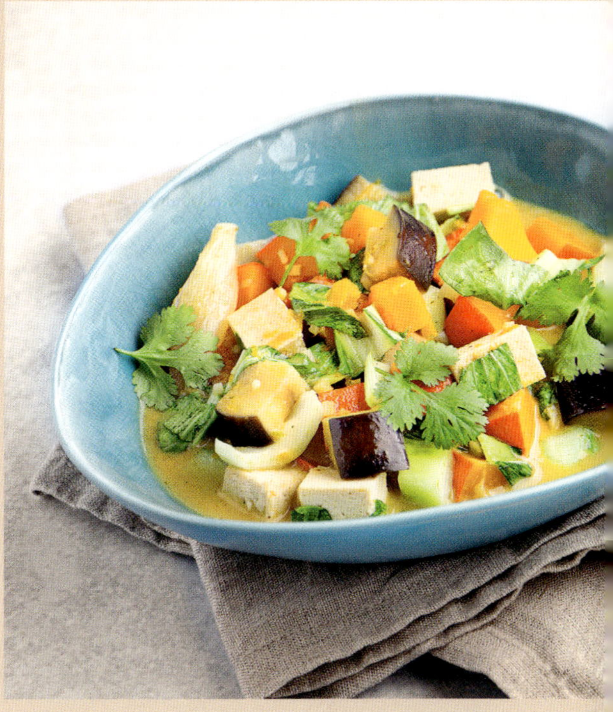

**ZUBEREITUNG: CA. 40 MIN.**

PRO PORTION CA. 520 KCAL, 18 G E, 41 G F, 21 G KH

**1.** Kürbis putzen und in 1,5 cm große Würfel schneiden. Aubergine putzen, waschen und 2 cm groß würfeln. Schalotten schälen und vierteln. Ingwer und Knoblauch schälen und fein würfeln. Koriander abbrausen, trocken schütteln und Blätter abzupfen.

**2.** In einem Topf 1 EL Öl erhitzen. Schalotten darin bei mittlerer Hitze in 4 Min. glasig anschwitzen. Ingwer, Knoblauch, Kürbis und Aubergine dazugeben und 5 Min. mitdünsten, dabei ab und zu wenden. Currypaste, Kokosmilch, Brühe und 1½ EL Sojasauce einrühren, alles zugedeckt aufkochen und bei kleiner Hitze 10 Min. köcheln lassen.

**3.** Inzwischen Pak Choi putzen, waschen, längs halbieren und in 2 cm breite Stücke schneiden. Tofu in 1,5 cm große Würfel schneiden. Beides unter das Curry mischen, dieses aufkochen und offen weitere 3–4 Min. garen. Curry mit Limettensaft, übriger Sojasauce und Pfeffer abschmecken. Mit Koriander bestreut servieren.

# KÜRBIS-REIS-PFANNE MIT SPINAT

•

Reich an Betacarotin für ein starkes Immunsystem und gutes Sehvermögen

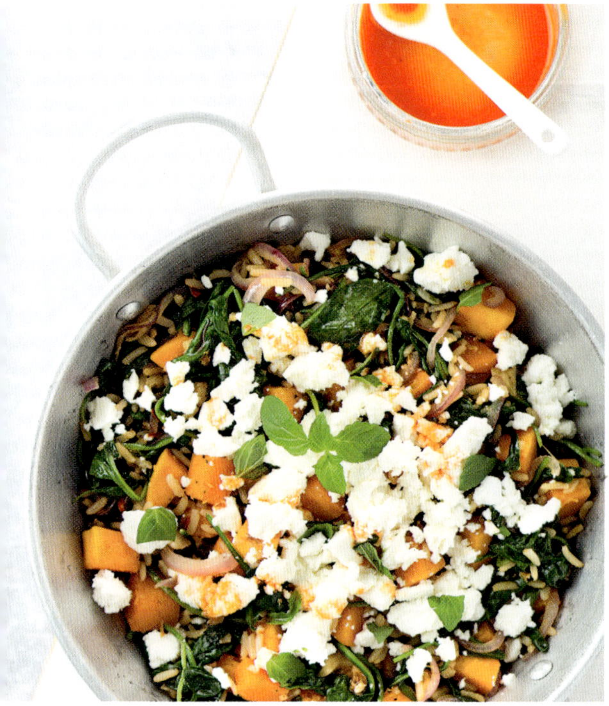

**FÜR 2 PERSONEN**

125 g Natur-Reis, Salz, 250 g Muskat-Kürbis, 200 g Baby-Blattspinat, 1 rote Zwiebel, 1 rote Chilischote, 1 Knoblauchzehe, 30 g Walnusskerne, 3 EL Olivenöl, 2 EL Zitronensaft, 2 TL Harissa, Pfeffer, 100 g Schafskäse (Feta), 3 Stängel Minze

**ZUBEREITUNG: CA. 40 MIN.**

PRO PORTION CA. 670 KCAL, 20 G E, 40 G F, 55 G KH

1. Den Reis nach Packungsanweisung in Salzwasser garen, abtropfen lassen.

2. Inzwischen Kürbis schälen, entkernen und klein würfeln. Spinat waschen und trocken schleudern. Zwiebel schälen, halbieren und in feine Streifen schneiden. Chili waschen, halbieren, Kerne entfernen. Knoblauch schälen. Beides fein würfeln. Nüsse hacken. 1 EL Öl mit Zitronensaft und Harissa verrühren.

3. Kürbis im übrigen Öl bei mittlerer Hitze 3 Min. anbraten. Zwiebel, Knoblauch und Chili dazugeben und 3 Min. mitbraten, alles salzen und pfeffern.

4. Nüsse, Reis, Spinat und die Hälfte der Harissa-Würzpaste in die Pfanne geben. Alles 3–4 Min. braten, bis der Spinat zusammenfällt.

5. Feta grob zerbröseln. Minze abbrausen, trocken schütteln, Blätter abzupfen und grob zerzupfen. Kürbis-Reis-Pfanne mit Feta und Minze bestreuen und mit restlicher Würzpaste servieren.

# SPINAT-CHAMPIGNON-SPAGHETTI MIT WALNUSSPESTO

•

Reich an zellschützenden Antioxidazien und ungesättigten Fettsäuren für eine entschleunigte Hautalterung.

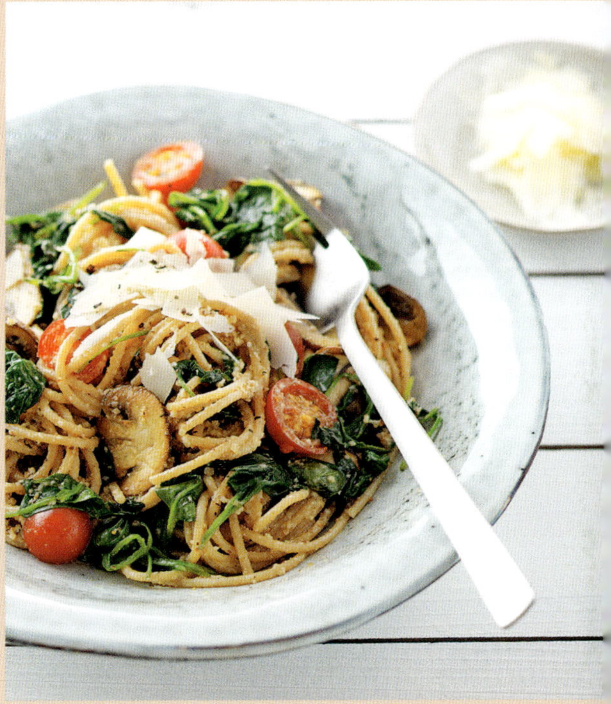

**FÜR 2 PERSONEN**
50 g Walnusskerne, ½ Knoblauchzehe, 30 g Parmesan, 1 Stängel Majoran, 60 ml Olivenöl, Salz, Pfeffer, 150 g Vollkorn-Spaghetti, 100 g Baby-Blattspinat, 100 g Champignons, 100 g Kirschtomaten

**ZUBEREITUNG: CA. 35 MIN.**
PRO PORTION CA. 790 KCAL, 23 G E, 54 G F, 49 G KH

1. Nüsse grob hacken und in einer Pfanne ohne Fett bei mittlerer Hitze in 4 Min. goldbraun rösten. Abkühlen lassen.

2. Knoblauch schälen. Die Hälfte vom Parmesan fein reiben, übrigen Parmesan hobeln. Majoran abbrausen, trocken schütteln und Blättchen abzupfen. Mit Nüssen, Knoblauch, geriebenem Parmesan und 50 ml Öl im Blitzhacker fein mixen. Das Pesto mit Salz und Pfeffer würzen.

3. Die Nudeln nach Packungsanweisung in Salzwasser bissfest garen. Inzwischen Spinat waschen und trocken schleudern. Pilze putzen, abreiben und in feine Scheiben schneiden. Tomaten waschen und halbieren. Die Spaghetti in einem Sieb abtropfen lassen, dabei 60 ml Kochwasser auffangen.

4. In einer großen Pfanne übriges Öl erhitzen. Pilze darin bei mittlerer Hitze 2–3 Min. unter Rühren braten. Spinat 2 Min. mitgaren. Tomaten und Nudeln mit dem aufgefangenen Kochwasser und Pesto zur Spinatmischung geben. Alles vermengen, salzen und pfeffern, mit Parmesanspänen bestreuen und servieren.

# KÜRBIS-LINSEN-BULETTEN MIT GURKENSALAT

•

Reich an Kalium und Magnesium für ein gesundes Herz und gute Nerven

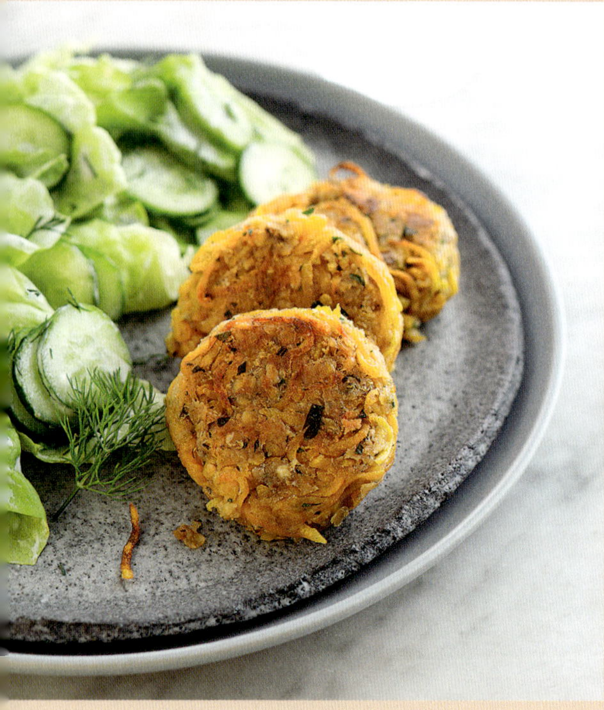

**ZUBEREITUNG: CA. 50 MIN.**
PRO PORTION CA. 470 KCAL, 21 G E, 25 G F, 34 G KH

**1.** Kürbis entkernen, schälen und grob raspeln. Mit ½ TL Salz mischen und 20 Min. ziehen lassen. Inzwischen Linsen in kochendem Wasser bei mittlerer Hitze in 15 Min. garen, dann abgießen und gut abtropfen lassen. Käse fein reiben, Nüsse hacken. Petersilie waschen, trocken schütteln, Blätter abzupfen und fein hacken.

**2.** Die Kürbisraspel mithilfe eines Geschirrtuchs kräftig ausdrücken. Linsen und Kürbis mit Käse, Nüssen, Petersilie, Eigelb und Semmelbröseln gründlich vermengen. Mit Salz und Pfeffer würzen. Aus der Masse sechs Buletten formen. In einer Pfanne das Öl erhitzen. Buletten darin bei mittlerer Hitze von jeder Seite in 8–10 Min. goldbraun braten.

**3.** Den Salat putzen, waschen und trocken schleudern, Blätter grob zerzupfen. Gurke waschen und in Scheiben schneiden. Joghurt, Essig, Senf, Honig, Salz und Pfeffer verrühren. Dill abbrausen, von den Stängeln zupfen, grob hacken und untermischen. Salat und Gurke mit dem Dressing mischen und mit den Buletten anrichten.

## FÜR 2 PERSONEN

300 g Butternuss-Kürbis, Salz, 60 g rote Linsen, 30 g Bergkäse, 15 g Walnusskerne, ½ Bund Petersilie, 1 Eigelb (M), 30 g Vollkornsemmelbrösel, Pfeffer, 2 EL Rapsöl, 1 kleiner Kopf Salat, 1 Mini-Salatgurke, 150 g Joghurt, 2 EL Weißweinessig, 1 TL scharfer Senf, 1 TL Honig, 4 Stängel Dill

# KARTOFFEL-ZUCCHINI-PUFFER MIT APFELKOMPOTT

Reich an Pektinen für einen gesunden Darm und ein starkes Immunsystem

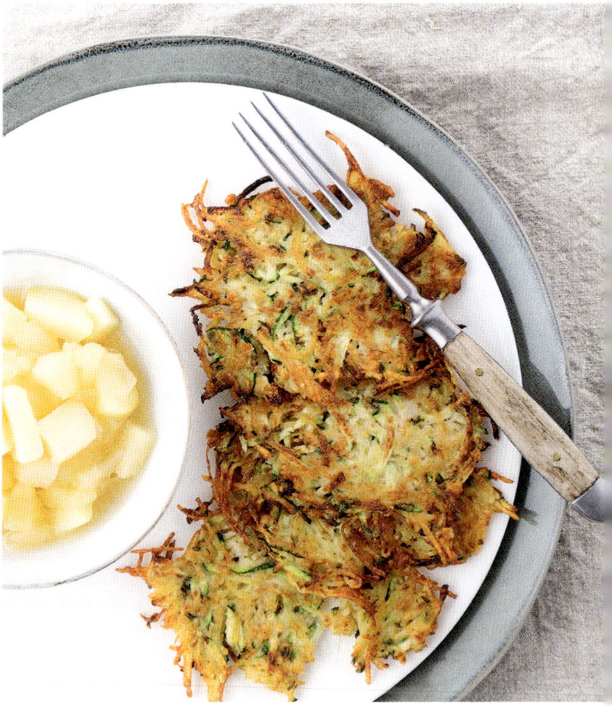

**FÜR 2 PERSONEN**

2 Äpfel, 1 EL Zitronensaft, 75 ml Apfelsaft, ½ Zimtstange, 2 Nelken, 200 g Zucchini, 250 g vorwiegend festkochende Kartoffeln, 1 Zwiebel, 2 TL frisch gehackter Thymian, 1 Ei (M), 2 EL zarte Haferflocken, 2 EL Vollkorn-Dinkelmehl, Salz, Pfeffer, 4 EL Rapsöl

**ZUBEREITUNG: 50 MIN.**

PRO PORTION CA. 510 KCAL, 11 G E, 24 G F, 57 G KH

1. Die Äpfel vierteln, schälen, entkernen und klein würfeln. Mit Zitronen- und Apfelsaft, Zimtstange und Nelken in einem Topf aufkochen und bei mittlerer Hitze ohne Deckel unter Rühren 15 Min. kochen. Das Kompott vom Herd nehmen und abkühlen lassen, Zimt und Nelken entfernen.

2. Inzwischen Zucchini putzen, waschen und grob raspeln. Kartoffeln und Zwiebel schälen und fein reiben, mit Zucchini mischen.

3. Die Masse in einem Sieb ausdrücken. Mit Thymian, Ei, Haferflocken und Mehl vermischen, mit Salz und Pfeffer würzen.

4. Backofen auf 100 °C vorheizen. Öl in einer Pfanne erhitzen. Kartoffelmasse esslöffelweise in die Pfanne geben und flach drücken. Bei mittlerer Hitze in 3–4 Min. goldbraun braten. Puffer wenden und weitere 3–4 Min. braten. Auf einem Teller im Ofen warm halten und die übrigen Puffer zubereiten. Mit Kompott servieren.

# OFENBROKKOLI MIT TOMATEN-SUGO UND MANDELFETA

•

Reich an Vitamin C und E, welche für schöne Haut sorgen, und Kalzium für starke Knochen

**FÜR 2 PERSONEN**
400 g Brokkoli, 3 EL Olivenöl, 1 EL heller Sesam, Salz, 40 g Mandeln, 1 Ei (M), 150 g Schafskäse (Feta), 1 kleine Stange Staudensellerie, 2 Schalotten, 1 Knoblauchzehe, 1 Dose stückige Tomaten (400 g), 50 ml Gemüsebrühe, 1 TL getrockneter Oregano, Pfeffer

**ZUBEREITUNG: CA. 45 MIN.**
PRO PORTION CA. 630 KCAL, 28 G E, 50 G F, 12 G KH

1. Den Backofen auf 220 °C vorheizen. Brokkoli putzen, waschen und in Röschen teilen, diese halbieren. Stiel schälen, vierteln und in dünne Scheiben schneiden. Brokkoli mit 2 EL Öl, Sesam und Salz mischen. Auf einem Backblech im Ofen (2. Schiene von unten) 20 Min. garen.

2. Inzwischen Mandeln fein hacken. Das Ei verquirlen. Feta einmal quer und einmal längs halbieren. Erst im Ei, dann in den Mandeln wenden. Nach 10 Min. Garzeit mit auf das Blech geben.

3. Sellerie putzen und waschen. Schalotten und Knoblauch schälen. Alles fein würfeln und in einem Topf im übrigen Öl bei mittlerer Hitze 2–3 Min. dünsten.

4. Mit Tomaten und Brühe auffüllen. Alles mit Oregano, Salz und Pfeffer würzen. Die Sauce offen in 15 Min. sämig einkochen, ab und zu umrühren.

5. Tomatensauce mit Salz und Pfeffer abschmecken. Ofenbrokkoli mit dem Tomatensugo und dem Mandelfeta anrichten und servieren.

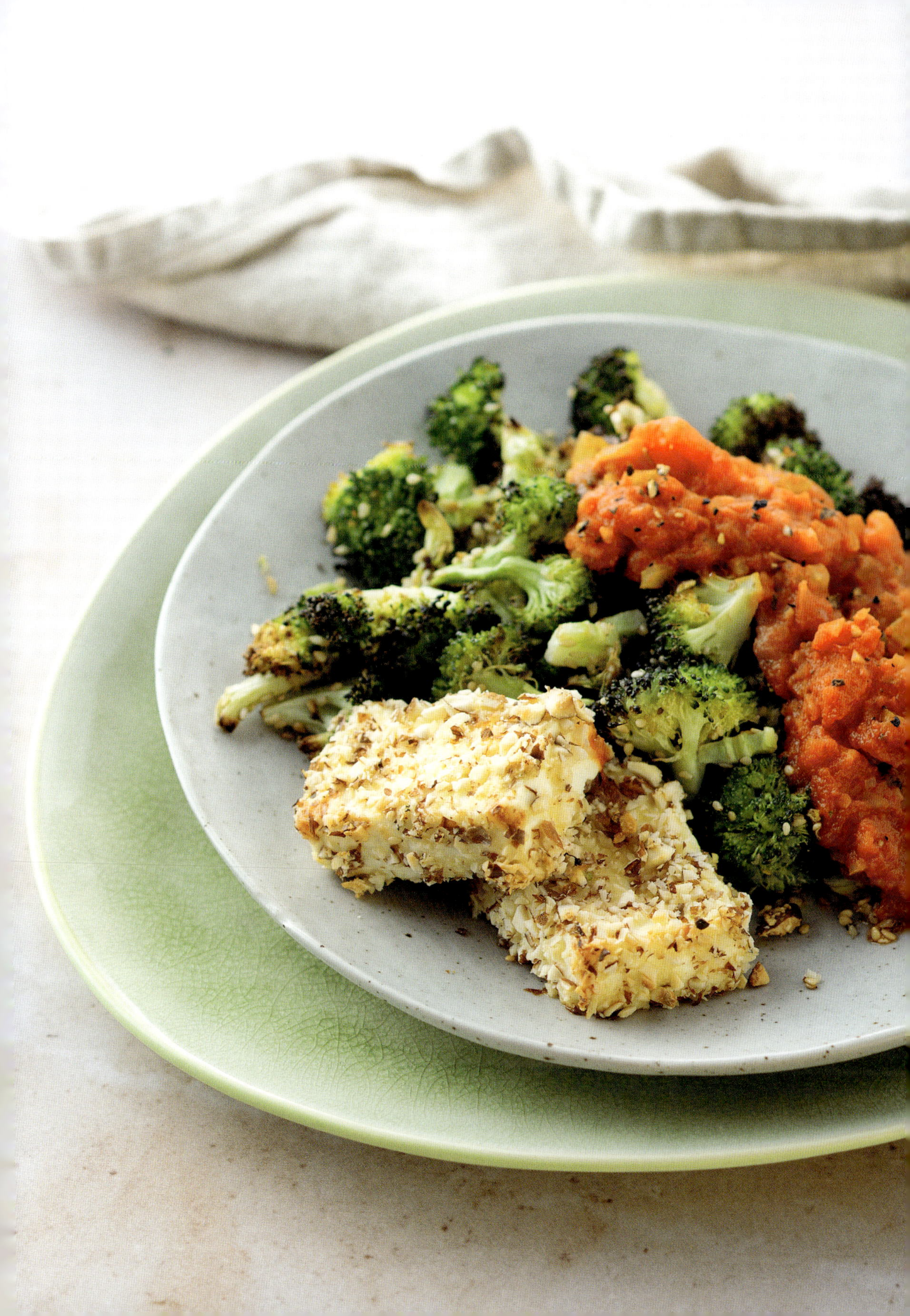

# KOHL-KÜRBIS-FLAMMKUCHEN

•

Reich an den Vitaminen C, E und Betacarotin für ein starkes Immunsystem und als Schutz vor vorzeitiger Hautalterung

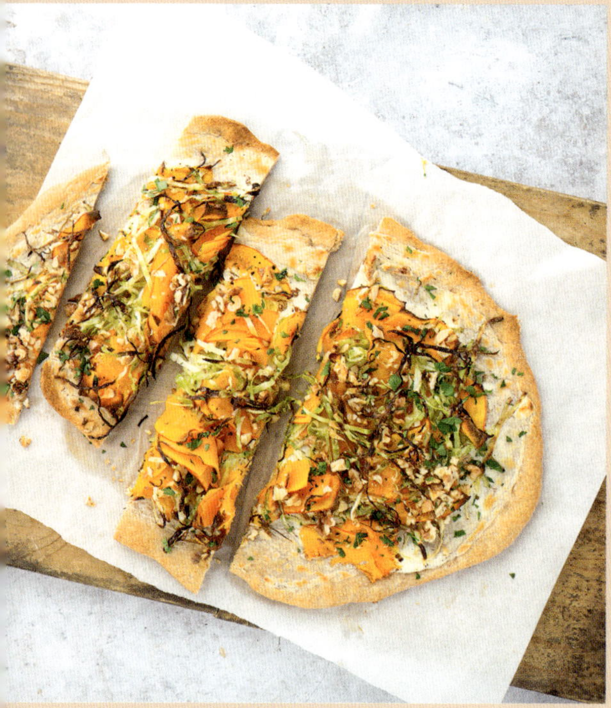

**ZUBEREITUNG: CA. 30 MIN., BACKEN: 15 MIN.**
PRO PORTION CA. 490 KCAL, 21 G E, 26 G F, 40 G KH

**FÜR 2 PERSONEN**
150 g Weißkohl, 130 g Hokkaido-Kürbis, 4 Stängel Petersilie, 3 EL Rapsöl, Salz, Pfeffer, 20 g Walnusskerne, 100 g Vollkorn-Dinkelmehl, ½ TL Weinstein-Backpulver, 125 g Magerquark, 60 g Frischkäse (halbfett)

**1.** Den Kohl putzen, waschen und in feine Streifen schneiden. Den Kürbis putzen, waschen, entkernen und in dünne Scheiben hobeln. Petersilie abbrausen, trocken schütteln, Blätter grob hacken.

**2.** Kohl und Kürbis in einer Schüssel mit 1 EL Öl, Salz und Pfeffer mischen. Nüsse grob hacken. Mehl, Backpulver und ½ TL Salz mischen. Quark, übriges Öl und 2 EL Wasser zufügen und alles mit den Knethaken des Handrührgeräts zu einem glatten Teig verkneten.

**3.** Den Backofen auf 200 °C vorheizen. Den Teig auf Backpapier zu einem sehr dünnen Fladen ausrollen und mit dem Frischkäse bestreichen. Die Weißkohlmischung darauf verteilen, mit den Nüssen bestreuen und mit dem Papier auf ein Backblech heben. Flammkuchen im Ofen (unten) 10–15 Min. backen.

**4.** Den Flammkuchen vor dem Servieren mit Petersilie bestreuen.

# POKÉ BOWL MIT SPINAT

•

Reich an entzündungshemmenden Omega-3-Fettsäuren, die gut für Herz, Kreislauf, Gefäße und Nervensystem sind

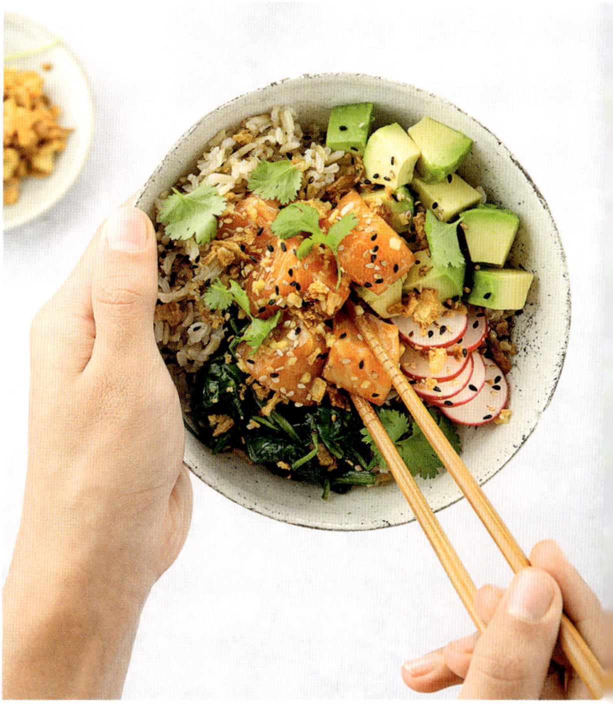

**FÜR 2 PERSONEN**

125 g Basmati-Natur-Reis, Salz, 2 EL Weißweinessig, 250 g Lachsfilet (Sushi-Qualität), 1 Stück Ingwer (1 cm lang), 1 Knoblauchzehe, 3 EL Sojasauce, je 1 TL heller und schwarzer Sesam, 125 g Baby-Blattspinat, 2 TL geröstetes Sesamöl, 4 Radieschen, 1 kleine Avocado, 6 Stängel Koriandergrün, 2 EL Röstzwiebeln

**ZUBEREITUNG: CA. 50 MIN.**

PRO PORTION CA. 670 KCAL, 36 G E, 33 G F, 53 G KH

1. Den Reis nach Packungsanweisung in Salzwasser garen, abtropfen und abkühlen lassen. Mit dem Essig mischen.

2. Inzwischen den Lachs 1,5 cm groß würfeln. Ingwer und Knoblauch schälen und fein würfeln, mit 2 EL Sojasauce in einer Schale verrühren. Den Lachs untermischen und abgedeckt im Kühlschrank 10 Min. ziehen lassen.

3. Sesam in einer Pfanne ohne Fett bei mittlerer Hitze 3 Min. rösten. Spinat waschen und trocken schleudern. Sesamöl in einem Topf erhitzen, Spinat sowie übrige Sojasauce zugeben und bei kleiner Hitze 2–3 Min. garen. Vom Herd nehmen und abkühlen lassen.

4. Die Radieschen putzen, waschen und in dünne Scheiben schneiden. Die Avocado längs halbieren, entsteinen, schälen und in 1–2 cm große Würfel schneiden. Koriander abbrausen, trocken schütteln, Blätter abzupfen. Reis und Spinat auf zwei Schalen verteilen. Lachs, Radieschen und Avocado darauf anrichten. Mit Röstzwiebeln, Sesam und Koriander bestreut servieren.

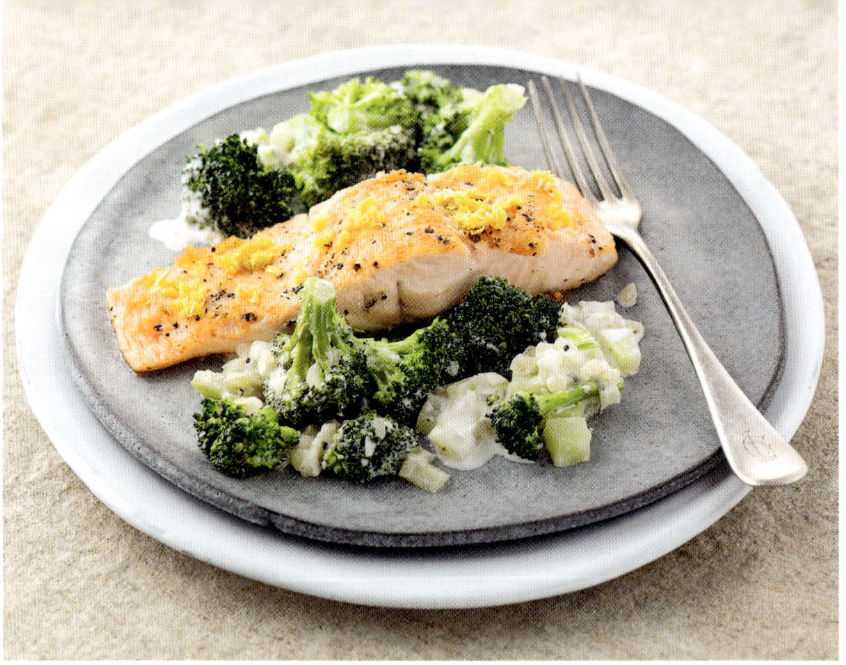

# LACHSFILET AUF BROKKOLI-ZITRONEN-RAHM

•

Reich an Sulforaphan, das einen verjüngenden Effekt auf das Immunsystem sowie Antifalten-Potenzial hat

**FÜR 2 PERSONEN**
500 g Brokkoli, 1 Zwiebel, 2 Lachsfilets (à ca. 160 g), Salz, Pfeffer, ½ Bio-Zitrone, 4 EL Rapsöl, 150 g Kochsahne (15 % Fett), 50 ml Gemüsebrühe, 2 TL ger. Meerrettich

**ZUBEREITUNG: CA. 30 MIN.**
PRO PORTION CA. 650 KCAL, 39 G E, 51 G F, 8 G KH

1. Brokkoli putzen, waschen und teilen. Stiel wie Zwiebel schälen, klein würfeln. Lachs salzen und pfeffern. Schale der Zitrone abreiben, den Saft auspressen. Lachs in 2 EL Öl bei mittlerer Hitze von jeder Seite in 2–3 Min. goldgelb anbraten.

2. Gemüse im übrigen Öl 2 Min. anbraten, salzen und pfeffern. Sahne und Brühe angießen, aufkochen. Lachs daraufsetzen, mit Zitronenschale bestreuen. Zugedeckt bei mittlerer Hitze 8 Min. garen. Brokkoli mit 2 TL Zitronensaft, Meerrettich, Salz und Pfeffer würzen, mit Lachs anrichten.

# ZANDER MIT BALSAMICO-BELUGA-LINSEN

•

Reich an immunstimulierenden und cholesterinsenkenden Saponinen

**FÜR 2 PERSONEN**
1 Möhre, 1 Stange Staudensellerie, 1 kleine Zwiebel, 2 EL Rapsöl, 125 g Beluga-Linsen, 300 ml Gemüsebrühe, 2 EL Rotweinessig, 2 EL Aceto balsamico, 1 EL Ahornsirup, ½ Bund Schnittlauch, 400 g Zanderfilet (mit Haut), 2 Lorbeerblätter, Salz, Pfeffer, 2 TL Butter

**ZUBEREITUNG: CA. 45 MIN.**
PRO PORTION CA. 560 KCAL, 50 G E, 19 G F, 39 G KH

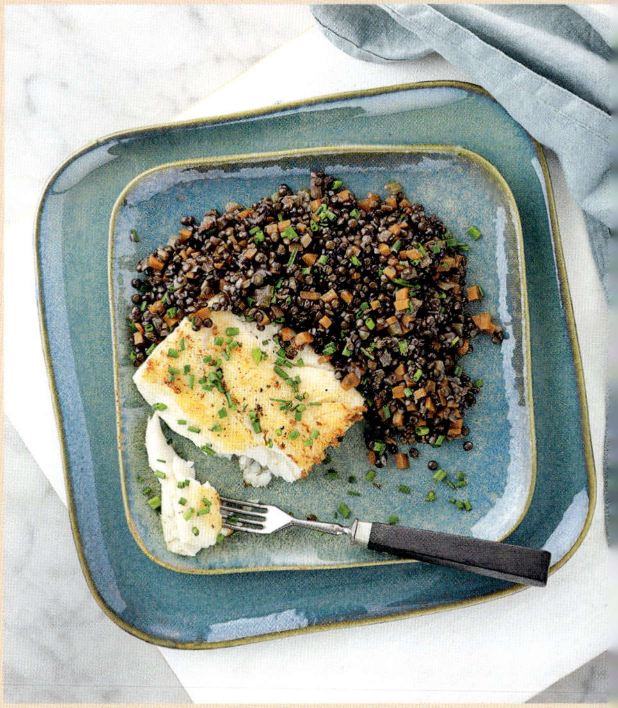

**1.** Möhre und Sellerie putzen, schälen bzw. waschen und 0,5 cm groß würfeln. Zwiebel schälen und fein würfeln. 1 EL Öl in einem Topf erhitzen. Gemüse darin bei mittlerer Hitze 2 Min. anschwitzen. Linsen zugeben und kurz mitdünsten. Die Brühe angießen, aufkochen und alles bei kleiner Hitze zugedeckt 20–25 Min. garen.

**2.** Beide Essigsorten mit Ahornsirup aufkochen, bei mittlerer Hitze auf etwa 2 EL sirupartig einkochen lassen. Vom Herd nehmen. Schnittlauch abbrausen, trocken schütteln und in Röllchen schneiden.

**3.** Zander halbieren, Hautseite mehrmals schräg einschneiden. Fischfilets mit der Hautseite nach unten im übrigen Öl mit Lorbeer bei mittlerer Hitze 3–4 Min. braten. Salzen und pfeffern, wenden und mit der Butter weitere 1–2 Min. braten.

**4.** Essigsirup und zwei Drittel des Schnittlauchs unter die Linsen mischen. Linsen salzen und pfeffern, mit dem Fisch anrichten und mit Schnittlauch bestreuen.

# GRÜNE SOBA-NUDELSUPPE MIT HÄHNCHEN

•

Reich an blutbildendem, entgiftendem Chlorophyll für eine gute Wundheilung und Durchblutung

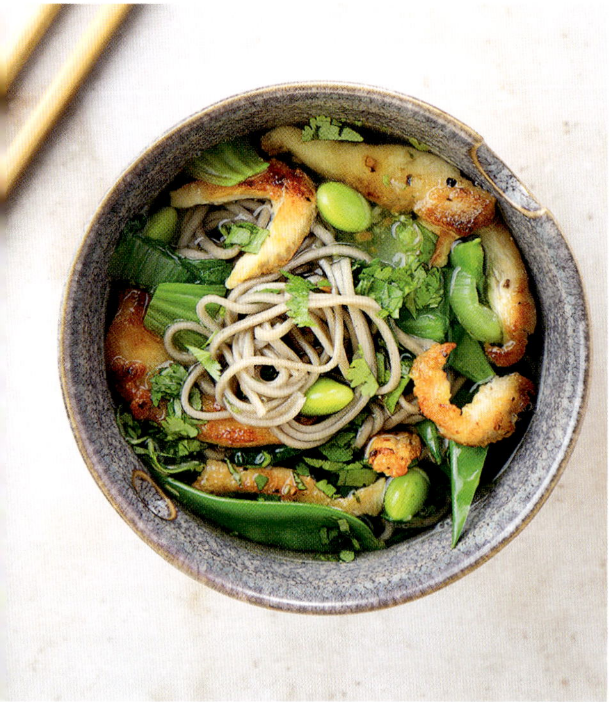

**FÜR 2 PERSONEN**
130 g Soba-Nudeln (Buchweizen und Weizen), Salz, ½ EL geröstetes Sesamöl, 125 g TK-Edamame, 200 g Baby-Pak-Choi, 125 g Zuckerschoten, 200 g Hähnchenbrustfilet, 4 Stängel Koriandergrün, 600 ml Gemüsebrühe, 1½ TL Wasabipaste, 1 EL Sesamöl, Pfeffer

**ZUBEREITUNG: CA. 35 MIN.**
PRO PORTION CA. 590 KCAL, 46 G E, 19 G F, 60 G KH

1. Nudeln nach Packungsanweisung in Salzwasser bissfest garen, abtropfen lassen und mit geröstetem Sesamöl mischen.

2. Edamame in kochendem Wasser 5 Min. garen, abschrecken und abtropfen lassen. Kerne aus den Schoten lösen. Pak Choi putzen, waschen, Enden abschneiden, Stiele von den Blättern trennen, in 1 cm breite Stücke schneiden. Blätter mundgerecht zerpflücken. Zuckerschoten waschen und schräg halbieren. Hähnchen kalt abbrausen, trocken tupfen und in feine Streifen schneiden. Koriander abbrausen, trocken schütteln, Blätter grob hacken.

3. Brühe mit Wasabi einmal aufkochen. Pak-Choi-Stiele dazugeben und 5 Min. garen. Blätter, Zuckerschoten, Edamamekerne und Nudeln zugeben und bei kleiner Hitze 2–3 Min. mitgaren.

4. Sesamöl in einer Pfanne erhitzen, Hähnchen darin bei mittlerer bis starker Hitze 2–3 Min. braten, in die Suppe geben. Suppe mit Salz und Pfeffer abschmecken und mit Koriander bestreut servieren.

# BROKKOLI-PAPRIKA-WOK MIT HÄHNCHEN

•

Reich an Vitamin C, das für ein kräftiges Bindegewebe sorgt, und an Eisen für mehr Energie

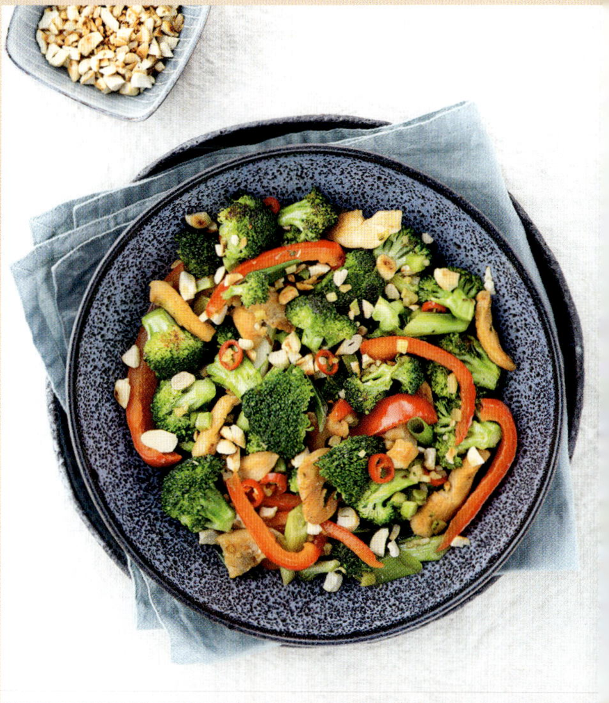

**FÜR 2 PERSONEN**
2 EL Cashewkerne, 200 g Hähnchenbrustfilet, 300 g Brokkoli, 1 rote Paprika, 3 Frühlingszwiebeln, 1 Chilischote, 1 Stück Ingwer (2 cm lang), 1 Knoblauchzehe, 3 EL Sesamöl, 1 EL geröstetes Sesamöl, 150 ml Gemüsebrühe,1 EL Reisessig, 2–3 EL Sojasauce, 1 EL Hoisinsauce

**ZUBEREITUNG: CA. 45 MIN.**
PRO PORTION CA. 480 KCAL, 33 G E, 28 G F, 19 G KH

**1.** Cashews grob hacken und in einer Pfanne ohne Fett bei mittlerer Hitze 4 Min. rösten. Hähnchen kalt abbrausen, trocken tupfen und in Streifen schneiden. Brokkoli putzen, waschen und in Röschen teilen. Stiel schälen und klein würfeln. Paprika waschen, halbieren, entkernen und in Streifen schneiden. Frühlingszwiebeln putzen, waschen und schräg in 2 cm lange Stücke schneiden. Chilischote waschen und in feine Ringe schneiden. Ingwer und Knoblauch schälen und fein würfeln.

**2.** Je 1 EL Sesamöl von jeder Sorte in einem Wok erhitzen. Hähnchen darin bei mittlerer in 3–4 Min. hellbraun braten. Herausnehmen, warm halten. Übriges Öl, Brokkoli und Paprika in den Wok geben und 3 Min. braten. Frühlingszwiebeln, Chili, Ingwer und Knoblauch zufügen und unter Rühren 5 Min. mitgaren.

**3.** Brühe, Essig, Soja- und Hoisinsauce verrühren, in die Pfanne gießen und das Fleisch unterheben. Wok-Mix mit Cashews servieren, dazu passt Naturreis.

# KÜRBISFRITTEN MIT HÄHNCHEN UND TAHIN-DIP

•

Reich an Betacarotin und Zink für schöne Haut, Haare und Nägel und ein funktionierendes Immunsystem

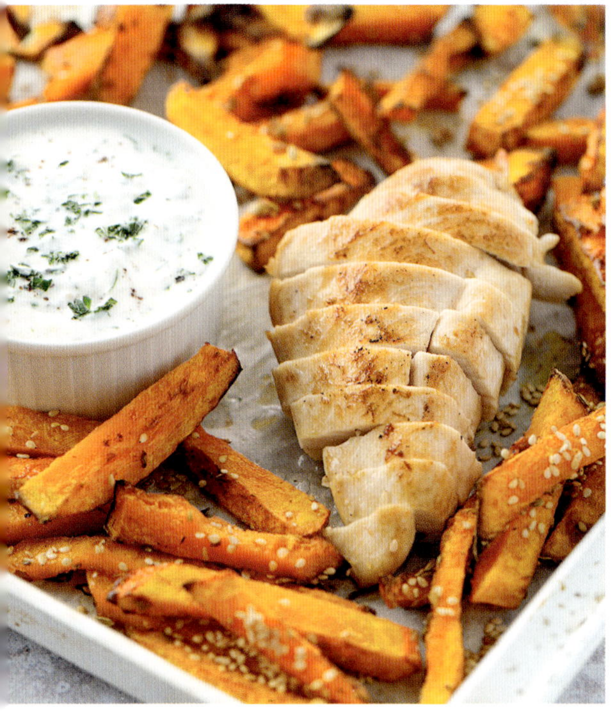

**ZUBEREITUNG: CA. 40 MIN.**
PRO PORTION CA. 520 KCAL, 43 G E, 29 G F, 18 G KH

1. Backofen auf 200 °C vorheizen. Kürbis waschen, vierteln, entkernen und in 1,5 cm dicke Stifte schneiden. Fenchel und Koriander im Mörser zerdrücken, mit 2 EL Öl, Salz und Pfeffer in einer Schüssel verrühren. Kürbis mit der Marinade vermischen und auf einem mit Backpapier belegten Backblech verteilen. Im Ofen (Mitte) ca. 20 Min. backen und zwischendurch wenden.

2. Hähnchen kalt abbrausen, trocken tupfen und in einer Pfanne im restlichen Öl bei starker Hitze auf jeder Seite 2 Min. anbraten. Aus der Pfanne nehmen, mit Salz und Pfeffer würzen. Fleisch 10 Min. vor Ende der Garzeit mit zu dem Kürbis auf das Blech legen. Kürbisfritten mit Sesam bestreuen und alles fertig garen.

3. Inzwischen den Knoblauch schälen und fein würfeln. Mit Joghurt, Tahin, 2 EL Wasser und Sumach, Salz und Pfeffer glatt rühren. Petersilie abbrausen, trocken schütteln, Blätter abzupfen, fein hacken und untermischen. Kürbisfritten mit Hähnchen und Dip anrichten und servieren.

## FÜR 2 PERSONEN

750 g Hokkaido-Kürbis, ½ TL Fenchelsamen, ½ TL Korianderkörner, 3 EL Olivenöl, Salz, Pfeffer, 2 Hähnchenbrustfilets (à ca. 150 g), 1 EL helle Sesam, 1 Knoblauchzehe, 200 g griech. Joghurt (5 % Fett), 1 EL Tahin (Sesampaste), ½ TL Sumach (ersatzweise 2 TL Zitronensaft), 4 Stängel Petersilie

# WEISSKOHL-HACK-PFANNE MIT APFEL

•

Reich an Glucosinolaten mit stark antioxidativer Wirkung

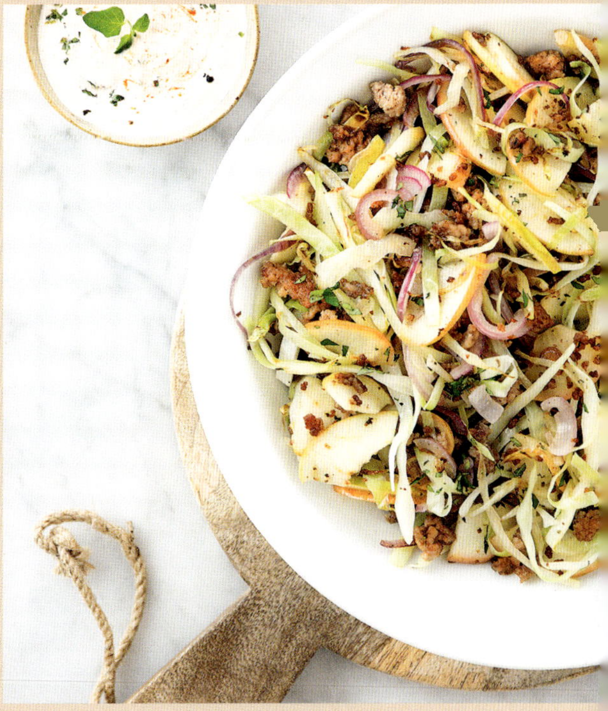

**FÜR 2 PERSONEN**
400 g Weißkohl, 1 rote Zwiebel, 1 säuerlicher Apfel (z. B. Elstar), 6 Stängel Majoran (ersatzweise 1 TL getrockneter Majoran), 2 EL Rapsöl, 200 g Rinderhackfleisch, Salz, Pfeffer, 4 EL Gemüsebrühe, 150 g saure Sahne, ¼ TL rosenscharfes Paprikapulver

**ZUBEREITUNG: 35 MIN.**
PRO PORTION CA. 540 KCAL, 25 G E, 38 G F, 21 G KH

**1.** Den Kohl putzen, waschen, halbieren, vom Strunk befreien und in feine Streifen schneiden. Die Zwiebel schälen, halbieren und in Streifen schneiden. Apfel waschen, vierteln, entkernen und in feine Scheiben schneiden. Majoran abbrausen, trocken schütteln, Blättchen hacken.

**2.** In einer Pfanne 1 EL Öl erhitzen, das Fleisch darin bei mittlerer bis starker Hitze in 5 Min. braun und krümelig anbraten. Apfelscheiben dazugeben und kurz mitbraten, alles mit Salz und Pfeffer würzen und auf einen Teller geben.

**3.** Restliches Öl in der Pfanne erhitzen, den Kohl darin unter Rühren bei starker Hitze 3 Min. anbraten. Zwiebel kurz mitbraten und mit Brühe ablöschen. Die Hälfte des Majorans zufügen und alles zugedeckt bei mittlerer Hitze 7–8 Min. garen.

**4.** Inzwischen saure Sahne mit Salz, Pfeffer, Paprikapulver und übrigem Majoran mischen. Das Hackfleisch unter den Kohl heben und alles 2 Min. erhitzen. Mit dem Majoranjoghurt anrichten und servieren.

# LIEBLINGSABENDBROT

## LECKERE ALTERNATIVEN FÜR DIE STULLE

Wir tischen Ihnen jetzt ein paar Gerichte auf, die Ihren wohlverdienten Feierabend einleiten. Und der kann mehr als nur belegte Brote!

Für Kochabenteuer ist abends etwas mehr Zeit, deshalb ist es umso schöner, wenn Sie das Rühren, Braten und Schnibbeln dafür nutzen, um vom Arbeitstag abzuschalten. Und welche Garmethoden sind besonders dafür geeignet, den vollen Genuss der gesunden Inhaltsstoffe zu erhalten? Wir stellen einige Methoden vor, die Sie in den Rezepten kennenlernen oder auf schon bekannte Lieblingsgerichte anwenden können.

Beim Dämpfen im Wasserdampf um 100 °C garen Gemüse, Fisch oder zartes Fleisch besonders vitalstoffschonend und sanft, weil die Lebensmittel in einem Siebeinsatz über einem Fingerbreit kochendem Wasser oder einer anderen Flüssigkeit schweben und nicht mit dieser in Berührung kommen. Das erhält die meisten Nährstoffe, den vollen Geschmack und die frischen Farben. Zudem lassen sich Fett und Salz einsparen. Dämpfen gelingt mit dem Bambusdampfkörbchen oder mit einem festen oder flexiblen Metall-Siebeinsatz.

Dünsten im eigenen Saft oder mit wenig Flüssigkeit bei Temperaturen um 100 °C ist fast genauso nährstoffschonend. Es eignet sich für Gemüse, Obst, Fleisch und Fisch. Dafür Gemüse mit etwas Öl oder Butter in einem flachen, breiten Topf kurz andünsten, anschließend wenig Flüssigkeit zugeben, mit dem Deckel gut verschließen und bei mittlerer Hitze bissfest garen.

Garen im Päckchen eignet sich, um das wunderbare Aroma und Nährstoffe von Gemüse, Früchten, Fisch oder Fleisch zu schonen. Sie dünsten mit wenig Flüssigkeit oder im eigenen Saft im Backofen bei Temperaturen um 200 °C – dafür einfach locker in hitzebeständige Bratfolie oder Backpapier wickeln.

# KOHLRABI-APFEL-CARPACCIO MIT RUCOLA

•

Reich an entzündungshemmenden Gerbstoffen und Karotinoiden für ein gesundes Herz-Kreislauf-System

**FÜR 2 PERSONEN**

2 EL Pinienkerne, 1 Bio-Zitrone, Salz, Pfeffer, 1 TL flüssiger Honig, 4 EL Olivenöl, 2 TL kleine Kapern (aus dem Glas), 2 kleine Kohlrabi (mit Herzblättern), 2 kleine säuerliche Äpfel (z. B. Elstar), 40 g Rucola

**ZUBEREITUNG: CA. 20 MIN.**

PRO PORTION CA. 350 KCAL, 6 G E, 26 G F, 21 G KH

1. Pinienkerne in einer Pfanne ohne Fett in 4 Min. goldbraun rösten. Abkühlen lassen. Von der Zitrone 1 TL Schale abreiben und 3 EL Saft auspressen. Mit 2 EL Wasser, Salz, Pfeffer, Honig und Olivenöl verquirlen. Kapern untermischen.

2. Kohlrabi putzen, schälen und sehr dünn hobeln, zarte Blätter beiseitelegen. Die Äpfel waschen, das Kerngehäuse mit einem Apfelausstecher entfernen, die Äpfel in dünne Scheiben hobeln oder schneiden. Rucola waschen, trocken schleudern und grobe Stiele entfernen.

3. Kohlrabi- und Apfelscheiben abwechselnd und leicht überlappend auf Tellern anrichten. Erst Rucola und Dressing, dann Pinienkerne und Kohlrabigrün darauf verteilen und das Carpaccio servieren.

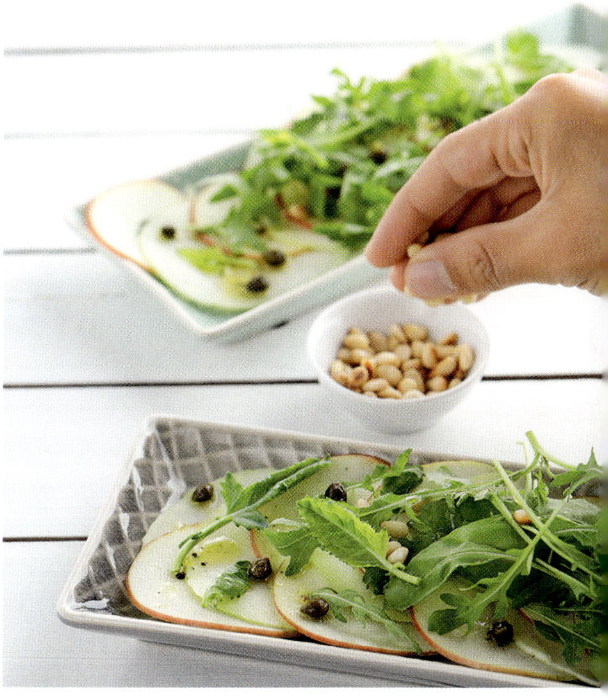

**WERTVOLLES GRÜN**

Kohlrabi-Herzblätter wegwerfen? Viel zu schade! Ihr Gehalt an Vitamin C und Magnesium ist sogar höher als in der Knolle selbst. Ab in den Smoothie damit!

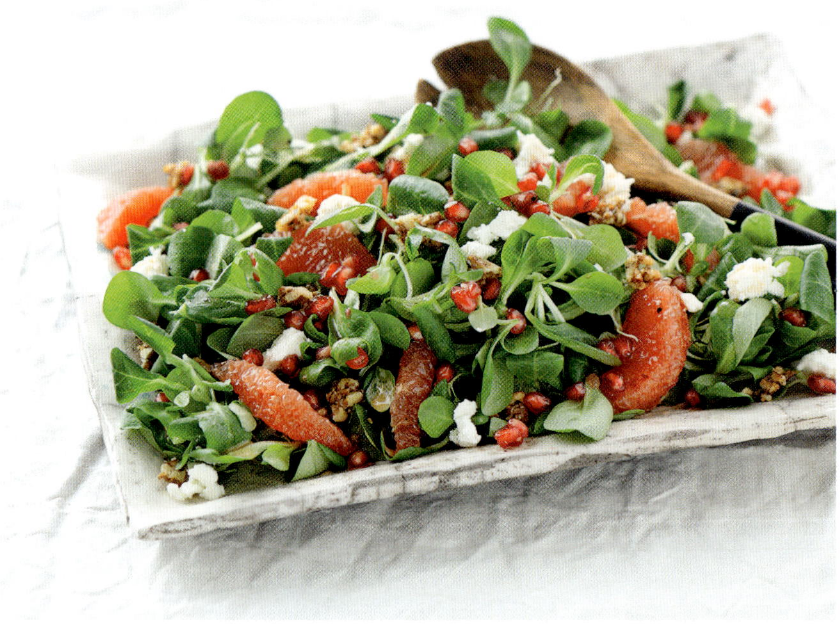

# FELDSALAT MIT GRAPEFRUIT UND NUSS-CRUNCH

•

Reich an den Radikalfängern Vitamin C, Karotin und Polyphenolen für ein strafferes Bindegewebe und glänzendes Haar

**FÜR 2 PERSONEN**
30 g Walnusskerne, 1 EL Honig, 1 Grapefruit, 80 g Feldsalat, 2 EL Apfelessig, Salz, Pfeffer, 2 EL Rapsöl, 2 EL Walnussöl, 50 g Schafskäse (Feta), 40 g Granatapfelkerne

**ZUBEREITUNG: CA. 25 MIN.**
PRO PORTION CA. 470 KCAL, 8 G E, 37 G F, 22 G KH

1. Nüsse hacken und in 4 Min. goldbraun rösten. Honig untermischen und auf Backpapier flach streichen. Grapefruit schälen, Filets zwischen den Trennhäuten herausschneiden, abtropfenden Saft auffangen, Reste auspressen. Feldsalat putzen, waschen und trocken schleudern.

2. Essig, Grapefruitsaft, Salz und Pfeffer verrühren. Öle unterschlagen. Salat und Fruitfilets auf Teller verteilen, mit der Vinaigrette beträufeln. Walnuss-Crunch grob hacken, Feta zerbröseln. Beides mit Granatapfelkernen über den Salat streuen.

# QUINOA-BROKKOLI-SALAT MIT GARNELEN

•

Reich an der Aminosäure Tryptophan, die die Produktion von Seretonin und Melatonin ankurbelt

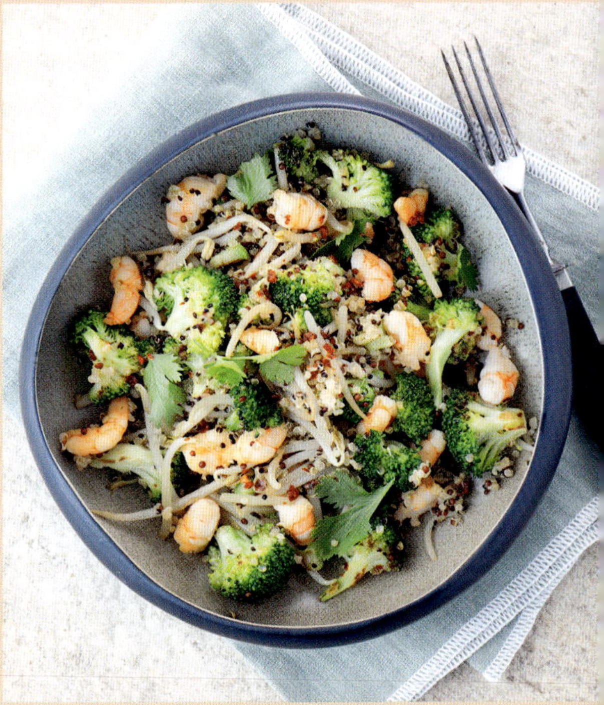

**FÜR 2 PERSONEN**
60 g bunte Quinoa, Salz, 150 g rohe Garnelen (küchenfertig), 250 g Brokkoli, 100 g Mungbohnensprossen, 1 Stück Ingwer (2 cm lang), 1 Knoblauchzehe, 4 Stängel Koriandergrün, 3 EL Rapsöl, 2 TL geröstetes Sesamöl, 2 EL Sojasauce, ½ TL Chiliflocken, 1 EL Limettensaft, Pfeffer

**ZUBEREITUNG: CA. 45 MIN.**
PRO PORTION CA. 300 KCAL, 24 G E, 9 G F, 26 G KH

1. Quinoa in einem Sieb kalt abspülen und abtropfen lassen. Mit 130 ml leicht gesalzenem Wasser aufkochen. Zugedeckt bei kleiner Hitze 20 Min. kochen, dann auf dem ausgeschalteten Herd 5 Min. ziehen lassen. Offen etwas abkühlen lassen.

2. Garnelen waschen, trocken tupfen und in 2 cm große Stücke schneiden. Brokkoli putzen, waschen und in Röschen teilen. Stiel schälen und klein würfeln. Sprossen abbrausen und gut abtropfen lassen. Ingwer und Knoblauch schälen und fein würfeln. Koriander abbrausen, trocken schütteln, Blätter abzupfen.

3. In einer Pfanne 2 EL Rapsöl erhitzen. Brokkoli darin bei starker Hitze 3 Min. braten. Ingwer, Knoblauch und Sesamöl zugeben und alles bei mittlerer Hitze 3 Min. garen. Sprossen und Garnelen mit dem übrigen Öl zugeben und 2 Min. braten. Alles mit Sojasauce und Chiliflocken würzen. Quinoa mit Limettensaft, Salz und Pfeffer würzen, Brokkoli-Mix unterheben und mit Koriander bestreut servieren.

# SPINATSALAT MIT ORANGE UND MOZZARELLA

•

Reich an Vitamin K, das für verbesserte Dichte der Knochen sorgt, sowie an Lutein für eine gesunde Sehkraft

**FÜR 2 PERSONEN**
20 g Walnusskerne, 1 EL Pinienkerne, 1 große Bio-Orange, 2 EL Weißweinessig, Salz, Pfeffer, 2 EL Olivenöl, 1 EL Walnussöl, 250 g gekochte Rote Beten (vakuumverpackt), 125 g Mini-Mozzarella, 100 g Baby-Blattspinat

**ZUBEREITUNG: CA. 25 MIN.**
PRO PORTION CA. 520 KCAL, 18 G E, 38 G F, 22 G KH

1. Walnüsse hacken und mit Pinienkernen in einer Pfanne ohne Fett in 3 Min. hellbraun anrösten. Abkühlen lassen. Von der Orange 1 TL Schale abreiben. Die Orange mit einem scharfen Messer schälen, Filets zwischen den Trennhäuten herausschneiden, abtropfenden Saft auffangen, Reste auspressen.

2. Orangensaft, -schale, Essig, Salz und Pfeffer verrühren. Oliven- und Walnussöl mit einem Schneebesen unterschlagen.

3. Rote Beten in 1 cm große Würfel schneiden. Mozzarellakugeln halbieren. Den Spinat waschen, trocken schleudern und auf Teller verteilen. Orangenfilets, Rote Beten und Mozzarella darauf anrichten. Das Dressing darüberträufeln und den Spinatsalat mit der Walnussmischung bestreut servieren.

**GRÜNER FRÜHLINGSBOTE**

Von März bis Mai gibt es Baby-Blattspinat. Er ist so zart, dass er auch roh in Salaten gegessen werden kann.

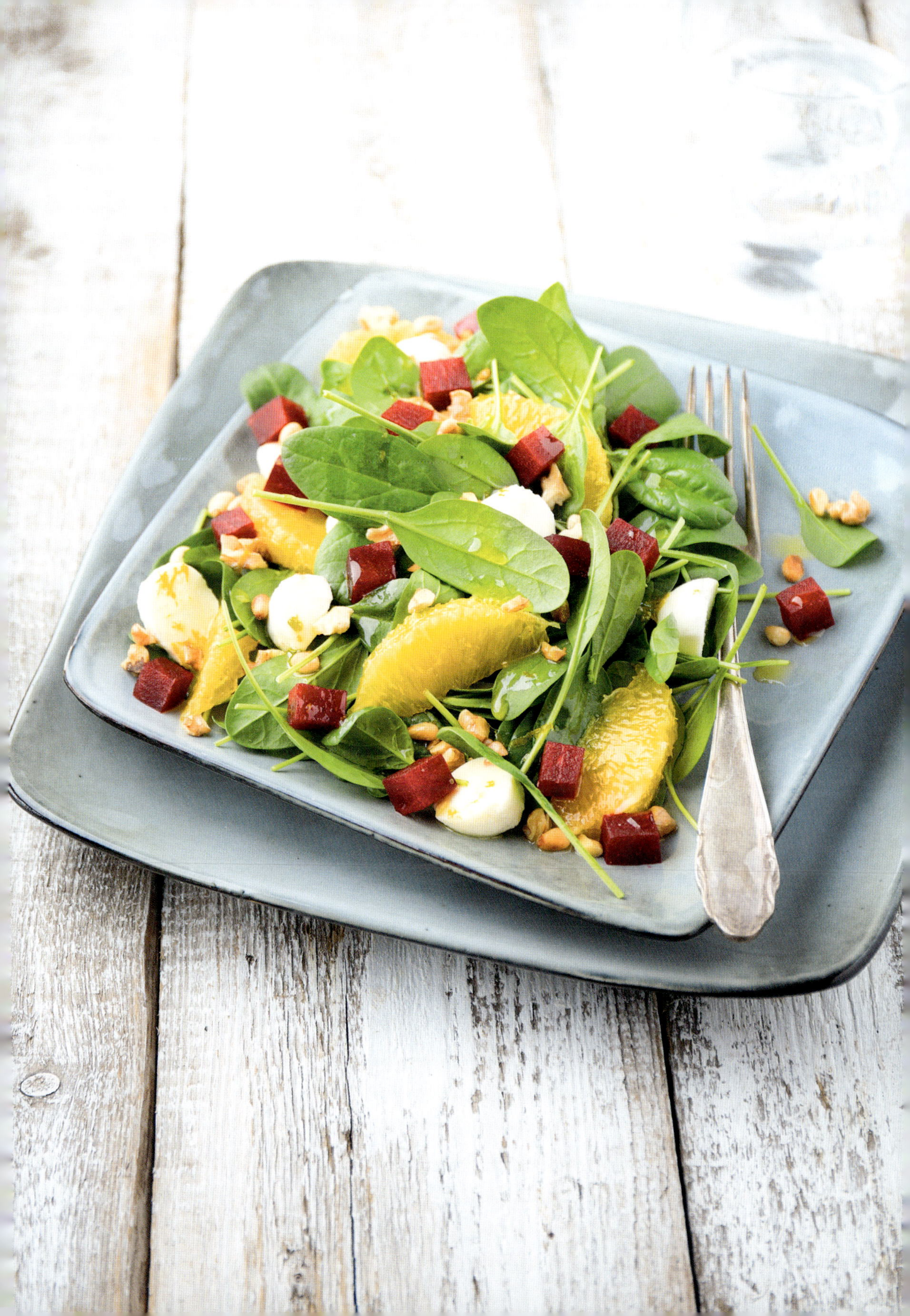

# RADICCHIO-LINSEN-SALAT MIT MANGO

•

Reich an hochwertigem Eiweiß, komplexen Kohlenhydraten und Ballaststoffen für eine langanhaltende Sättigung

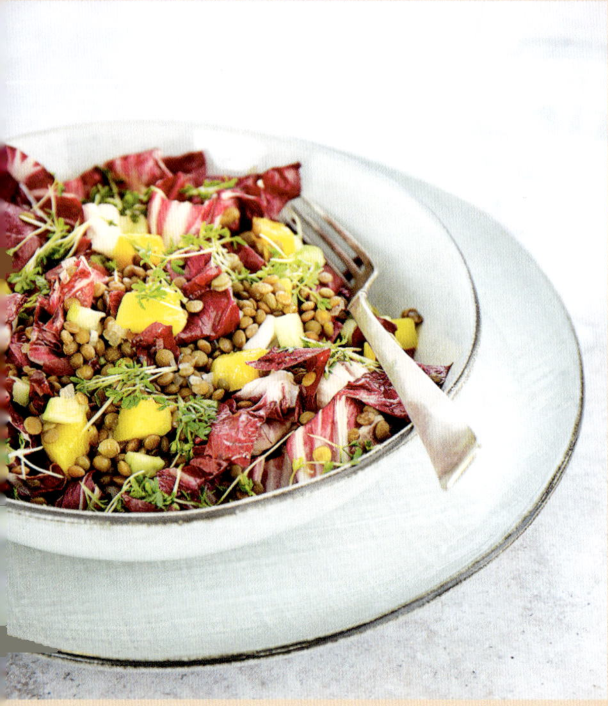

**FÜR 2 PERSONEN**
125 g Berglinsen, 1 Knoblauchzehe, 1 Lorbeerblatt, Salz, 150 g Radicchio, 200 g reife Mango (ohne Stein), 100 g Salatgurke, 1 Schalotte, 3 EL Olivenöl, 2 EL Weißweinessig, Pfeffer, ½ Beet Kresse

**ZUBEREITUNG: CA. 35 MIN.**
PRO PORTION CA. 400 KCAL,
17 G E, 17 G F, 39 G KH

1. Linsen mit Knoblauch und Lorbeer in Wasser aufkochen und 20–25 Min. garen, kurz vor Ende der Garzeit mit Salz würzen.

2. Radicchio putzen, waschen, vom Strunk befreien und in 2 cm breite Streifen schneiden. Mango schälen und 1 cm groß würfeln. Gurke schälen, längs halbieren, entkernen und klein würfeln.

3. Die Linsen abgießen und abtropfen lassen. Schalotte schälen, fein würfeln und in 1 EL Öl bei mittlerer Hitze 2 Min. anschwitzen. Mit dem Essig ablöschen, salzen und pfeffern und mit den Linsen mischen.

4. Radicchio, Mango und Gurke mit restlichem Öl unter die Linsen mischen. Salat mit Salz und Pfeffer abschmecken, anrichten und mit Kresse bestreut servieren.

**GANZ SCHÖN KERNIG**

Die rotbraunen Berglinsen mit mild aromatischem Geschmack bleiben auch bei langem Kochen gut in Form und sind daher perfekt für Salate, Suppen und Aufläufe.

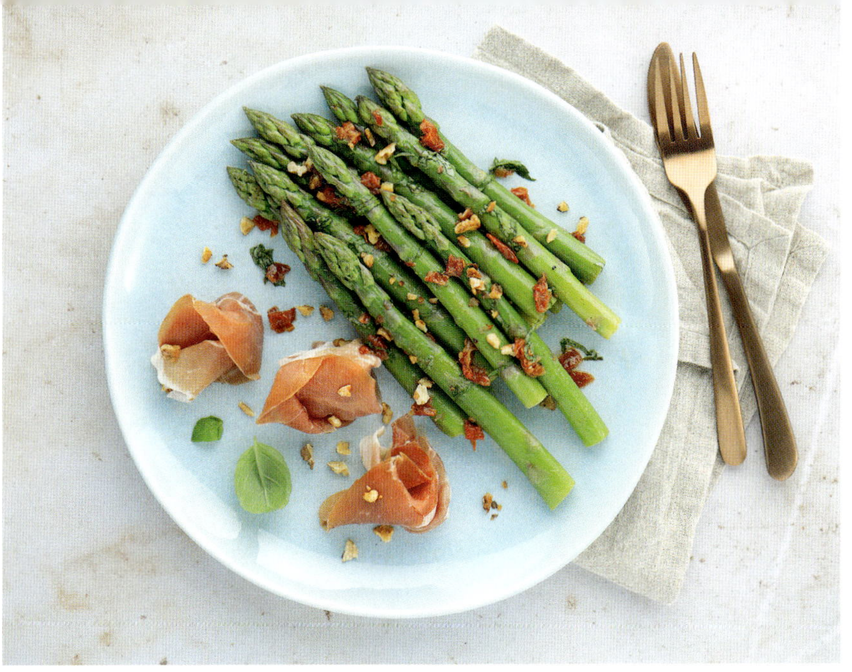

# SPARGEL MIT WALNUSS-TOMATEN-VINAIGRETTE

•

Reich an Vitamin C und Betacarotin für eine gesunde Haut und ein gutes Sehvermögen

**FÜR 2 PERSONEN**
750 g grüner Spargel, Salz, 3 EL weißer Aceto balsamico, Pfeffer, 3 EL Walnussöl, 20 g getrocknete Tomaten (in Öl), 3 Stängel Basilikum (in feinen Steifen), 25 g Walnusskerne, 50 g Parmaschinken (in dünnen Scheiben)

**ZUBEREITUNG: CA. 45 MIN.**
PRO PORTION CA. 400 KCAL, 15 G E, 30 G F, 13 G KH

1. Spargel waschen, Enden abschneiden. Spargel in Salzwasser in 6 Min. bissfest kochen. Essig mit 2 EL Kochwasser, Salz, Pfeffer und Öl verrühren. Tomaten klein würfeln. Mit Basilikum unter die Vinaigrette heben. Spargel abtropfen lassen, auf Tellern anrichten. Vinaigrette darüber verteilen, Spargel 25 Min. marinieren lassen.

2. Nüsse hacken, bei mittlerer Hitze 4 Min. anrösten. Schinken neben dem Spargel anrichten, alles mit Nüssen bestreuen.

# HAFERFLOCKEN-CRÊPES MIT GEMÜSE

•

Reich an den Spurenelementen Silizium und Zink für eine Verjüngungskur der Haut

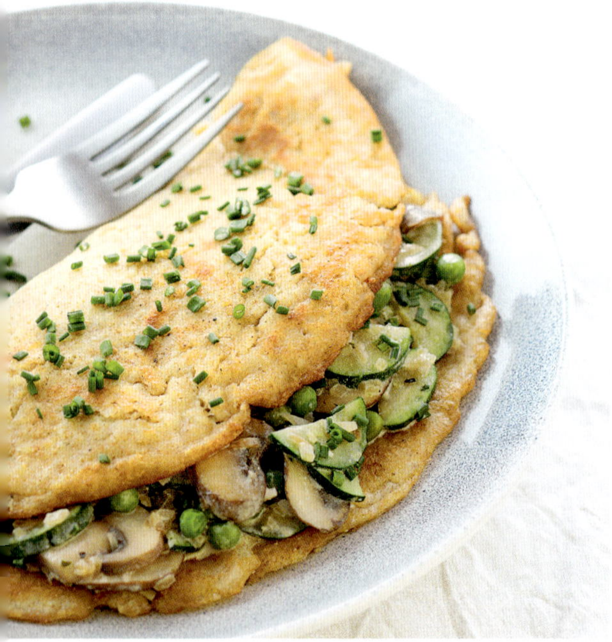

**FÜR 2 PERSONEN**
60 g Vollkorn-Dinkelmehl, 40 g zarte Haferflocken, 125 g Buttermilch, 1 Ei (M), Salz, 125 ml Sprudelwasser, 1 Zwiebel, 1 kleiner Zucchino, 100 g Champignons, ½ Bund Schnittlauch, 2 EL Rapsöl, Pfeffer, 100 ml Gemüsebrühe, 2 EL Schmand, 50 g TK-Erbsen

**ZUBEREITUNG: CA. 45 MIN.**
PRO PORTION CA. 450 KCAL, 19 G E, 22 G F, 41 G KH

1. Mehl, Flocken, Buttermilch, Ei, ½ TL Salz und Sprudelwasser mit einem Schneebesen verrühren und 20 Min. quellen lassen. Inzwischen Zwiebel schälen und fein würfeln. Zucchino putzen, waschen, halbieren und in dünne Scheiben schneiden. Pilze putzen, abreiben und in Scheiben schneiden. Schnittlauch abbrausen, trocken schütteln und in Röllchen schneiden.

2. Pilze in einer Pfanne in 1 EL Öl bei mittlerer Hitze 3 Min. anbraten. Zucchino und Zwiebel zugeben und 2 Min. mitgaren. Alles salzen und pfeffern. Brühe, Schmand und Erbsen einrühren, aufkochen und 2 Min. offen köcheln lassen. Warm halten.

3. In einer beschichteten Pfanne (26–28 cm Ø) ½ EL Öl erhitzen. Die Hälfte des Teigs in der Pfanne dünn verteilen und auf jeder Seite 2–3 Min. backen. Übrigen Teig im restlichen Öl zu einem zweiten Crêpe backen. Zwei Drittel des Schnittlauchs unter das Gemüse rühren, dieses auf eine Hälfte der Crêpes verteilen. Crêpes umklappen und mit dem übrigen Schnittlauch bestreut servieren.

# LEINPANCAKES MIT SALAT UND DIP

Reich an verdauungsfördernden Ballaststoffen sowie Vitamin C für den Aufbau von Knochen und Bindegewebe

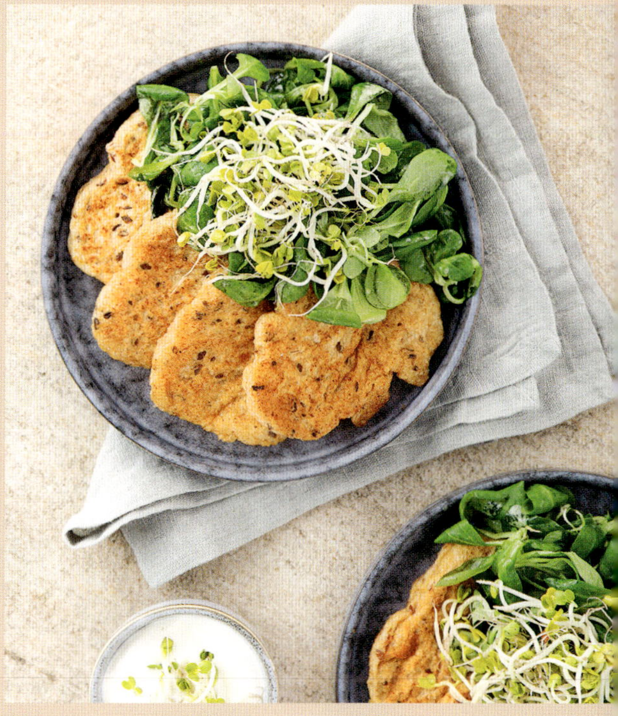

**FÜR 2 PERSONEN**
75 g Vollkorn-Dinkelmehl, 20 g Leinmehl (teilentölt), Salz, 1 EL geschroteter Leinsamen, 1 Ei (M), 250 ml Sprudelwasser, 80 g Feldsalat, 30 g Radieschensprossen, 2 EL Weißweinessig, 1 TL mittelscharfer Senf, Pfeffer, 2 EL Rapsöl, 1 EL Walnussöl, 2 EL saure Sahne

**ZUBEREITUNG: CA. 35 MIN.**
PRO PORTION CA. 420 KCAL, 15 G E, 26 G F, 28 G KH

**1.** Beide Mehle, ¼ TL Salz und Leinsamen mischen. Ei und Wasser unterrühren und 10 Min. quellen lassen. Salat putzen, waschen und trocken schleudern. Sprossen abbrausen, abtropfen lassen. Essig, 2 EL Wasser, Senf, Salz und Pfeffer verrühren, 1 EL Rapsöl und Walnussöl unterschlagen.

**2.** Den Backofen auf 100 °C vorheizen. In einer Pfanne übriges Rapsöl erhitzen, pro Pancake 1–2 EL Teig hineingeben und auf jeder Seite 3 Min. backen. Fertige Pancakes im Ofen warm halten. Aus dem Teig insgesamt acht Pancakes backen.

**3.** Salat im Dressing wenden, mit Pancakes und saurer Sahne anrichten. Mit den Sprossen bestreut servieren.

**PERFEKTES ANTI AGING**

Leinsamen und -mehl sind eine gute Quelle für Lignane. Die Phytohormone wirken antioxidativ und halten den Hormonhaushalt in Balance – etwa in den Wechseljahren.

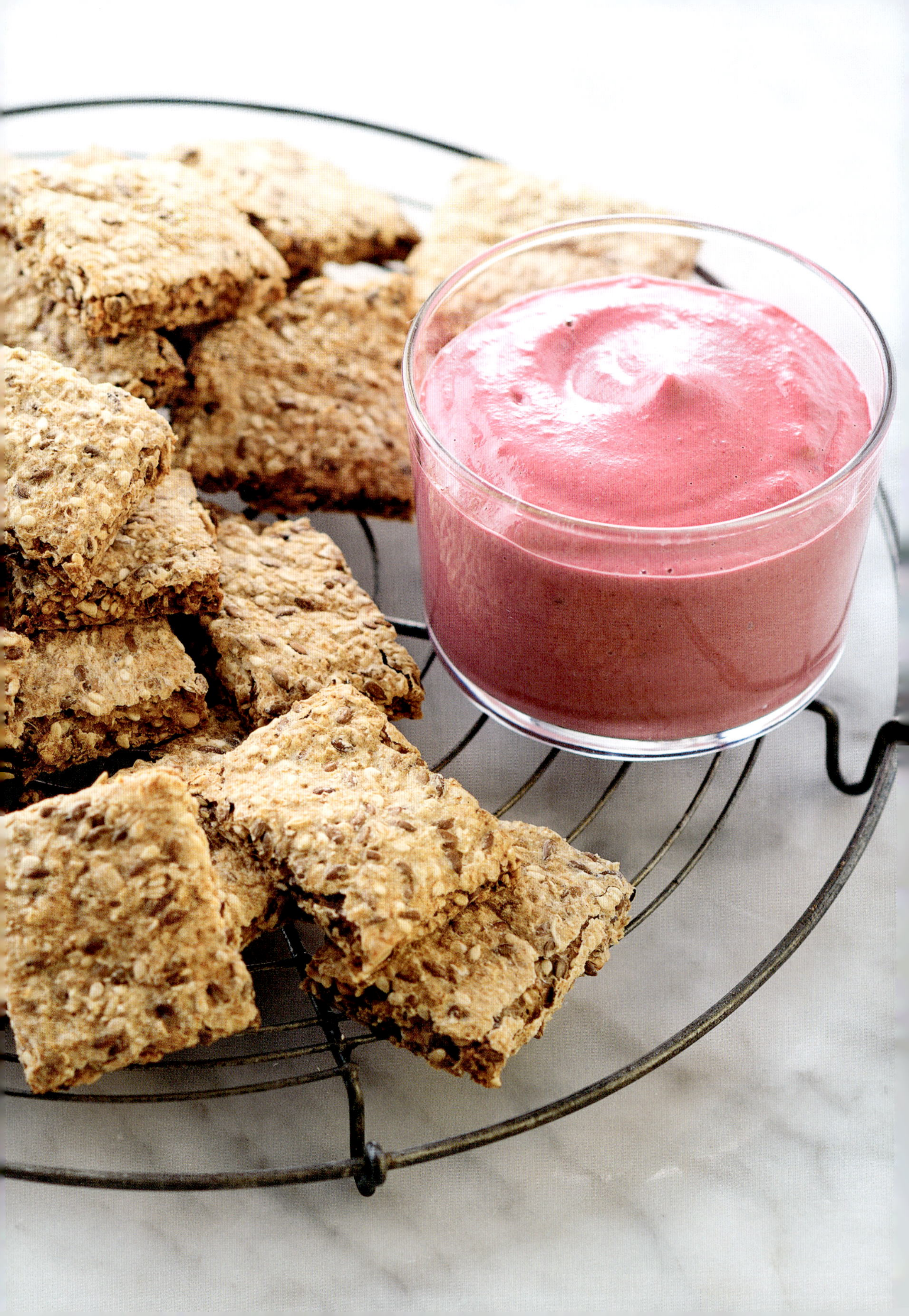

# LEINSAMEN-CRACKER MIT ROTE-BETEN-DIP

•

Reich an durchblutungsfördernder Alpha-Linolensäure für Herz, Gehirn und Kreislauf

**FÜR 4 PERSONEN (CA. 32 STÜCK)**
25 g Sonnenblumenkerne, 100 g zarte Haferflocken, 50 g Vollkorn-Dinkelmehl, 40 g Leinsamen, 40 g heller Sesam, 5 g Flohsamenschalen, Salz, 150 g gekochte Rote Beten (vakuumiert), 50 g Cashew-Mus, 80 g Frischkäse mit Joghurt, Pfeffer, 1 TL Zitronensaft

**ZUBEREITUNG: CA. 15 MIN., QUELLEN: 1 STD., BACKEN: 1 STD.**
PRO PORTION CA. 395 KCAL, 16 G E, 20 G F, 34 G KH

1. Sonnenblumenkerne hacken. Mit Flocken, Mehl, Leinsamen, Sesam, Flohsamen und ½ TL Salz mischen und mit 300 ml lauwarmem Wasser verrühren. Zugedeckt 1 Std. quellen lassen.

2. Den Backofen auf 180 °C vorheizen. Die Masse auf ein mit Backpapier belegtes Backblech geben und mit einem angefeuchteten Esslöffel zu einer 1 cm dicken Platte (ca. 32 × 20 cm) ausstreichen. Im Ofen (Mitte) 15 Min. backen. 5 Min. abkühlen lassen.

3. Die Ofentemperatur auf 150 °C reduzieren. Die Platte in 32 Rechtecke (4 × 5 cm) schneiden, auf dem Blech verteilen und 45 Min. backen. Die Cracker auf einem Kuchengitter abkühlen lassen.

4. Rote Beten würfeln und mit 3 EL Wasser mit dem Pürierstab pürieren. Cashew-Mus und Frischkäse untermixen. Dip mit Salz, Pfeffer und Zitronensaft abschmecken. Zu den Leinsamen-Crackern servieren.

# ZIEGENKÄSETALER MIT HEIDELBEERKOMPOTT

•

Reich an Zink, das das Immunsystem unterstützt, und an Vitamin E und C für eine elastische Haut

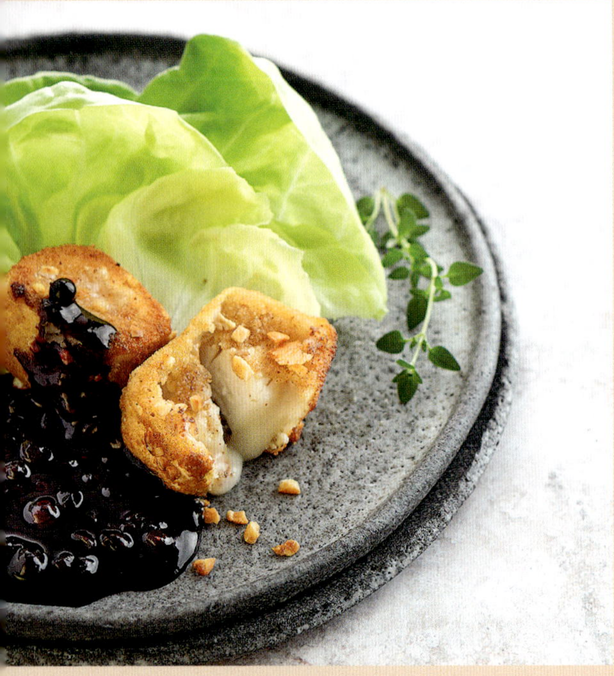

**FÜR 2 PERSONEN**
125 g Heidelbeeren (ersatzweise TK-Heidelbeeren), 2 Zweige Thymian, 1 EL Vollrohrzucker, 100 ml Heidelbeersaft, Salz, Pfeffer, 1 TL Zitronensaft, ½ TL Johannisbrotkernmehl, 1 EL Vollkorn-Dinkelmehl, 2 EL Vollkornsemmelbrösel, 1 EL gehackte Mandeln, 1 Ei (M), 4 Ziegenkäsetaler (à 35 g), 1 EL Olivenöl, 2 Blätter Kopfsalat

**ZUBEREITUNG: CA. 40 MIN.**
PRO PORTION CA. 340 KCAL, 15 G E, 19 G F, 23 G KH

1. Heidelbeeren abbrausen und trocken tupfen. Thymian ebenfalls abbrausen. Zucker in einem kleinen Topf bei mittlerer Hitze hellbraun karamellisieren lassen. Mit Saft ablöschen (vorsichtig, das spritzt!) und unter Rühren kochen, bis sich der Zucker gelöst hat.

2. Thymian und zwei Drittel der Beeren in den Saft geben und alles 5 Min. offen köcheln lassen. Mit Salz, Pfeffer und Zitronensaft würzen. Den Topf vom Herd nehmen, Johannisbrotkernmehl unterrühren, alles erneut aufkochen und 1 Min. kochen, bis das Kompott leicht gebunden ist. Thymian entfernen, übrige Beeren unterheben. Das Kompott abkühlen lassen.

3. Mehl auf einen Teller geben. Brösel und Mandeln auf einem flachen Teller mischen. Ei in einem tiefen Teller verquirlen. Käse nacheinander in Mehl, Ei und Bröselmischung wenden. Panierten Käse im Öl bei mittlerer Hitze auf jeder Seite in 1–2 Min. goldbraun braten. Auf Küchenpapier kurz abtropfen und mit dem Salat anrichten. Das Kompott dazu servieren.

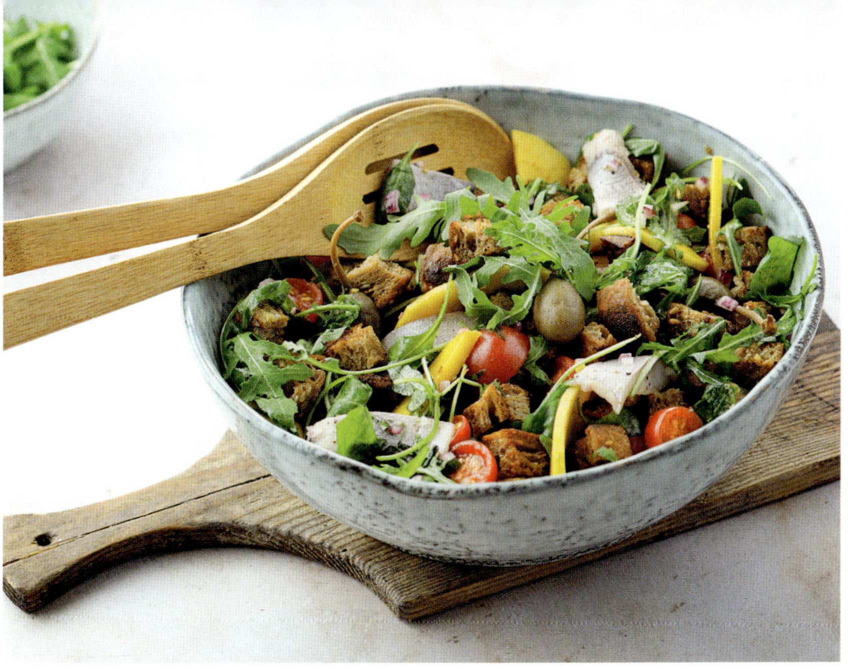

# MATJES-BROT-SALAT MIT MANGO

•

Reich an Omega-3-Fettsäuren für elastische Gefäße und die Produktion von Schilddrüsenhormonen

**FÜR 2 PERSONEN**
80 g Vollkorn-Ciabatta (in Würfeln), 3 EL Olivenöl, 125 g Kirschtomaten, 60 g Rucola, 30 g Kapernäpfel (aus dem Glas), 1 kleine rote Zwiebel, 2–3 Matjesfilets (ca. 150 g), 2 EL Weißweinessig, Salz, Pfeffer, 1 TL flüssiger Honig, 150 g nicht zu reifes Mangofruchtfleisch (in Scheiben)

**ZUBEREITUNG: CA. 25 MIN.**
PRO PORTION CA. 510 KCAL, 18 G E, 33 G F, 31 G KH

1. Brot in 1 EL Öl bei mittlerer Hitze in 5 Min. hellbraun rösten, abtropfen lassen. Tomaten waschen und halbieren. Rucola waschen, trocken schleudern, grobe Stängel entfernen. Kapernäpfel abtropfen lassen. Zwiebel schälen und fein würfeln. Matjes in 1,5 cm breite Streifen schneiden.

2. Essig, Salz, Pfeffer, Honig und übriges Öl verquirlen. Alle Zutaten bis auf ein Drittel des Rucolas unterheben. Den Salat mit dem übrigen Rucola bestreut servieren.

# MATJES-AVOCADO-BRUSCHETTA

•

Reich an Lecithin und B-Vitaminen, die für Gehirn und Nerven gut sind

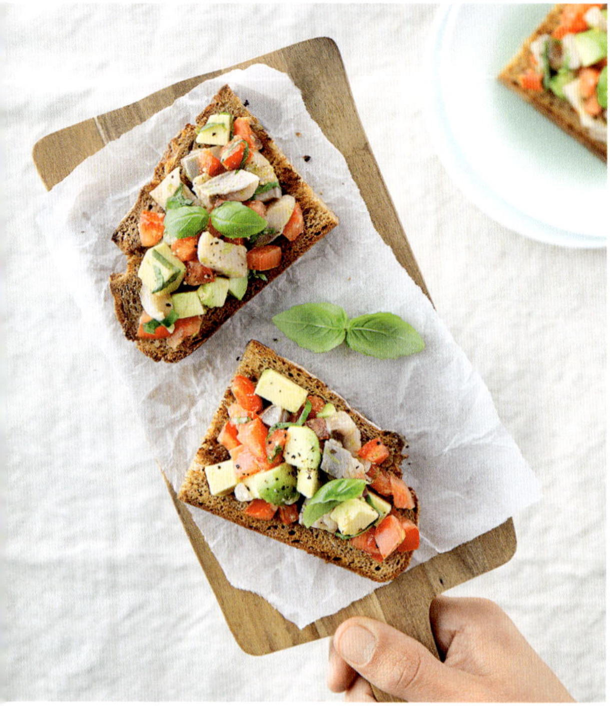

**FÜR 2 PERSONEN**

2 Tomaten, ½ Bio-Limette, 1 kleine reife Avocado, 2–3 Matjesfilets (ca. 125 g), Pfeffer, 1 EL Olivenöl, 2 große Scheiben dunkles Bauernbrot (à ca. 100 g), ½ Knoblauchzehe, 3 Stängel Basilikum

**ZUBEREITUNG: CA. 25 MIN.**

PRO PORTION CA. 350 KCAL, 14 G E, 20 G F, 26 G KH

1. Tomaten waschen, halbieren, entkernen und 1 cm groß würfeln. Schale der Limette abreiben, 1 EL Saft auspressen. Avocado halbieren, entsteinen, schälen und in 1 cm große Würfel schneiden. Matjes längs halbieren und quer in 1 cm breite Streifen schneiden. Tomaten, Avocado, Matjes, Limettenschale und -saft mischen und mit Pfeffer würzen. Kurz kalt stellen.

2. Inzwischen das Öl in einer Pfanne erhitzen. Brotscheiben quer halbieren und bei mittlerer Hitze 5 Min. rösten. Noch heiß mit dem Knoblauch einreiben.

3. Basilikum abbrausen, trocken schütteln, Blätter bis auf einige in feine Streifen schneiden. Unter den Salat mischen. Diesen auf den Brotscheiben verteilen und mit restlichem Basilikum garnieren.

**DAS SALZ IM SALAT**

Sie brauchen die Salat-Mischung nicht zusätzlich zu salzen. Matjes ist ein in Salzlake gereifter junger Hering, der genügend Salz mitbringt.

# CREMIGER KARTOFFELSALAT MIT BÜCKLING

•

Reich an Antioxidanzien und an Vitamin C für die Bildung von Kollagen, Knorpel- und Knochengewebe

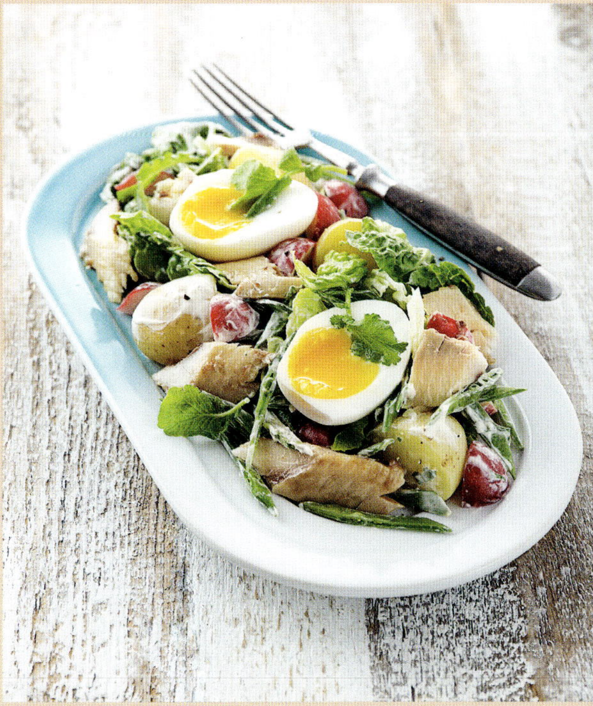

**FÜR 2 PERSONEN**
250 g kleine festkochende Kartoffeln (z. B. Drillinge), Salz, 2 Eier (M), 150 g Radieschen, 100 g Zuckerschoten, 1 Römersalatherz, 1 Bückling (geräucherter Hering; ca. 250 g), 80 g Schmand, 2 EL Apfelessig, Pfeffer, 1 EL Rapsöl

**ZUBEREITUNG: CA. 40 MIN.**
PRO PORTION CA. 530 KCAL, 27 G E, 33 G F, 27 G KH

**1.** Kartoffeln waschen, halbieren und in Salzwasser in 20 Min. garen.

**2.** Inzwischen Eier in Wasser 5 Min. wachsweich kochen, abschrecken, pellen und halbieren.

**3.** Radieschen putzen, waschen, vierteln, zarte Blätter abbrausen. Zuckerschoten waschen und schräg in Streifen schneiden. Salat putzen, waschen, trocken schleudern und mundgerecht zerpflücken. Bückling häuten, das Fleisch von den Gräten lösen und grob zerzupfen. Kartoffeln abgießen und ausdampfen lassen.

**4.** Schmand, Essig, Pfeffer und Öl verrühren. Radieschenblätter bis auf einige in dünne Streifen schneiden und unterrühren. Dressing salzen und pfeffern. Kartoffeln, Radieschen, Zuckerschoten und Salat mit dem Dressing mischen. Eier und Bückling darauf verteilen und mit restlichen Radieschenblättern garniert servieren.

# SPITZKOHL-PAPAYA-SALAT MIT HÄHNCHEN

•

Reich an immunstimulierendem Vitamin C und an dem Enzym Papain, das den Stoffwechsel ankurbelt

**FÜR 2 PERSONEN**
1 Hähnchenbrustfilet (ca. 160 g), Pfeffer, 1 rote Chilischote, 1 Bio-Limette, Salz, 3 EL Rapsöl, 1 rote Zwiebel, 300 g Spitzkohl, 1 Mini-Salatgurke, 350 g reife Papaya, 4 Stängel Thai-Basilikum, 1 EL Sesamöl, 20 g geröstete Erdnusskerne (ungesalzen)

**ZUBEREITUNG: CA. 40 MIN.**
PRO PORTION 450 KCAL, 26 G E, 27 G F, 20 G KH

1. Das Hähnchen kalt abbrausen, trocken tupfen, in Streifen schneiden und pfeffern. Die Chilischote waschen, halbieren, entkernen und Fruchtfleisch fein würfeln. Von der Limette 2 TL Schale abreiben und den Saft auspressen. Limettenschale, -saft, Chili und etwas Salz in einer Schüssel verrühren, das Rapsöl unterschlagen.

2. Die Zwiebel schälen und in feine Ringe hobeln oder schneiden. Spitzkohl putzen, waschen und in feine Streifen schneiden. Zwiebel und Kohlstreifen salzen und mit den Händen in 1–2 Min. weich kneten.

3. Die Gurke waschen und in dünne Scheiben schneiden. Papaya halbieren, entkernen, schälen und in Scheiben schneiden. Basilikum abbrausen, Blätter abzupfen und grob schneiden. Spitzkohl, Gurke und Papaya vorsichtig mit dem Dressing vermischen.

4. Sesamöl in einer Pfanne erhitzen, das Hähnchen darin rundum bei mittlerer bis starker Hitze 5 Min. braten, dabei salzen. Erdnüsse grob hacken. Mit dem Fleisch unter den Salat heben, diesen anrichten und mit Basilikum bestreut servieren.

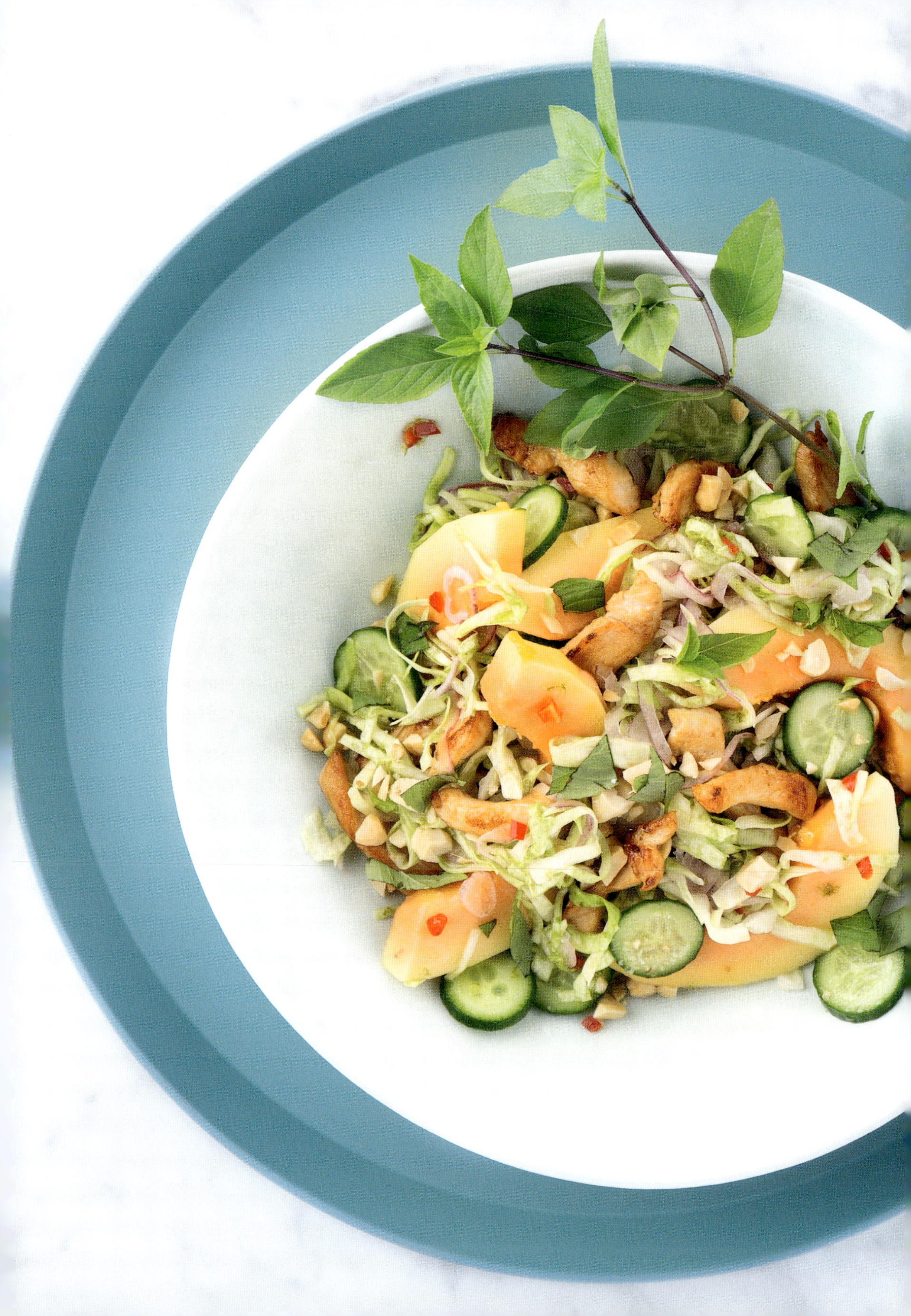

# PLÄNE FÜR IHRE RUNDUMVERSORGUNG

## FRÜHJAHR

### Frühstück
1. Tag: Kiwi-Matcha-Smoothie (siehe Seite 159)
2. Tag: Wildkräuter-Papaya-Smoohie (siehe Seite 68)
3. Tag: Gemüserührei mit Leinsamen (siehe Seite 170)

### Mittagessen
1. Tag: Matjes-Brot-Salat mit Mango (siehe Seite 209)
2. Tag: Quinoa-Brokkoli-Salat mit Garnelen (siehe Seite 199)
3. Tag: Grüne Soba-Nudelsuppe mit Hähnchen (siehe Seite 192)

### Abendessen
1. Tag: Spargel mit Walnuss-Tomaten-Vinaigrette (siehe Seite 203)
2. Tag: Zander mit Balsamico-Beluga-Linsen (siehe Seite 191)
3. Tag: Ofenbrokkoli mit Tomatensugo und Mandelfeta (siehe Seite 186)

**FRÜHJAHRSEXTRA**

Frühjahr ist Detoxzeit! Prima zum Entgiften sind Spirulina und Chlorellaalge. Verwenden Sie jeden Tag frische Kräuter, diese wirken stark basisch – Petersilie beispielsweise bindet Giftstoffe im Darm. Trinken Sie von März bis Juni jeden Tag eine Tasse Löwenzahntee. Und: Essen Sie jeden Tag eine Handvoll Nusskerne. Insbesondere Mandeln, denn sie enthalten Vitamin $B_2$, kurbeln damit die Energieproduktion an und wirken damit gegen Frühjahrsmüdigkeit.

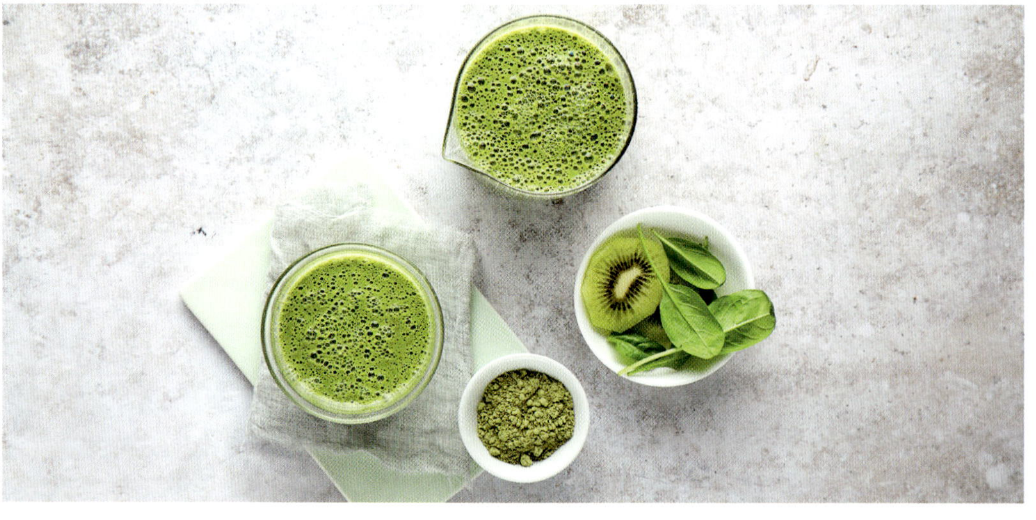

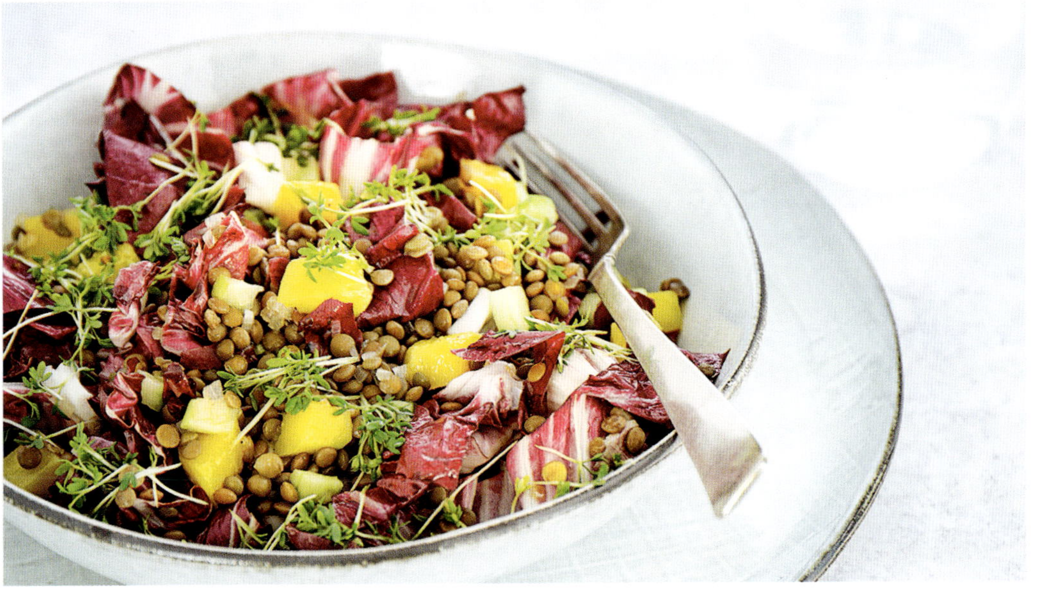

## SOMMER

### Frühstück

1. Tag: Heidelbeer-Mango-Kefir (siehe Seite 161)
2. Tag: Haselnuss-Apfel-Schmarren (siehe Seite 176)
3. Tag: Aprikosen-Salat-Smoothie (siehe Seite 69)

### Mittagessen

1. Tag: Spinatsalat mit Orange und Mozzarella (siehe Seite 200)
2. Tag: Matjes-Avocado-Bruschetta (siehe 210)
3. Tag: Radiccio-Linsen-Salat mit Mango (siehe Seite 202)

### Abendessen

1. Tag: Lachsfilet auf Brokkoli-Zitronen-Rahm (siehe Seite 190)
2. Tag: Quinoa Brokkoli Salat mit Garnelen (siehe Seite 199)
3. Tag: Kartoffel-Zucchini-Puffer mit Apfelkompott (siehe Seite 185)

**SOMMEREXTRA**

Als Sommerbeautyprogramm täglich 100 Gramm Kürbiskerne naschen. Sie enthalten viel Zink für Haut, Haare und Nägel. Für Extra Kalzium 1 150-Gramm-Becher mit 100 Gramm Johannesbeeren verspeisen. Das sorgt besonders für den Zeitraum von Juni bis August für einen Vitamin C-Schub.

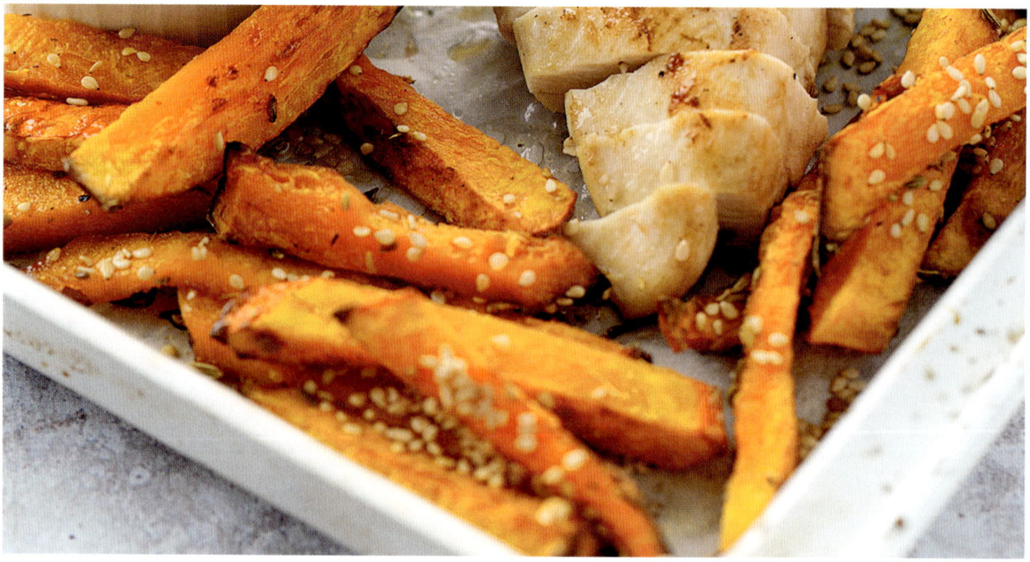

## HERBST

### Frühstück

1. Tag: Quark-Leinöl-Creme nach Budwig (siehe Seite 162)
2. Tag: Heidelbeer-Pancakes mit Sanddornsauce (siehe Seite 175)
3. Tag: Haferflocken-Crêpes mit Gemüse (siehe Seite 203)

### Mittagessen

1. Tag: Cremiger Kartoffelsalat mit Bückling (siehe Seite 211)
2. Tag: Kürbis-Linsen-Buletten mit Gurkensalat (siehe Seite 184)
3. Tag: Walnuss-Ciabatta mit Linsen-Spinat-Aufstrich (siehe Seite 172f.)

### Abendessen

1. Tag: Weißkohl-Hack-Pfanne mit Apfel (siehe Seite 195)
2. Tag: Poké Bowl mit Lachs (siehe Seite 189)
3. Tag: Kürbisfritten mit Hähnchen und Tahin-Dip (siehe Seite 194)

**HERBSTEXTRA**

Damit Sie im Herbst keine Schniefnase bekommen, sorgen Sie unbedingt für Extra Vitamin C, zum Beispiel mit 1 Glas Holunder oder Granatapfelsaft. Gegen den Herbstblues helfen täglich 1 Handvoll Erdnüsse, sie sind reich an Vitamin $B_3$. Ab jetzt gilt: Lassen Sie Ihren Vitamin-D-Status testen und nehmen Sie bei Bedarf ein Nahrungsergänzungsmittel ein.

## WINTER

### Frühstück

1. Tag: Kurkuma-Orangen-Porridge (siehe Seite 167)
2. Tag: Overnight-Oats-Bowl (siehe Seite 164)
3. Tag: Crunchy Leinsamen-Granola (siehe Seite 165)

### Mittagessen

1. Tag: Weißkohlminestrone mit weißen Bohnen (siehe Seite 179)
2. Tag: Kürbis-Reis-Pfanne mit Spinat (siehe Seite 182)
3. Tag: Herzhafter Porridge mit Gemüse und Ei (siehe Seite 168)

### Abendessen

1. Tag: Spinatkohl-Papaya-Salat mit Hähnchen (siehe 212)
2. Tag: Brokkoli-Paprika-Wok mit Hähnchen (siehe Seite 193)
3. Tag: Linsen-Chili mit Avocado (siehe Seite 180)

**WINTEREXTRA**

So kommen Sie gut durch den Winter: Trinken Sie täglich 1 Liter Ingwertee (Rezept siehe Seite 21). Als Snack für Zwischendurch eignen sich 1 Handvoll Walnüsse mit viel Vitamin B6 und Vitamin E. Beides stärkt Nerven und Immunsystem. Und im Winter darf's auch mal etwas Bitterschokolade sein, sie enthält entspannendes Magnesium.

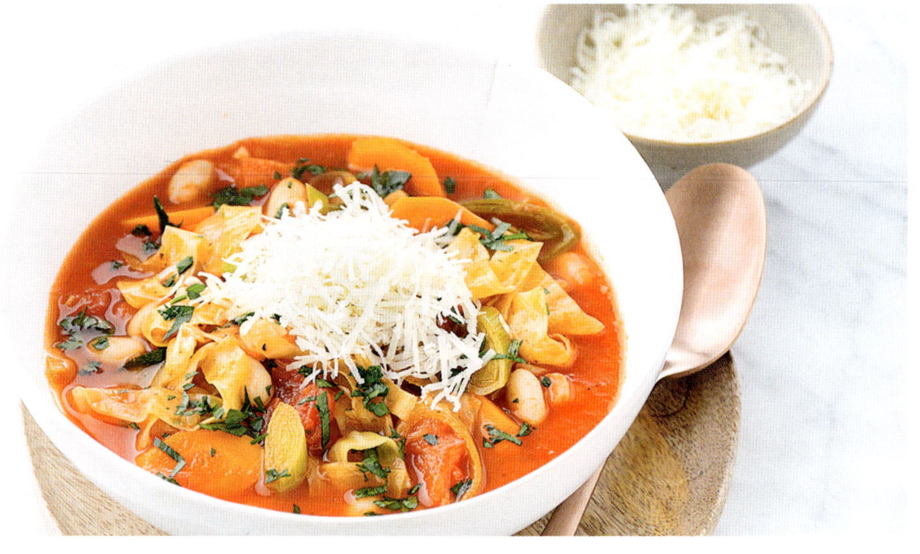

# STICHWORT-REGISTER

# REZEPT-REGISTER

# BÜCHER & LINKS, DIE WEITERHELFEN

## Hilfreiche Bücher

**Bracht, Petra:** Meine Gesundheitsformel. Gesund, schlank, glücklich. Gräfe und Unzer Verlag

**Dubbers, Marjolein**: Hormonpower. Mit der richtigen Ernährung die Hormone ins Gleichgewicht bringen und neue Lebensenergie gewinnen. Heyne

**Dubbers, Marjolein:** Zellpower. Mit der richtigen Ernährung unsere Zellen stärken und mehr Lebensenergie gewinnen. Heyne

**Elmadfa, Ibrahim:** Die große GU-Nährwert-Kalorien-Tabelle. Gräfe und Unzer Verlag

**Fleck, Anne:** Schlank! Und gesund mit der Doc-Fleck Methode. Becker Joest Volk

**Froböse, Ingo:** Das Turbo-Stoffwechsel-Prinzip. So stellen Sie Ihren Körper auf »schlank" um. Gräfe und Unzer Verlag

**Gröber, Uwe:** Gesund mit Vitamin D. Wie das Sonnenhormon hilft und schützt. Südwest

**Froböse, Ingo:** Die Beauty-Fitness-Formel. Tag für Tag besser aussehen mit dem Stoffwechsel-Programm. ZS Verlag

**Kast, Bas:** Der Ernährungskompass: Das Fazit aller ernährungswissenschaftlicher Studien zum Thema Ernährung. Mit den 12 wichtigsten Regeln der gesunden Ernährung. C. Bertelsmann

**Michalsen, Andreas:** Mit Ernährung heilen. Besser essen, einfach fasten, länger leben. Neuestes Wissen aus Forschung und Praxis. Insel

**Urmersback, Aylin:** Älter werden wir später! Mein natürliches Anti-Aging-Programm für ein gesundes, glückliches Leben. ZS Verlag

**Wenzel, Melanie:** Natürlich und gesund entgiften. Mein 4-Wochen-Entschlackungsprogramm. Gräfe und Unzer Verlag

## Links und Adressen, die weiterhelfen

**Bundeszentrale für gesundheitliche Aufkärung (BzgA)**
Ostmerheimer Str. 220
51109 Köln
www.bzga.de

**Deutsche Gesellschaft für Ernährung e. V. (DGE)**
Godesberger Allee 18
53175 Bonn
www.dge.de

**Bundeszentrum für Ernährung**
Heilsbachstraße 16
53123 Bonn
www.bzfe.de

**Österreichische Gesellschaft für Ernährung**
Austrian Nutrition Society
c/o AGES Bürotrakt WH
Spargelfeldstraße 191
1220 Wien
www.oege.at

**Schweizerische Gesellschaft für Ernährung SGE**
Eigerplatz 5
3007 Bern
www.sge-ssn.ch

## Weitere hilfreiche Links

www.bmi-rechner.net
www.eatsmarter.de
www.rki.de
www.verbraucherzentrale.de

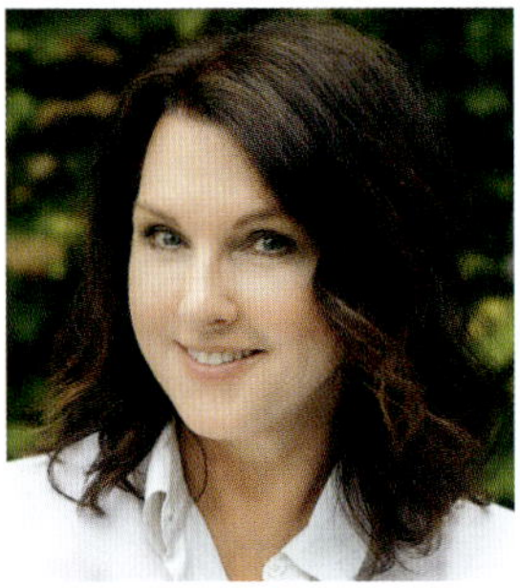

## MONIKA DREXEL

Die Buchautorin Monika Drexel ist Fernsehmoderatorin und Heilpraktikerin mit eigener Praxis in Starnberg mit dem Schwerpunkt Vitalstofftherapie. Seit 2012 präsentiert sie als Markenbotschafterin die Produkte von Bärbel Drexel auf dem Teleshopping-Sender QVC.

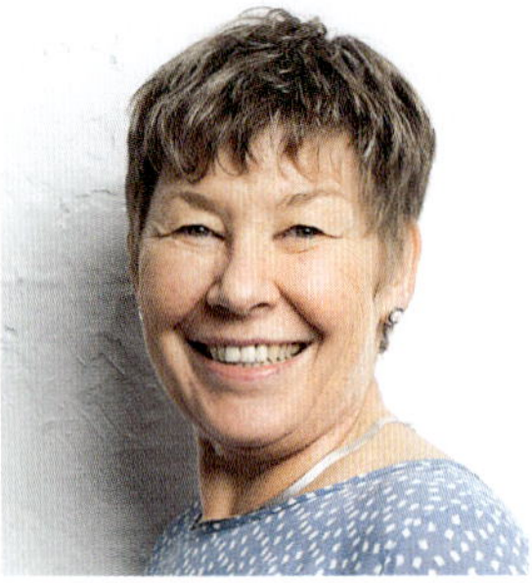

## MARTINA KITTLER

Die Rezeptautorin Martina Kittler ist Ökotrophologin, Sportwissenschaftlerin und begeisterte Kochbuch-Autorin, die es versteht Genuss und gesunde Ernährung in familien- und alltagstaugliche Rezepte umzusetzen. Sie lebt mit ihrer Familie in München und arbeitet bereits seit vielen Jahren für namhafte Buchverlage und Redaktionsbüros in ganz Deutschland.


## DANK

Ich danke meiner Tochter Jana, die meine tägliche Inspiration und Motivaton dafür ist, gesund zu essen und zu leben. Vielen Dank für die leckeren Gemüsepfannen während der Schreibphase und die Erinnerung, dass ich bei Stress mehr Magnesium brauche.
Außerdem bedanke ich mich bei meiner Lektorin Eva Dotterweich für die wunderbare Begleitung.

# MEHR ENERGIE, MEHR WOHLBEFINDEN!

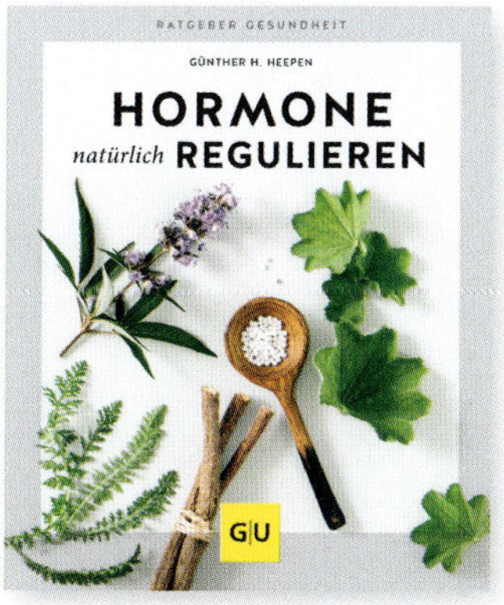


ISBN 978-3-8338-6914-3

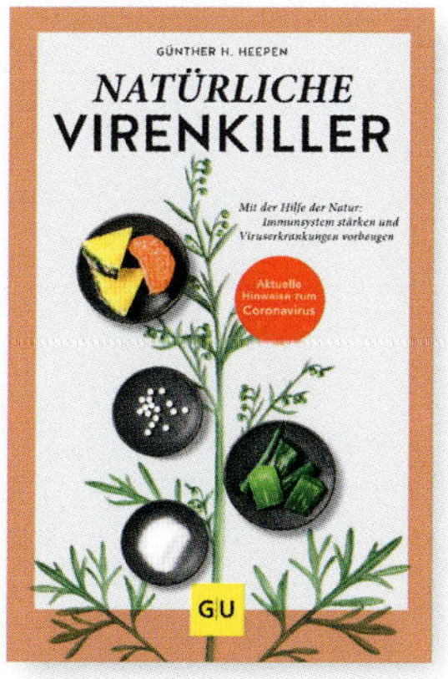


ISBN 978-3-8338-7342-3

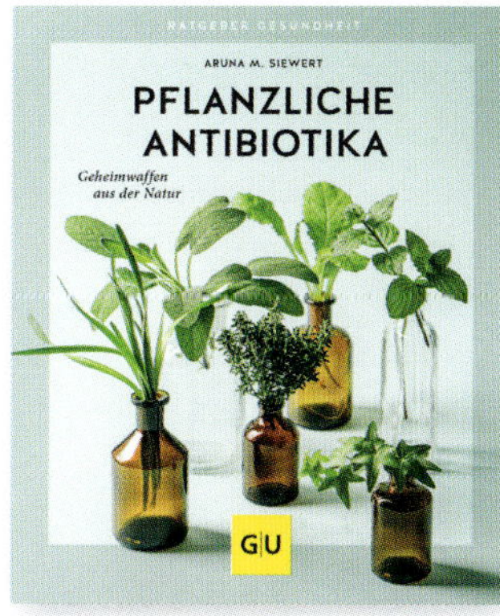


ISBN 978-3-8338-7593-9

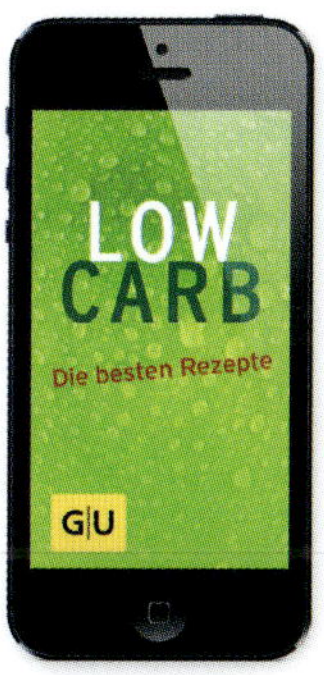


Laden im App Store

ANDROID APP BEI Google play

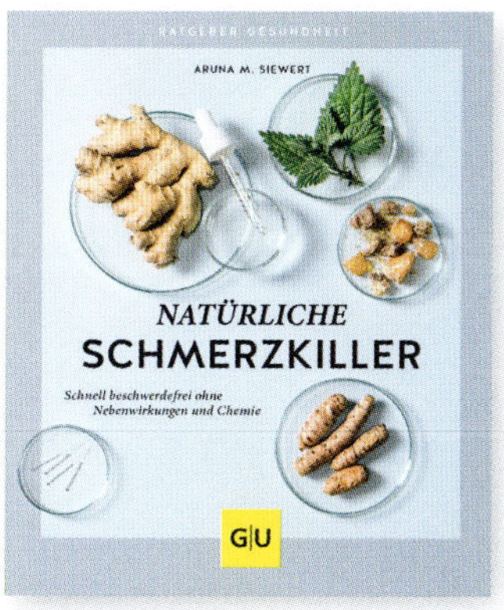


ISBN 978-3-8338-7312-6

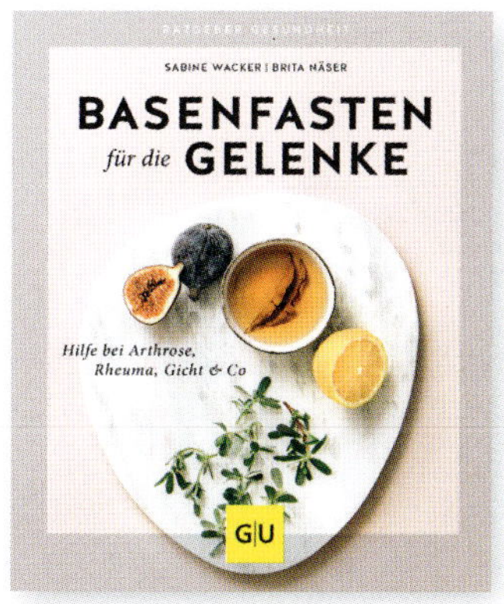


ISBN 978-3-8338-6832-0

e Alle hier vorgestellten Bücher sind auch als eBook erhältlich.

G|U

Mehr von GU auf **www.gu.de** und **facebook.com/gu.verlag**

# IMPRESSUM



Gräfe und Unzer ist eine eingetragene Marke der GRÄFE UND UNZER VERLAG GmbH, www.gu.de

ISBN 978-3-8338-7747-6

1. Auflage 2021



Projektleitung: Barbara Fellenberg
Redaktionelle Mitarbeit & Lektorat: Eva Dotterweich
Rezepte: Martina Kittler
Umschlaggestaltung & Layout: independent Medien-Design, Horst Moser, München
Herstellung: Petra Roth
Satz: griesbeckdesign München, Dorothee Griesbeck
Reproduktion: Longo AG, Bozen
Druck und Bindung: dimograf, Polen

**Bildnachweis**
Cover: Susanne Schramke, Stocksy;
Fotoproduktion: Susanne Schramke
Food Fotoproduktion: Tina Engel
Illustrationen: Claudia Lieb
Bildredaktion: Nele Schneidewind

Adobe Stock: S. 75, 123; Getty Images: S. 12, 18, 21, 43, 51, 66, 67, 77, 79, 91, 107, 109, 116, 119, 121, 125, 127, 129, 131, 133, 140, 146, 148, 153, 157, 158, 178, 196; Seasons Agency: S. 113, 135, 142; Shutterstock: S. 111; Susanne Schramke: S. 2, 4, 27, 92, 100, 104, 154, 222; Unsplash/Sarah Gualtieri: S. 48

Syndication: www.seasons.agency